全国高职高专药学类专业规划教材（第三轮）

中药调剂

第 3 版

（供中药学及相关专业用）

主　编　张　晶　谢仲德
副主编　辛艳梅　冯　婧
编　者　（以姓氏笔画为序）
　　　　王文祥（重庆三峡医药高等专科学校）
　　　　冯　婧（重庆医药高等专科学校）
　　　　刘舜慧（漳州卫生职业学院）
　　　　辛艳梅（山东医药技师学院）
　　　　张　晶（山东医药技师学院）
　　　　张冀莎（长沙卫生职业学院）
　　　　骆莉莉（安徽中医药高等专科学校）
　　　　谢仲德（重庆三峡医药高等专科学校）

中国健康传媒集团
中国医药科技出版社

内 容 提 要

　　本教材为"全国高职高专药学类专业规划教材（第三轮）"之一，为了更好适应学科发展和高等职业教育教学改革的新要求，紧密结合岗位知识和职业能力要求、理论与实践密切联系等特点，现进行第三版的修订。全书系根据本套教材编写原则、要求和指导思想编写完成。全书参照国家职业标准中药调剂员等工种规定的理论和技能要求设定理论教学和实训内容，分中药饮片调剂、中药临方炮制与制剂、中成药调剂、中药贮存与养护四个模块共十七个项目。模块一主要介绍了中药饮片调剂过程中的基本知识和操作方法；模块二介绍了中药临方炮制与制剂基础知识和常用操作；模块三介绍了中成药调剂的基本知识和操作要求以及销售服务的相关内容，还收载了内、外、妇、儿等科室常用中成药的药物组成、功能主治、注意事项等内容；模块四介绍了中药饮片和中成药保管与养护的知识、方法和要求。本书为书网融合教材，即纸质教材有机融合电子教材、教学配套资源和数字化教学服务，便教易学。

　　本教材供中药学及相关专业高职高专师生使用，也可作为医药行业培训和自学用书。

图书在版编目（CIP）数据

　　中药调剂／张晶，谢仲德主编． －－3 版． －－ 北京：中国医药科技出版社，2024.7． －－（全国高职高专药学类专业规划教材）． －－ ISBN 978－7－5214－4807－8

　　Ⅰ．R283

中国国家版本馆 CIP 数据核字第 2024HF4673 号

美术编辑　陈君杞
版式设计　友全图文

出版　**中国健康传媒集团**｜中国医药科技出版社
地址　北京市海淀区文慧园北路甲 22 号
邮编　100082
电话　发行：010－62227427　邮购：010－62236938
网址　www.cmstp.com
规格　889mm×1194mm $^1/_{16}$
印张　12 $^1/_4$
字数　349 千字
初版　2015 年 8 月第 1 版
版次　2024 年 7 月第 3 版
印次　2024 年 7 月第 1 次印刷
印刷　天津市银博印刷集团有限公司
经销　全国各地新华书店
书号　ISBN 978－7－5214－4807－8
定价　**45.00 元**

获取新书信息、投稿、为图书纠错，请扫码联系我们。

数字化教材编委会

主　编　张　晶　冯　婧

副主编　辛艳梅　骆莉莉

编　者　（以姓氏笔画为序）

王文祥（重庆三峡医药高等专科学校）

冯　婧（重庆医药高等专科学校）

刘　飞（山东医药技师学院）

刘舜慧（漳州卫生职业学院）

辛艳梅（山东医药技师学院）

张　晶（山东医药技师学院）

张冀莎（长沙卫生职业学院）

骆莉莉（安徽中医药高等专科学校）

谢仲德（重庆三峡医药高等专科学校）

出版说明

全国高职高专药学类专业规划教材，第一轮于2015年出版，第二轮于2019年出版，自出版以来受到各院校师生的欢迎和好评。为深入学习贯彻党的二十大精神，落实《国务院关于印发国家职业教育改革实施方案的通知》《关于深化现代职业教育体系建设改革的意见》《关于推动现代职业教育高质量发展的意见》等有关文件精神，适应学科发展和高等职业教育教学改革等新要求，对标国家健康战略、对接医药市场需求、服务健康产业转型升级，进一步提升教材质量、优化教材品种，支撑高质量现代职业教育体系发展的需要，使教材更好地服务于院校教学，中国健康传媒集团中国医药科技出版社在教育部、国家药品监督管理局的领导下，组织和规划了"全国高职高专药学类专业规划教材（第三轮）"的修订和编写工作。本轮教材共包含39门，其中32门为修订教材，7门为新增教材。本套教材定位清晰、特色鲜明，主要体现在以下方面。

1. 强化课程思政，辅助三全育人

贯彻党的教育方针，坚决把立德树人贯穿、落实到教材建设全过程的各方面、各环节。教材编写将价值塑造、知识传授和能力培养三者融为一体。深度挖掘提炼专业知识体系中所蕴含的思想价值和精神内涵，科学合理拓展课程的广度、深度和温度，多角度增加课程的知识性、人文性，提升引领性、时代性和开放性，辅助实现"三全育人"（全员育人、全程育人、全方位育人），培养新时代技能型创新人才。

2. 推进产教融合，体现职教特色

围绕"教随产出、产教同行"，引入行业人员参与到教材编写的各环节，为教材内容适应行业发展献言献策。教材内容体现行业最新、成熟的技术和标准，充分体现新技术、新工艺、新规范。

3. 创新教材模式，岗课赛证融通

教材紧密结合当前实际要求，教材内容与技术发展衔接、与生产过程对接、人才培养与现代产业需求融合。教材内容对标岗位职业能力，以学生为中心、成果为导向，持续改进，确立"真懂（知识目标）、真用（能力目标）、真爱（素质目标）"的教学目标，从知识、能力、素养三个方面培养学生的理想信念，提升学生的创新思维和意识；梳理技能竞赛、职业技能等级考证中的理论知识、实操技能、职业素养等内容，将其对应的知识点、技能点、竞赛点与教学内容深度衔接；调整和重构教材内容，推进与技能竞赛考核、职业技能等级证书考核的有机结合。

4. 建新型态教材，适应转型需求

适应职业教育数字化转型趋势和变革要求，依托"医药大学堂"在线学习平台，搭建与教材配套的数字化课程教学资源（数字教材、教学课件、视频及练习题等），丰富多样化、立体化教学资源，并提升教学手段，促进师生互动，满足教学管理需要，为提高教育教学水平和质量提供支撑。

前言 PREFACE

　　为落实《国务院关于印发国家职业教育改革实施方案的通知》《职业教育提质培优行动计划（2020—2023年）》《关于推动现代职业教育高质量发展的意见》等有关文件精神，推动中医药高职高专教育的发展，培养中医药类高级技能型人才，按照全国中医药高职高专院校各专业的培养目标，以《中药调剂员职业技能标准》为依据，确定了本课程的教学内容并编写完成。本教材紧密与企业岗位对接，适合中药学及相关专业高职高专师生使用，也可作为中药零售企业和医院中药房从业人员岗前培训教材和自学参考用书。

　　本教材按照培养合格中药调剂员的标准，从理论到实践，深入浅出地对中药调剂员应具备的素质和应掌握的知识进行了全面系统的叙述。采用模块、项目、任务的体例格式，将教学内容划分为四个模块，每一模块都有明确的知识要点和技能要点，使知识与技能相结合、课堂与实训一体化，同时注重教材整体内容的优化，突出实用性、技术性及应用性。本教材配套了很多图片和操作视频，增强了直观性，便于学习使用。本教材为书网融合教材，即纸质教材有机融合电子教材、教学配套资源和数字化教学服务（在线教学、在线作业、在线考试）。

　　模块一介绍中药饮片调剂过程中的基本知识和操作方法；模块二介绍中药临方炮制与制剂基础知识和常用操作；模块三介绍中成药调剂的基本知识和操作要求，还收载了内、外、妇、儿等科室常用中成药的药物组成、功能主治、注意事项等内容，以训练学生对中成药问病荐药和用药指导能力；模块四介绍中药饮片和中成药的保管与养护的知识、方法和要求。学生通过学习为今后从事中药调剂等相关工作奠定基础。

　　本教材在编写过程中参阅了部分专家、学者的研究成果和论著，在此一并致谢！

　　虽几经易稿，但因编者水平有限，疏漏之处在所难免，恳请广大师生和读者不吝指正，以便进一步修改。

编　者
2024 年 6 月

CONTENTS 目录

模块一　中药饮片调剂

模块二 中药临方炮制与制剂

模块三　中成药调剂

模块四　中药贮存与养护

模块一 中药饮片调剂

项目一 中药调剂基本理论知识

PPT

▷ 学习目标 ◁

知识目标： 掌握中药调剂、中药调剂员的定义；熟悉中药调剂员的工作职责和职业道德基本原则；了解相关的法律法规、规章制度。

能力目标： 能够在工作中自觉运用中药调剂员职业道德基本原则指导自己的行为。

素质目标： 遵守职业道德基本原则，养成良好的职业道德规范。

▷ 情境导入 ◁

情境描述： 某顾客拿着一张手写方子到药店买药，该方是其听闻而来的对某疾病有特效的偏方。中药调剂员审阅处方后拒绝调配。顾客表示不理解，认为调剂员应该根据顾客要求，按方抓药卖药即可。

思考： 1. 中药调剂员就是"抓药"员吗？

2. 中药调剂员的做法对吗？

3. 中药调剂员的工作职责和职业道德基本原则有哪些？

一、概述 📱微课

中药调剂系以中医药理论为基础，根据医师处方和患者要求，将中药饮片或中成药调配成方剂给患者使用的过程，是一项负有法律责任的专业操作技术。调剂人员在工作中应该遵循的法律规范有《中华人民共和国药品管理法》（以下简称《药品管理法》）、《中华人民共和国药典》（以下简称《中国药典》）、《处方管理办法》等。

中药调剂是中医药学的重要组成部分。古籍中晋代有"合药分剂"、唐代有"合和"、宋代有"合剂"等均属中药调剂的范畴。现代中药调剂主要针对中药饮片的调剂和中成药的调剂，尚有临方炮制和临方制剂。

中药调剂员是根据医师处方和患者要求，按照中医用药特点，从事中药饮片调配、中成药配方、临方炮制、临方制剂、非处方药销售和用药指导的人员。

二、中药调剂的意义

《太平圣惠方》载："凡合和药，务在精专，甄别新陈，辨明州土，修治合度，分两无差，用得其宜，病无不愈。"可见药房（店）调剂工作的重要意义在于用药的安全有效。即要求调剂人员按照中医处方的内容和要求，准确无误地将中药饮片或成方制剂调配成方剂给患者使用，以保证临床医师辨证论治、组方遣药的意图，充分发挥药物的有效性和安全性。

三、中药调剂员职业道德的基本原则

药学职业道德是一般社会职业道德在医药领域的特殊表现，是从事药事活动的药学工作者应当具备的职业道德。中药调剂员作为一名药学工作者，在工作中应自觉遵守药学职业道德的基本原则。

1. 保证药品质量，保障公众用药安全和合法权益　药品的真假、优劣，直接关系到人民群众的健康。中药调剂员应当在中药的鉴别、采购、验收、保管、养护、煎药、临方炮制等过程中尽职尽责，坚持药品质量第一的思想。

在保证药品安全、有效的前提下，尽可能提供经济、合理的药品。中药调剂员应当满足患者的用药咨询需求，提供专业、真实、准确、全面的药学信息，维护用药者的合法权益。

2. 实行社会主义人道主义　人道主义不仅是古今中外医学道德传统的精华和核心所在，也是中药调剂员职业道德的核心内容。毛泽东同志在1941年为延安中国医科大学题词："救死扶伤，实行革命的人道主义"，指出了医药卫生工作职业道德的基本原则。

医药学人道主义主要包括尊重患者的生命、尊重患者的人格、尊重患者平等的医疗权利以及尊重生命的价值。医药学人道主义从关心、同情、爱护、尊重人的生命升华到主动为人类健康服务、为人民谋幸福，这就将医药学人道主义发展到了一个新阶段。

3. 全心全意为人民健康服务　中药调剂工作是一项集中了多学科理论知识的综合性应用技术工作。中药调剂员要做到全心全意为人民健康服务，既需要有良好的职业道德品质，又要有过硬的技术本领，二者缺一不可。中药调剂员应当以患者为本，把救死扶伤、防病治病作为一切工作的出发点，不怕劳苦，不计较个人得失；努力做好本职工作，主动热情，努力学习和完善自己的专业知识和技能，确保所提供的药学服务达到最佳水平。

知识链接

《中医药法》

2016年12月25日，第十二届全国人大常委会第二十五次会议审议通过了《中医药法》，自2017年7月1日起施行。《中医药法》以继承和弘扬中医药，保障和促进中医药事业发展，保护人民健康为宗旨，遵循中医药发展规律，坚持继承和创新相结合，保持和发挥中医药特色和优势，运用现代科学技术，促进中医药理论和实践的发展，从法律层面明确了中医药的重要地位、发展方针和扶持措施，为中医药事业发展提供了法律保障。

目标检测

答案解析

一、单项选择题

1. 为了加强药品管理，保证药品（　　），保障公众用药安全和合法权益，保护和促进公众健康，制定《药品管理法》。

   A. 质量　　　　　　B. 价格　　　　　　C. 疗效　　　　　　D. 分类

2. 中药调剂人员的职责不包括（　　）

   A. 调配处方　　　　B. 修改处方　　　　C. 提供用药指导　　D. 提供临方炮制

二、多项选择题

中药调剂系以中医药理论为基础，根据医师处方和患者要求，将（　　）调配成方剂给患者使用的过程，是一项负有法律责任的专业操作技术。

A. 中药　　　　　　　B. 中药饮片　　　　　　C. 中药材　　　　　　D. 中成药

三、判断题

中药调剂员是从事中药饮片调配的人员。（　　）

书网融合……

重点小结

微课

项目二　中药饮片调剂的设施和工具

PPT

学习目标

知识目标： 掌握中药斗谱的编排原则与方法，熟悉中药饮片调剂的基本设施；掌握戥秤、冲筒、鉴方等调剂工具种类，熟悉戥秤的构成和使用规范，了解其他设备工具的使用及其操作规范。

能力目标： 能编排常用中药饮片斗谱，能进行查斗、装斗；能规范使用中药调剂工具，能对调剂常用工具进行清洁和日常保养。

素质目标： 培养中药调剂岗位应有的职业道德素养；养成严谨细致的工作态度；发挥良好的团队协作精神。

情境导入

情境描述： 某同学进入大二阶段，利用暑期去医院见习。第一天到中药房报到，看见药师们忙碌地进行中药饮片调配，井然有序。

思考：1. 盛装中药饮片的木架子叫什么？

2. 饮片斗架中，中药饮片是按照什么规则进行摆放的？

3. 中药饮片调剂常用的称量工具叫什么？该如何使用？该如何读数？

4. 对于药斗中的中药饮片，日常应如何养护？常说的"发陈贮新"，该如何操作？

目前医院中药房和中药零售经营企业的饮片调剂工作仍以传统模式进行，调剂室是调剂人员调配处方的工作场所，中药调剂室一般主要设有饮片斗架、调剂柜台、贵细中药柜、毒性中药柜、计价处等，具体布局要根据自身营业场所、业务量及人员条件而定。饮片调剂工具主要有戥秤、冲筒、鉴方等，以上物品应因地制宜进行合理布局，要求放置整齐、美观、大方，方便操作。

任务一　中药饮片调剂的设施

一、饮片斗架

中药饮片斗架是中药饮片调剂室里的主要设施。传统的饮片斗架是木制抽斗式的组合柜，俗称"百药斗""药斗柜"；主要用于盛装饮片，供调剂处方使用。

（一）饮片斗架的设置

饮片斗架一般多为木制，现也有用不锈钢、铝合金等金属制造品，规格和样式可根据营业间面积大小和业务量而定。一般斗架高约2.0m，宽约1.5m，厚约0.6m。斗架上的药斗按"横七竖八"或"横八竖八"排列，可分为大小两种：小药斗位于斗柜的上部，每个小药斗可隔为2~4格；大药斗设在斗柜最下层，通常为3~4个，宜装体积大而质松泡的中药饮片，也可盛装用量大的中药饮片。饮片斗架封闭严，可防虫蛀、鼠咬、防串味、防潮且美观，背面下部可钉33cm高的白铁皮，下端挨地，以防老鼠钻入。一般中药房可配备此类药斗柜3~5架，多按"一"字形排列（图2-1）。

　　斗架上有许多小抽屉叫"药斗"，药斗外部正中是拉手，周围写着斗内的中药名称。按照有关规定要求，药名应写正名正字（图2-2）。

　　每个药斗中又分为2～4小斗格，每格装一味中药饮片，格内壁上缘贴有小标签，标注药名及零售价格。下部大斗分为2格或4格，也有不分格的大斗，用于盛放用量大且质地轻的药物（图2-3）。

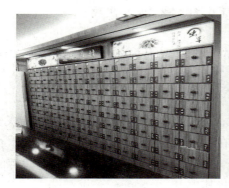

图2-1　中药饮片斗架

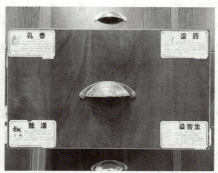

图2-2　药斗与药名

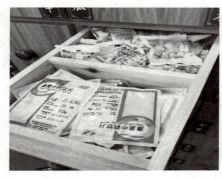

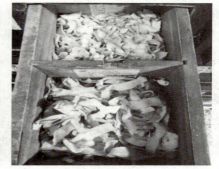

图2-3　斗格

（二）斗谱的编排原则

　　中药斗谱是中药饮片在药柜中存放顺序的规律，是中药行业通过多年的实践经验总结出来的。中药品种繁多，各地用药习惯也不相同，虽然各中药店或医院中药房的斗谱编排并不一致，但编排均需考虑中药性能、方剂配伍、药物来源以及饮片使用率等因素，以达到便于调剂操作、减轻调剂员劳动强度、提高配方速度、避免调剂差错事故、利于药品管理等目的。

1. 斗谱的分类排列原则（表2-1）

表2-1　斗谱的分类排列原则

斗架位置	存放饮片	例子
上层	质地较轻且用量较少	密蒙花、月季花
中上层	常用	黄芪、柴胡
下层	质重及易造成污染	大黄炭、磁石
最底层	质松泡且用量大	茵陈、竹茹

　　（1）常用药物应放在斗架的中上层　如柴胡、葛根与升麻；防风、荆芥与白芷；金银花、连翘与板蓝根；黄芩、黄连与黄柏；黄芪、党参与甘草；当归、白芍与川芎；麦冬、天冬与北沙参。以便于调剂人员少走路、少弯腰、少踮脚，减轻劳动量，方便称取。

　　（2）质地较轻且用量较少的药物，应放在斗架的高层　如月季花、白梅花与佛手花；五加皮、千年健与地骨皮；络石藤、青风藤与海风藤等。

（3）质地沉重的矿石、化石、贝壳类药物和易于造成污染的药物（如炭药），多放在斗架的较下层　如磁石、赭石与紫石英；石决明、珍珠母与瓦楞子；艾叶炭、棕榈炭与蒲黄炭；大黄炭、黄芩炭与黄柏炭等。

（4）质地松泡且用量较大的药物，多放在斗架最底层的大药斗内　如竹茹与丝瓜络；茵陈与金钱草；薄荷与桑叶；白花蛇舌草与半枝莲等。以便于调剂，减少装斗次数。

2. 可存放于同一药斗中

（1）经常配伍同用的药物　如金银花、连翘；麻黄、桂枝；蒲公英、紫花地丁；酸枣仁、远志等。

（2）处方中常用的"药对"　如二术、二冬、焦三仙、乳没等。

（3）同一药物的不同炮制品　如麻黄、蜜麻黄；栀子、炒栀子与焦栀子；黄芪、炙黄芪等。

应注意的是：同一斗中，细小者在前，片大者在后，如车前子与泽泻、小茴香与木香、菟丝子与肉苁蓉等。编排斗谱时将个大、易于挑拣的饮片装于药斗中最后格，形小、不易于挑拣的饮片装于斗中前格。以防调配时后格的饮片洒落在前格中，难将其挑出。

3. 不可存放于同一药斗中

（1）性状相似而功效不同的药物，不能装于一个药斗中　如车前子与葶苈子；益母草与泽兰；山药与天花粉；炙甘草与炙黄芪；当归与独活；菟丝子与紫苏子；熟地与酒黄精；知母与玉竹；蛇床子与地肤子；玫瑰花与月季花；血余炭与干漆炭等。以避免混淆而不易区分挑拣，或防止调配时出差错。

（2）属于配伍禁忌的药物，不能装于同一个斗或上下药斗中　如甘草与京大戟、甘遂、芫花；藜芦与丹参、玄参、苦参、白芍、细辛；乌头类（川乌、草乌及附子）与半夏的各种炮制品、瓜蒌（瓜蒌仁、瓜蒌皮及天花粉）、白蔹、白及；丁香与郁金；芒硝、玄明粉与三棱；肉桂与赤石脂等均不宜放在一起。

（3）有恶劣气味的药物，不能与其他药物装于同一个药斗中　如阿魏、鸡屎藤等。

4. 特殊药物的存放

（1）为防止灰尘污染，有些中药不宜放在一般的药斗内，而宜存放在加盖的瓷罐中，以保持清洁卫生　如熟地黄、青黛、玄明粉、松花粉、蒲黄、乳香末、儿茶末等。

（2）贵细药品不能存放在一般的药斗内，应设专柜存放，由专人管理，每天清点账务　如牛黄、麝香、西红花、羚羊角、鹿茸等。

（3）毒性中药和麻醉中药应按照有关规定存放，绝不能放于一般药斗内，必须专柜、专锁、专账、专人管理，严防意外事故的发生。

（三）查斗与装斗

1. 查斗　查斗是指检查药斗中每格药物的基本情况，了解其日销售量与贮存状态，以及时填补缺药。对于大型中医院和药店，调剂业务繁忙，不常用品种装一斗够多日调配，常用品种需要临时不断给予补充，所以调剂室应派专人，逐日检查药品供应品种及数量情况，对短缺品种及时登记，随时整理补充，以备调剂使用。查斗的主要内容如下。

（1）药品是否与药名相符。

（2）日间消耗量，有无短缺品种。

（3）药物的清洁度，有无生虫、霉变、走油、结串等现象。

查斗时要做好记录，以此为依据来整理和补充药品，并将此信息及时提供给仓库保管员，作为采购进药的依据。

2. 装斗　装斗是指将需要添加的药物装入斗格内。装斗时需要鉴别饮片品种，核对药名和标签，切不可粗心大意，以免药物混淆，引起调配差错与医疗事故。

（1）清理药斗　在装斗之前，先将原来斗格中药物取出进行筛簸后，放于纸上，将斗格清理干净。需垫纸盛装药物的斗格铺好垫纸，如滑石粉、马勃、车前子、葶苈子等细粉或细小的种子药品。

（2）整理待装饮片　预先将要装斗的饮片进行整理，全草类或种子类饮片要过筛或过箩，鲜药如生姜、芦根等要洁净之后放置备用。

（3）先入者先出　新添加的饮片放在斗格下面，再将纸上药物放在最上面，以便于陈药先出，可避免斗底药物日久变质。

（4）装斗不宜过满　一般饮片装至药斗容积的 4/5 处，细小圆粒的种子类饮片，多装至药斗容积的 3/5 处，不可装斗过满，以防抽拉或推入药斗时药物溢出，造成相互掺混。装斗过程中不可按压，以防碎乱而影响饮片的外观。

（5）做好装斗记录　装斗后要进行复核，不得错斗、串斗，并做好记录。

二、调剂柜台

调剂柜台又称"栏柜"，是调剂人员调配处方的操作台，多置于调剂室与候药室之间。传统调剂台多用木料制作，现行调剂台也有采用新型高分子有机材料板制成的。一般调剂台高 90～100cm，宽 60～70cm，长度可依据调剂室大小而定。调剂台内侧上层装有大抽屉，下层设有小抽斗或小方格，上层抽屉多用来放置饮片调剂使用工具和包装物品，下层抽斗多用来放置中药饮片。

三、贵细中药或毒性中药柜

贵细中药柜为有门货柜，用于存放价格昂贵或稀少的中药，如蛤蚧、麝香、羚羊角、冬虫夏草、蛤蟆油等。本类药品应分品种、规格登记于专用账册，实行专人、专柜加锁、专用账册的"三专"管理，凭处方消耗，定期盘存清点，发现短缺及时查找原因。

毒性中药柜为有门货柜，用于存放治疗剂量与中毒剂量相近，使用不当可致人中毒或死亡的毒性中药，如生川乌、雄黄、生甘遂、生天仙子等。

> **知识链接**
>
> ### 斗架药名书写格式
>
> 药斗外部饮片的名称多用油漆书写，字体多用楷书，且大小适中，分布匀称，字符间距小于药名间距，字体颜色与药斗颜色有较大反差，如白斗红字或黑斗白字。
>
> **1. 分 3 格药斗书写格式**
>
> （1）"上一，右中，左内三"，即最外一格的药名写在上边，从左向右横写；中间一格的药名写在右边，从上向下竖写；最里一格的药名写在左边，从上向下竖写。
>
> （2）顺时针排列原则，即最外一格的药名写在左边，从上向下竖写；中间一格的药名写在上边，从左向右横写；最里一格的药名写在右边，从上向下竖写。
>
> **2. 分 2 格药斗书写格式**　外格药名在右，里格药名在左；如左右分格则药名写在相应的格处，横写竖写均可。
>
> **3. 分 4 格药斗书写格式**　药斗左右各写 2 个药名，若竖写应外右里左，若横写则外上里下。
>
> **4. 不分格的药斗书写格式**　药名横写，拉手左右各一。

任务二　中药饮片调剂工具及使用

一、计量工具

为保证饮片调配的工作质量，计量工具在使用前必须校准。

（一）戥秤

戥秤，俗称药戥子，是中药饮片调剂最常用的称量用具。一般药品零售部门使用250g戥秤，如称取1g以下的贵细药或毒性中药，需选用毫克戥，其构造及使用方法与戥秤相同。

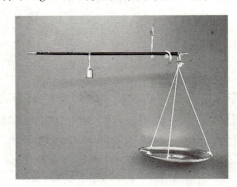

图2-4　戥秤

1. 戥秤的构造　戥秤主要由戥杆（上有戥星）、戥盘、戥纽、戥铊四部分组成。其工作的原理就是杠杆原理，戥纽是支点，戥盘是重点，戥铊是力点（图2-4）。

（1）戥盘、戥铊　戥盘是放置饮片的器皿，戥盘与戥铊均用金属制成。每个戥秤的盘与铊是配套的，上面刻有相同的号码，不可随意换用。戥铊的重量是固定的，如果在使用过程中出现碰损，就会导致称量不准确，因此使用戥秤时要尽量避免戥铊摔落。戥盘与戥杆连接的三条线绳（或金属链）长短相同，全部展开时戥盘应呈水平状态，否则影响称量的准确性。

（2）戥杆、戥纽　戥杆可用木质、金属或骨质制成。戥杆应平直光滑，一端较粗，另一端略细。粗端固定着两个可供手提的短线绳，称为"戥纽"，俗称"毫"。左手夹持戥杆，细端指向左方，靠左侧的短绳为"里纽"，也称"前毫"；靠右侧的短绳为"外纽"，也称"后毫"。提前毫时称取较轻的饮片，提后毫时称取较重的饮片。

戥杆上有两排用铜或铅嵌成的小点，用于指示所称饮片的重量，称为"戥星"。提前毫时，读取戥杆内侧面的戥星；从右向左第一颗星为"定盘星"，表示0g。以250g戥称为例，从"定盘星"起始，每一粒星表示1g，以此类推，至杆梢为50g。提后毫时，读取戥杆上侧面的戥星；从50g起始，每一粒星表示2g，至杆梢为250g。毫克戥与上同理，提前毫时，每粒戥星表示0.2g，提后毫时，每粒戥星表示0.5g，最大称量至50g。

戥杆粗端与戥盘绳（链）连接处的金属挂件为"刀口"。如果戥秤使用日久，出现刀口磨损，可能会出现称量不准确，因此使用戥秤时要尽量减少刀口受力，以延长戥秤使用寿命。

2. 戥秤的使用　戥秤必须经过检定合格，且使用戥秤前，首先检查戥盘与戥铊的号码是否相符，然后进行"戥称校对"。戥称校准后，方可进行饮片称取操作。

（1）持戥　用左手虎口和示指、中指挟持戥杆，无名指、小指从戥杆下方拢住戥绳；右手拇指和示指捏住戥纽，其余三指自然弯曲，向上屈右腕使手心朝前，提起戥杆使戥盘悬空。

（2）校戥　每次使用戥秤前均需校戥，即检查戥秤是否准确。左手移动戥铊挂线，将戥铊拨至并固定在定盘星上；右手提起前毫，将戥杆提至与双眼平行，距眼一尺左右的位置，使戥盘悬空，观察戥杆是否呈水平状态（这一动作称为"齐眉对戥"）。如果戥杆处于非水平状态，偏高或偏低，应检查戥盘与戥铊是否配套，戥盘两面是否黏附异物，戥盘绳是否搭缠于戥杆上，并做出相应处理。

（3）称量　校戥无误后，方可开始抓药。左手挟持戥杆，左手拇指、示指将戥铊线拨至所需称量的戥星位置上，右手抓药放入戥盘中，右手提起戥纽举至齐眉，左手稍离开戥杆，观察戥星指数与所称药物是否平衡，如有差异增减药物至平衡。

3. 戥秤的保养

（1）使用戥秤时轻拿轻放，避免盘、铊、杆、刀口等部位碰撞损伤。

（2）使用戥秤后要清洁擦拭，保持其干燥洁净，避免金属部分受潮生锈。将戥铊放入戥盘内，戥盘绳缠绕在戥杆上，戥杆平搭在盘上，然后将戥秤放进专用抽屉内。

（3）定期到法定计量检定机构对戥秤等计量工具进行检定，以保证其准确度。

（二）盘秤

盘秤是由度盘指示器指示平衡和称量结果的一种自行指示秤，主要用于称量 500g 以上的药物。使用前先将盘秤置于平稳的工作台上，调节调变旋钮，使指针指向字盘"0"位，然后将需称量的药物放于上面的托盘里，指针指示的重量即为药物重量。

（三）电子秤

电子秤是一种比较常见的电子衡器，有多种规格与种类，在饮片调剂时多选用计重电子秤。使用前先将电子秤置于水平稳固的台面上，打开电源预热 15～20 分钟，然后按归零键与去皮键，再将需称量的药物放于秤盘上，电子秤的读数即所称药物的重量（图 2－5）。

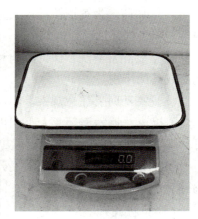

图 2－5　电子秤

二、碎药工具

（一）冲筒

冲筒，又称捣药铜缸，是中药调剂工作必备的破碎药物的工具。一些外表比较坚实的果实种子类中药饮片，如不破碎则药材中有效成分不易充分煎出；如预先破碎，则在存放过程中，又易导致药材出现气味散失、走油等变异现象。因此，需要在饮片调配过程中，用捣药铜缸临时捣碎。此外，有些矿物药、动物贝壳类、胶类饮片也需要调配中临时捣碎。

1. 冲筒的构造　冲筒由筒体、杵棒和筒盖（有的无盖）构成，多为铜质或铁质，其中铜质者质佳，铁质者质次。缸体内部要求光滑、无毛刺，下面中央微凹，周围坡度不可太陡，否则不好使用（图 2－6）。

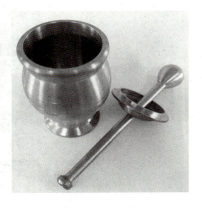

图 2－6　冲筒

2. 冲筒的使用

（1）清洁冲筒　用干净软布或鬃刷将冲筒内壁和杵棒擦拭或刷干净。

（2）放入药物　将需要捣碎的药物放入筒体内，注意药物不可放入太多，以占筒体内容积 1/5～1/4 为宜。

（3）捣碎　放入杵棒，盖好筒盖。左手扶持筒体，右手提起杵棒时，四指环握杵柄上部，拇指扣压杵柄顶端，用手腕的"甩劲"上下捣动，将饮片捣碎至需要程度。杵头进入铜缸时应与缸底垂直。

左手配合右手捣砸作辅助工作。使用无盖铜缸时，左手四指并拢，拇指张开，与右手配合，在铜杵进入缸体的同时，迅速覆盖于缸口处，防止被捣砸的饮片溅出，同时可顺势旋转缸体，以使饮片破碎均匀。

（4）倒出药物　取出筒锤，打开筒盖，左手掌心朝上，虎口张开，反手握住缸体下部近底处，翻转手腕，将缸内饮片倒出。左手还原，继续握持铜缸；右手握杵，以与缸底垂直的方向，纵向叩击缸口上沿，通过震动可以使附着在铜缸内壁的残留饮片脱落。左手以同样的倒出动作，将缸内震落的饮片倒出。

（5）清场　饮片全部倒出后，用有柄毛刷及时清洁铜缸内壁和杵头。如铜缸内有特殊气味，应用水洗涤干净，以免串味，影响疗效。凡捣碎有毒中药后，应及时洗刷干净，以免影响其他处方的调配。

3. 冲筒使用的注意事项

（1）冲筒多为黄铜铸造，质坚而脆，不可无药空捣；铜杵不可横向敲砸。缸体腹部轻薄，不可敲击。以免损坏冲筒。

（2）要经常清洗，保持缸内和铜杵洁净。使用冲筒时，应先检视铜缸内是否干净，不得有药物残渣或其他污物。

（3）捣药时要注意观察。不同饮片，要求其捣碎程度也不同：如杏仁、桃仁需捣烂成"泥"；法半夏需捣成"四六瓣"（大小相近的 4～6 块），大枣打劈即可。目前一般果实种子类饮片，捣碎即可，如苍耳子、砂仁、豆蔻、酸枣仁等。

（4）饮片调配中需要临时捣碎的品种，应按所调配剂数算出总量，一次称量完毕，放入铜缸内，捣碎后再分剂量。

（二）铁碾船

铁碾船，又称铁研船、药碾子，是我国传统碾药用具之一。铁碾船多由生铁铸成，其外形像船，由船形槽和具有中心轴柄的研盘组成。研盘呈扁圆形，中间有一孔，用以安装木柄（图2-7）。

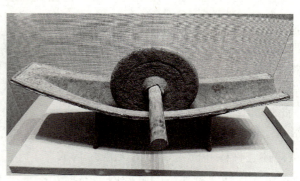

图 2-7　铁碾船

操作时先将船形槽放在地上，并倒入经过干燥的药物，然后将研盘放入，并来回滚动即可将药物研碾粉碎，过筛后可得细粉。铁碾船有大小之分，小铁碾船可用手推动，大铁碾船用脚蹬。碾制时应注意清洁卫生，操作人员应穿工作鞋，以防污染。

（三）小型粉碎机

小型粉碎机，又名打粉机，能快速粉碎各种较硬药物，如三七、灵芝、西洋参、珍珠、海马、山慈菇等，比冲筒操作简便、快速、省力等。目前一般中药店、医院中药房销售柜台都配备了小型粉碎机用于代客加工。

（四）乳钵

乳钵是以研磨为主的粉碎工具，由钵体和杵棒组成，多由玻璃、玛瑙或陶瓷等材质制成。主要用于粉碎少量的细料药或毒性药，将其制成极细粉末，如朱砂、雄黄、珍珠等。

（五）小钢锯和钢锉

小钢锯和钢锉也是调剂粉碎用工具，主要用于粉碎质硬块大的药物，如将沉香、苏木、降香、檀香、鹿茸、羚羊角等锯成小块或锉成粉末，以便于调剂与使用。

三、其他

（一）清洁用具

清洁用具主要有毛刷、毛掸、抹布等。毛刷用以清洁捣药铜缸（图2-8）；毛掸、抹布用以清洁调剂台；抹布用以清洁药匙、戥盘等。毛刷、毛掸使用一段时间后要注意更换，抹布要经常洗涤，保持洁净。

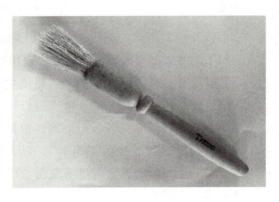

图2-8　毛刷

（二）包装工具

包装物品主要是指中药饮片调剂过程中所需的包装纸（图2-9）、药袋（图2-10）、纱布袋（图2-11）、捆扎绳、订书机（纸袋封口用）等。盛药盘主要用于盛放称量好的药物。目前，许多药店用大包装纸或胶片（图2-12）盛放药物。

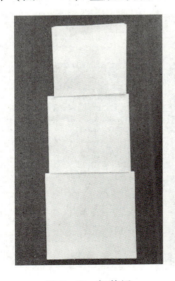

图2-9　包装纸

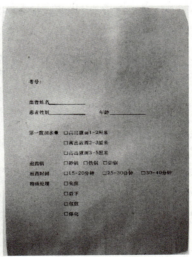

图2-10　药袋

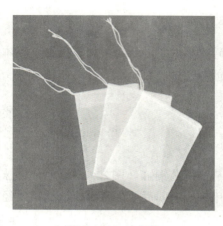

图 2-11　纱布袋

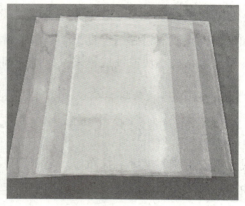

图 2-12　胶片

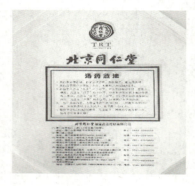

图 2-13　门票

所有包装用纸，又称"柜纸"，都裁成正方形，存放在调剂台内面上层的大抽屉内。包装用纸根据用途分为单味分包用纸、衬纸、"门票"、油纸或蜡纸等。油纸或蜡纸主要用来包裹鲜药或带油黏性药物。外层包装用纸，术语称"门票"（图 2-13），门票正面一般都印有药店的名称及经营范围等；根据药量多少、体质松泡、质地轻重等选择适宜的包药"门票"，以方便包装使用。另外，包装时如需要使用衬纸的，则将衬纸放在"门票"之上，与"门票"一起在调剂台上铺好。

（三）其他工具

1. 药匙　药匙是调配粉末类、炭类饮片时经常使用的工具，一般多为不锈钢材质。在饮片调配过程中，每次使用完毕，应用干的抹布擦拭干净，以备下次使用。

2. 鉴方　鉴方，又称审慎（图 2-14），是用来压处方的硬木质或石质的扁平长方体块，可防止处方被风吹动及防止药物串位。鉴方的四面常写着汤头歌诀或配伍禁忌知识，可供调剂人员在闲暇时学习中药或方剂知识。

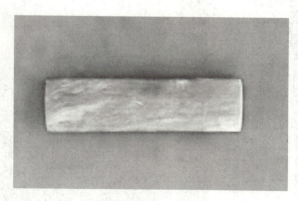

图 2-14　鉴方

实训一 中药饮片调剂的设施与工具使用实训

一、实训内容及要求

（一）编排中药斗谱

按照斗谱编排的原则将下列中药饮片名称（表2-2）写在模拟的中药饮片斗架（表2-3）中。

表2-2 进行斗谱编排的中药饮片名称

常用中药饮片	丁香、白术、白芷、板蓝根、薄荷、苍术、蝉蜕、炒苍耳子、炒麦芽、炒牵牛子、炒芡实、炒山楂、炒神曲、炒决明子、车前子、陈皮、川牛膝、川芎、醋没药、醋乳香、大黄、大青叶、赭石、当归、党参、豆蔻、莪术、防风、防己、麸炒白术、麸炒苍术、麸炒僵蚕、茯苓、附子、甘草、葛根、钩藤、枸杞子、桂枝、红花、厚朴、黄柏、黄芩、黄芪、鸡内金、鸡血藤、焦栀子、芥子、金樱子、荆芥、桔梗、昆布、连翘、龙胆、龙骨、芦根、麻黄、麦冬、蔓荆子、没药、牡丹皮、牡蛎、木香、牛膝、女贞子、枇杷叶、蒲公英、盐杜仲、前胡、青皮、清半夏、全蝎、肉苁蓉、肉桂、乳香、三棱、桑白皮、桑寄生、桑叶、桑枝、沙苑子、砂仁、山药、山茱萸、生地黄、石膏、石斛、石决明、广藿香、紫苏叶、桃仁、天冬、天花粉、菟丝子、乌梅、乌药、五味子、细辛、夏枯草、香附、小茴香、辛夷、苦杏仁、续断、玄参、旋覆花、延胡索、野菊花、益母草、玉竹、郁金、郁李仁、远志、泽泻、浙贝母、知母、栀子、枳壳、枳实、制草乌、制川乌、制何首乌、炙甘草、炙枇杷叶、炙黄芪、猪苓、竹茹、紫花地丁、紫菀
较常用中药饮片	白前、巴戟天、白扁豆、白头翁、白薇、百合、绵萆薢、草果、炒谷芽、炒王不留行、大腹皮、大血藤、淡竹叶、地龙、高良姜、骨碎补、海风藤、化橘红、槐花炭、黄精、僵蚕、酒大黄、酒黄精、莲子、木瓜、忍冬藤、桑螵蛸、使君子、苏木、通草、威灵仙、夜交藤、益智仁、泽兰、栀子炭、赤石脂、磁石、独活、狗脊、火麻仁、苦参、苦楝皮、茜草、秦皮、射干、锁阳、葶苈子、瓦楞子、香加皮
少用中药饮片	地肤子、胡黄连、麻黄根、水蛭、重楼、覆盆子、卷柏、牵牛子、土鳖虫、自然铜、合欢皮、炉甘石、蛇床子、土茯苓、荷叶、络石藤、石榴皮、皂角刺、土贝母

表2-3 模拟中药饮片斗架

（二）查斗、装斗训练

两位同学为一学习小组，检查中药调剂实训室饮片斗架中3格药斗共9种饮片基本情况，了解其贮存状态，对缺药及时补货装斗，填写中药饮片查斗记录表（表2-4），中药饮片复斗记录表（表2-5）。

表 2 - 4　中药饮片查斗记录表

日期	品名	规格	贮存状态	需补货数	查斗人	备注

表 2 - 5　中药饮片复斗记录表

日期	品名	规格	生产日期	产品批号	生产企业	装斗数量	操作人员	质量状况	复核人员	备注

（三）戥秤的使用

使用戥秤称量下列中药饮片，做到持戥规范、动作熟练、称量准确。

1. 根及根茎类中药　甘草 3g、当归 12g、山药 30g。

2. 皮类、茎木类中药　桂枝 9g、竹茹 6g、钩藤 12g。

3. 花、叶类中药　菊花 10g、旋覆花 3g、侧柏叶 5g。

4. 果实、种子类中药　山楂 10g、车前子 9g、王不留行 6g。

5. 全草类中药　麻黄 10g、薄荷 5g、荆芥 9g。

6. 其他类中药　茯苓 15g、昆布 10g、海金沙 9g。

7. 动物类中药　牡蛎 30g、蝉蜕 3g、煅石决明 20g。

8. 矿物类中药　石膏 60g、滑石粉 12g、玄明粉 5g。

（四）冲筒的使用

使用冲筒捣碎下列药物，做到操作规范、准确。

石膏　牡蛎　苍耳子　豆蔻　砂仁　酸枣仁　牛蒡子

二、实训效果评价

实训效果评价见表2-6~表2-9。

表2-6　斗谱编排实训效果评价表

考核内容	技能要求	分值	得分
斗谱编排	常用饮片放在斗架的中层	10	
	质地较轻且用量较少的药物，放在斗架的高层	10	
	质地沉重的矿石、化石、贝壳类药物和易于造成污染的药物（如炭药），多放在斗架的较下层	10	
	质地松泡且用量较大的饮片，放在斗架最底层的大药斗内	10	
	经常配伍同用的饮片，放于一个药斗内或相邻药斗中	10	
	同一药物的不同炮制品，多同放于一个药斗中	10	
	性状类似而功效各异的饮片，不装于一个药斗中	10	
	同一药斗内，细小者在前，片大者在后	10	
	属于配伍禁忌的饮片，不装于一个药斗内或上下药斗中	10	
	编排斗谱时，综合考虑中药性能、方剂配伍、药物来源以及饮片使用率等因素	10	
总　分		100	

表2-7　查斗、装斗实训效果评价表

考核内容	技能要求	分值	得分
查斗	药名是否与药品相符	10	
	有无短缺品种	10	
	药物的清洁度，有无生虫、霉变、走油、结串等现象	10	
	做好查斗记录	10	
装斗	将原来斗格中的药物取出进行筛簸挑拣后，放于纸上	10	
	将斗格清理干净	10	
	需垫纸盛装药物的斗格铺好垫纸	5	
	将要装斗的饮片进行整理	5	
	遵循先入者先出原则，新添加的饮片放在斗格下面，再将纸上药物放在最上面	5	
	装斗最适宜，一般饮片装至药斗容积的4/5处（细小圆粒种子类饮片装至药斗容积3/5处）	15	
	装斗后进行复核，并做好装斗记录	10	
总　分		100	

表2-8　戥秤使用实训效果评价表

考核内容	技能要求		分值	得分
使用戥秤称量中药饮片	清洁戥秤		10	
	校戥，检查戥秤是否准确		10	
	称量	用左手虎口和示指、中指挟持戥杆，无名指、小指拢住戥绳	10	
		右手抓药放入戥盘内	10	
		用左手挟持戥杆，左手拇、示指将戥铊绳移至所需称量的戥星上	10	
		右手拇指和示指捏住戥纽提起，其余三指自然弯曲，向上屈右手腕使手心朝前	10	
		左手离开戥杆	10	
		举至齐眉，戥杆水平	10	
		3分钟称量5味药，误差率在10%以内（电子秤核对）	10	
	将戥铊放入戥盘内，戥盘绳缠绕在戥杆上，戥杆平搭在戥盘上存放		10	
总　分			100	

表 2 – 9   捣药铜缸使用实训效果评价表

考核内容	技能要求	分值	得分
使用冲筒捣碎饮片	用干净软布或鬃刷将冲筒内壁和杵棒擦拭或刷干净	10	
	将药物放入筒体内，所放药物占筒体内容积的 1/5～1/4	10	
	放入杵棒，盖好筒盖	10	
	左手扶持筒体，右手提起杵棒，用手腕的"甩劲"捣下，使药物破碎，颗粒均匀	20	
	取出杵棒，打开筒盖	10	
	左手手心向外虎口朝下托起缸体，翻腕使虎口朝上将药物倒出；若有药物黏附筒体内壁，用圆头竹片或刮勺刮下	30	
	用软布擦拭冲筒内壁和杵棒，将杵棒放入筒体，盖好筒盖，冲筒放回原位	10	
总　分		100	

····· **目标检测**

答案解析

一、单项选择题

1. 根据斗谱编排常用方法，下列饮片属于按性味功能近似排列的是（　　）
   A. 金银花、连翘
   B. 苍术、白术
   C. 川牛膝、怀牛膝
   D. 生大黄、熟大黄

2. 根据斗谱编排常用方法，下列饮片属于按处方常用"药对"排列的是（　　）
   A. 麻黄、桂枝
   B. 苍术、白术
   C. 海螵蛸、桑螵蛸
   D. 生甘草、炙甘草

3. 根据中药斗谱编排基本原则，常用中药饮片应安排在斗架的（　　）
   A. 中层（齐胸）的斗格中
   B. 斗架的底层
   C. 斗架的上层
   D. 饮片斗架最下层的大药斗内

4. 在编排斗谱时，下列药物不可以编入同一斗格中的是（　　）
   A. 当归、当归尾
   B. 制川乌、天花粉
   C. 生地黄、熟地黄
   D. 槐花、槐角子

5. 在编排斗谱时，下列药物可以编入同一斗格中的是（　　）
   A. 母丁香、郁金　　B. 藜芦、苦参　　C. 肉桂、赤石脂　　D. 猪苓、泽泻

6. 中药饮片调剂工作中最常用的计量工具是（　　）
   A. 天平　　　　　　B. 电子秤　　　　C. 杆秤　　　　　D. 戥秤

7. 研碎少量的细料药，宜选用（　　）
   A. 乳钵　　　　　　B. 冲筒　　　　　C. 粉碎机　　　　D. 铁碾船

8. 使用冲筒捣碎药物时，药物应占筒体容积的（　　）为宜。
   A. 1/3～1/2　　　　B. 1/4～1/3　　　C. 1/5～1/4　　　D. 不超过 1/2

9. 用冲筒捣药时，需捣成泥的饮片是（　　）
   A. 苍耳子　　　　　B. 桃仁　　　　　C. 半夏　　　　　D. 石膏

10. 种子类的药物进行装斗时，不可超过斗格的（　　）
    A. 4/5　　　　　　B. 3/5　　　　　C. 1/2　　　　　D. 2/3

二、多项选择题

1. 在编排斗谱时，下列饮片应单独存放的是（　　）

A. 有恶劣气味的中药饮片　　　　　B. 细贵中药饮片

C. 毒性中药饮片　　　　　　　　　D. 麻醉中药饮片

2. 在编排斗谱时，下列饮片不宜编入同一斗格中的是（　　）

A. 炙甘草片与炙黄芪片　　　　　　B. 天南星、白附子片

C. 韭菜子、葱子　　　　　　　　　D. 枳壳、枳实

3. 查斗时，应主要记录的情况有（　　）

A. 检查饮片、名称是否相符　　　　B. 短缺品种

C. 日间消耗量　　　　　　　　　　D. 饮片的清洁度

4. 装斗时，应做到（　　）

A. 中药饮片装斗前必须经过筛簸

B. 填装饮片量不可过满

C. 装斗时须采用翻斗等方法清理底部余药

D. 一定要核准名签

5. 中药饮片调剂工作中常用的粉碎工具是（　　）

A. 冲筒　　　　　B. 乳钵　　　　　C. 铁碾船　　　　D. 粉碎机

6. 中药饮片调剂工作中可使用的计量工具是（　　）

A. 戥秤　　　　　B. 电子秤　　　　C. 台磅　　　　　D. 天平

7. 戥秤的主要构造包括（　　）

A. 戥盘　　　　　B. 戥星　　　　　C. 戥纽　　　　　D. 戥杆

8. 下列表述正确的是（　　）

A. 使用戥秤称量药物时，应右手夹持戥杆，左手抓药

B. 使用天平称量药物时，应左盘放置药物，右盘放砝码

C. 使用戥秤称量药物时，应左手夹持戥杆，右手抓药

D. 使用天平称量药物时，药物的重量就是游码指示重量减去纸的重量

9. 下列有关斗谱编排的表述中，正确的是（　　）

A. 蒲黄不宜放在一般的药斗内

B. 灯心草多放在斗架底层的大药斗内

C. 党参、黄芪可同放于一个斗中

D. 山药与天花粉不能装于一个药斗中

10. 审慎是指（　　）

A. 压方木　　　　B. 鉴方　　　　　C. 冲筒　　　　　D. 乳钵

三、简答题

1. 什么样的药物应放在斗架位置的中部？

2. 斗架顶部的瓷罐中该放什么样的药物？

3. 翻斗的目的是什么？

4. 如何识别戥星？

书网融合……

重点小结

项目三 审 方

PPT

学习目标

知识目标：掌握处方的相关管理规定；掌握中药处方常规用名、配伍禁忌；熟悉处方的概念、类型、格式及书写要求；熟悉毒、麻中药的品种、用法用量和相关使用规定；了解中药饮片应付常规。

能力目标：能够快速准确地审查处方的各项内容。

素质目标：培养中药处方审方岗位应有的职业道德素养；养成严谨细致、诚实守信的工作态度；发挥良好的团队协作精神。

情境导入

情境描述：某患者来院诊治，医师给患者开具3天处方用量，其中附子要求先煎。调配药师将附子的3天用量包装在一个纸袋中，审核药师未仔细核对特殊煎服药的用法用量。患者误认为特殊煎服药为1天用量，一次性将其煎煮服下。服用后出现头晕、口舌麻木、心慌等不适症状，停药后自行消失。

思考：1. 此次调剂操作中，有哪些环节出现差错？

2. 药师在中药饮片调配中，对有特殊煎煮要求的附子，应当如何处理？

中药饮片处方调剂工作流程为：审方→计价→调配→复核→发药。审方计价是调配前的准备，调配是中药饮片调剂的主要内容，复核是确保用药准确安全的关键，发药是药物到患者手中的最后一环，这是一个不可分割的连续过程。

审方是调剂工作的第一个关键环节，调剂人员不仅要对医师所开处方负责，更要对患者用药安全有效负责，因此对处方所写各项内容必须详细审阅。在审方过程中如果发现问题应及时解决，只有确认处方书写清楚、完整准确，才能进行计价和调配，以避免发生差错。

任务一 中药处方概述

一、处方的概念及意义

根据医师的辨证立法和用药要求，凡载有中药名称、数量、用法等内容和制备任何一种中药药剂的书面文件，都可称为中药处方或药方。

中药处方是医师辨证论治的书面记录和凭证，记载着药品名称、剂量、剂数以及煎服用法等内容，反映了医师的用药要求，是中药调剂工作的依据，也是计价、统计的凭证。因此，它具有法律上、技术上和经济上的重要意义。

1. 法律性 因开具处方或调配处方而造成的医疗差错或事故，医师或调剂人员分别负有相应的法律责任。医师具有诊断权和开具处方权但无调配权；药师具有审核调配处方权，但无诊断权和开具处方权。

2. 技术性　处方中写明了用药的名称、剂型、规格、数量及用法用量，为调剂人员配发药品和指导患者用药提供依据，表现出开具或调配处方的技术性。

3. 经济性　处方是患者已交药费的凭据，也是调剂人员检查和统计药品消耗及药品经济收入结账、预算采购药品的依据。

二、处方类型

处方，又称"药方"，根据不同时期或处方正文内容的来源不同，分为古方、经方、时方、验方（偏方）、秘方、法定处方、协定处方和医师处方八类。

1. 古方　古方泛指古医籍中所记载的处方。

2. 经方　经方是指《伤寒论》《金匮要略》《黄帝内经》等经典著作中所记载的处方。大多数经方组方严谨，经长期临床实践沿用至今。

3. 时方　时方泛指从清代至今出现的方剂，它在经方基础上有很大发展。

4. 单方、验方（偏方）　单方是配伍比较单一而有良好药效的方剂，往往只有一、二味药，力专效捷，服用简便。

验方是指民间积累的经验方，简单有效。这类方剂系民间流传并对某些疾病有效的药方。由于患者体质、病情各异，在使用时应该由医师指导，以防发生意外。

5. 秘方　秘方，古称"禁方"，是医疗上有独特疗效、不轻易外传（多系祖传）的药方。

6. 法定处方　法定处方指《中华人民共和国药典》及局、部颁标准所收载的处方，具有法律约束力。

7. 协定处方　协定处方指医院药剂科与临床医师，根据医院日常医疗用药的需要，共同协商制订的处方。它主要解决配方数量多的处方，做到预先配制和贮备，以加快配方速度，缩短患者候药时间。

8. 医师处方　医师处方是指医师根据辨证论治，临时所拟的处方。

三、处方的格式及书写要求

（一）处方的格式

《处方管理办法》规定：处方格式由省、自治区、直辖市卫生行政部门统一制定，处方由医疗机构按照规定的标准和格式印制。因此，各省市的处方样式并不相同，但依据国家中医药管理局 2010 年制定的《中药处方格式及书写规范》要求，完整的处方一般由三部分组成，即处方前记、处方正文和处方后记。

1. 处方前记　处方前记主要包括一般项目和临床诊断两方面的内容。

（1）一般项目包括医疗机构名称、费别、患者姓名、性别、年龄（或出生日期）、门诊或住院病历号、科别或病区和床位号、开具日期等；并可添加特殊要求的项目。

（2）中医诊断包括病名（病名不明确的可不写病名）和证型，应填写清晰、完整，并与病历记载相一致。

2. 处方正文　处方正文是处方的主要部分，以 Rp 或 R（拉丁文 Recipe "请取"的缩写）标识。汤剂的处方正文包括饮片名称、剂量、剂数、用法用量及脚注。中成药的处方正文包括药品的名称、剂型、规格、数量和用法用量。

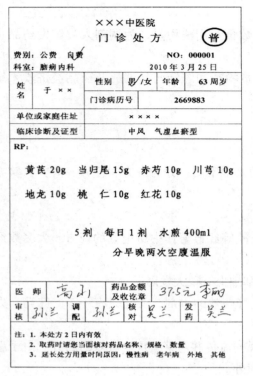

图 3-1 中药饮片处方

3. 处方后记 处方后记包括医师签名、药品金额以及审核、调配、核对、发药药师签名或者加盖专用签章（图 3-1）。

（二）处方的书写要求

处方书写应当符合下列要求。

（1）患者一般情况、临床诊断填写清晰、完整，并与病历记载相一致。

（2）每张处方限于一名患者的用药。

（3）字迹清楚，不得涂改；如需修改，应当在修改处签名并注明修改日期。

（4）药品名称应当使用规范的中文名称书写，没有中文名称的可以使用规范的英文名称书写；医疗机构或者医师、药师不得自行编制药品缩写名称或者使用代号；书写药品名称、剂量、规格、用法、用量要准确规范，药品用法可用规范的中文、英文、拉丁文或者缩写体书写，但不得使用"遵医嘱""自用"等含糊不清字句。

（5）患者年龄应当填写实足年龄，新生儿、婴幼儿写日、月龄；必要时注明体重。

（6）西药和中成药可以分别开具处方，也可以开具一张处方，中药饮片应当单独开具处方。

（7）开具西药、中成药处方，每一种药品应当另起一行，每张处方不得超过 5 种药品，开具处方后的空白处画一斜线以示处方完毕。中药饮片处方根据整张处方中药味多少选择每行排列的药味数，并原则上要求横排及上下排列整齐。

（8）中药饮片处方的书写，一般应当按照"君、臣、佐、使"的顺序排列；调剂、煎煮的特殊要求注明在药品右上方，如包煎、先煎、后下等；对饮片的产地、炮制有特殊要求的，应当在药品名称之前写明。

（9）药品用法用量应当按照药品说明书规定的常规用法用量使用，特殊情况需要超剂量使用时，应当注明原因并再次签名。中药饮片用法用量应当符合《中国药典》规定，无配伍禁忌，有配伍禁忌和超剂量使用时，应当在药名上方再次签名。

（10）中药饮片剂数应当以"剂"为单位；处方用法用量应在剂数之后，包括每日剂量、采用剂型（水煎煮、酒泡、打粉、制丸、装胶囊等）、每剂分几次服用、用药方法（内服、外用等）、服用要求（温服、凉服、顿服、饭前服、饭后服、空腹服等）等内容，例如："每日 1 剂，水煎 400ml，分早晚两次空腹温服"。

（11）除特殊情况外，应当注明临床诊断。

（12）处方医师的签名式样和专用签章应当与院内药学部门留样备查的式样相一致，不得任意改动，否则应当重新登记留样备案。

药品剂量与数量用阿拉伯数字书写。剂量应当使用法定剂量单位：重量以克（g）、毫克（mg）、微克（μg）、纳克（ng）为单位；容量以升（L）、毫升（ml）为单位；国际单位（IU）、单位（U）；中药饮片以克（g）为单位。

（13）按毒麻药品管理的中药饮片的使用应当严格遵守有关法律、法规和规章的规定。

四、中药饮片处方调剂及管理规定

《处方管理办法》有关中药饮片处方调剂与管理的内容主要有：

（1）药品名称应当按《中国药典》规定准确使用，《中国药典》没有规定的，应当按照本省（区、市）或本单位中药饮片处方用名与调剂给付的规定书写。

（2）药品剂量和数量一般用阿拉伯数字书写，原则上应当以克（g）为单位，"g"紧随数值后。用药必须超过规定剂量时，医师应在剂量旁签字以示负责。

（3）除处方医师外，其他人员不得擅自修改处方，如遇缺药或特殊情况需要修改处方时，要交由处方医师修改，并在修改处盖章后方可调配。

（4）处方开具当日有效，特殊情况需要延长有效期的，由开方医师注明有效期限，但最长不得超过3天，超过期限须经处方医师更改日期，重新签字后方可调配。

（5）处方一般不得超过7日用量；急诊处方一般不得超过3日用量；对某些慢性病、老年病或特殊情况，处方用量可适当延长，但医师应当注明理由。

（6）含毒、麻中药处方，除写清一般处方全部内容外，处方中的有关内容应造册登记。

（7）处方由调剂处方药品的医疗机构妥善保存。普通处方、急诊处方、儿科处方保存期限为1年，医疗用毒性药品、第二类精神药品处方期限为2年，麻醉药品和第一类精神药品处方保存期限为3年。处方保留期满后，经医疗机构主要负责人批准后登记备案，方可销毁。

（8）贵重中药处方应每天按不同品种分类登记统计销量，以便掌握库存。

（9）医师利用计算机开具、传递普通处方时，应同时打印出纸质处方，其格式与手写处方一致；打印的纸质处方经签名或盖章后有效。药师核发药品时，应当核对打印的纸质处方，无误后发给药品，并将纸质处方与计算机传递的处方同时收存备查。

（10）处方由各医疗机构按规定格式统一印制。麻醉药品处方、急诊处方、儿科处方、普通处方的印刷用纸分别为淡红色、淡黄色、淡绿色、白色，并在处方右上角以文字注明。

任务二　处方审核的内容

审方是调剂工作的关键环节，中药调剂工作人员都负有审方的责任，在接到处方后均要进行全面审阅，不仅要检查核对药味能否配齐，还要了解医师用药意图和对调剂的要求，如果发现处方有失误，就不能照方调剂。审方主要包括以下内容：

一、中药名称

中药使用历史悠久，品种繁多，受地区习惯、文化差异以及历史文摘记载的不同，造成中药名称繁杂，有同名异物、同物异名等现象。中药饮片处方中的名称包括中药正名、别名、并开药名等，因此调剂人员必须掌握中药饮片的通用名称，并注意了解药品名称的变化政策，做到准确的处方应付，避免调配时出现差错。

（一）中药饮片的正名

中药饮片正名是中药的规范化名称，以《中华人民共和国药典》（现行版）一部、局颁药品标准或《国家中药饮片炮制规范》为依据，以历代本草文献做参考。多数中药饮片正名只有一个，即一药一名，如大黄、黄连、金银花等。

（二）中药饮片的别名

中药饮片别名是指正名以外的其他名称。多数中药饮片除正名外，还有一至多个别名。别名有一定的来历和解释，有的是在中药正名前冠以道地产地、采收季节、质量等方面的要求而构成，如怀牛膝、杭麦冬、霜桑叶、绵茵陈、明雄黄、肥知母等；有的是在用音、用字、用意等方面带有很强的地方性，如川军、枣皮、坤草、虫衣、红灯笼等。调剂人员应掌握常用中药饮片处方正名和别名知识（表3-1），查看处方时应注意有无别名，并根据其正名准确调配处方。

（三）中药饮片的并开药名

中药饮片并开药名是指将两种或两种以上疗效相似或有协同作用的药物名称缩写成一个名称，也称为"合写"，是一种习惯写法，如龙牡即指煅龙骨、煅牡蛎，二乌即指制川乌、制草乌，二术即指苍术、白术等。调剂人员应掌握常用中药饮片并开药名（表3-2），在审方时注意查看处方中有无并开药名，并根据处方书写准确计价与调配。如焦三仙30g，即焦山楂10g、焦神曲10g、焦麦芽10g。

表3-1　常用中药饮片的正名与别名

正名	别名	正名	别名
艾叶	艾蒿、祈艾、蕲艾	蟾酥	虫酥、片酥、蛤蟆酥、蛤蟆浆
八角茴香	大料、大茴、八角	车前草	车轮菜、车轱辘菜、驴耳朵菜
巴豆	巴仁、巴果、江子、刚子	沉香	海南沉、伽南香、进口沉香
巴戟天	巴戟肉、鸡肠风	陈皮	橘皮、红橘、新会皮
白矾	明矾、生矾	赤小豆	红豆、野赤豆
白附子	鸡心白附子、独角莲、禹白附	茺蔚子	益母草子、坤草子
白果	银杏核、公孙树子	川贝母	川贝、米贝、尖贝、虎皮贝、马牙贝、珍珠贝
白茅根	茅根、茅草根	川楝子	金铃子、楝实
白前	鹅管白前、软白前	川牛膝	甜牛膝、拐牛膝
白芍	杭芍、亳芍、川芍、芍药	川芎	芎劳、坝川芎
白术	于术、东术、于潜白术、杭白术	穿山甲	甲片、甲珠、山甲、炮山甲
白鲜皮	北鲜皮、白膻	穿心莲	一见喜、斩蛇剑、榄核莲
白芷	杭白芷、香白芷、川白芷、祁白芷	椿皮	椿根皮、椿白皮
半夏	旱半夏、三叶半夏	大腹皮	槟榔皮、槟榔衣、大腹毛
半枝莲	并头草、狭叶韩信草、牙刷草	大黄	将军、川军、锦纹、西庄、西吉、雅黄
北豆根	野豆根、蝙蝠藤	大蓟	马刺草、虎蓟根
北沙参	莱阳参、北条参、海沙参、东沙参	大青叶	菘蓝叶、板蓝叶
荜澄茄	山鸡椒	大血藤	红藤、红血藤、红皮藤、大活血
萹蓄	扁竹	丹参	赤参、紫丹参、血丹参、川丹参
鳖甲	别甲、上甲、团鱼盖	淡竹叶	竹麦冬、长叶竹
槟榔	大腹子、海南子、玉片、大白	当归	秦归、云归、岷归、全当归、西当归
冰片	梅片、龙脑	党参	西党、台党、条党、东党、潞党参
薄荷	仁丹草、苏薄荷	刀豆	挟剑豆、刀鞘豆、大刀豆
补骨脂	破故纸、黑故纸、故子	地肤子	扫帚子
苍术	茅苍术、赤术	地骨皮	枸杞根皮、杞根
侧柏叶	扁柏、香柏、片柏、柏叶	地黄	怀地黄、生地
柴胡	硬柴胡、香柴胡、南柴胡、北柴胡	地龙	土龙、蚯蚓、广地龙、沪地龙
蝉蜕	蝉衣、虫衣、虫蜕、知了皮	丁香	公丁香、丁子香、支解香

续表

正名	别名	正名	别名
冬虫夏草	虫草、冬虫草、夏草冬虫	黄芩	黄金茶根、枯芩、条芩、子芩
豆蔻	白豆蔻、圆豆蔻、紫豆蔻、扣米	火麻仁	大麻仁、麻仁、麻子
独活	川独活、大活、资丘独活	蒺藜	硬蒺藜、刺蒺藜、白蒺藜
杜仲	思仲、丝绵皮、绵杜仲、厚杜仲	僵蚕	姜虫、天虫、白僵蚕
儿茶	孩儿茶、棕儿茶	降香	降真香、紫降香
防风	关防风、东防风	芥子	白芥子
防己	粉防己、汉防己	金果榄	苦胆、九牛胆、青牛胆
粉葛	甘葛、家葛根	金钱草	过路黄、神仙对坐草
佛手	川佛手、广佛手、佛手柑	金银花	二花、双花、忍冬花、密银花、东银花
茯苓	云苓、安苓、茯灵	金樱子	糖罐子、糖钵、刺梨、挂金钩
附子	川附片、淡附片、炮附子	锦灯笼	酸浆果、挂金灯、灯笼果、红灯笼
干姜	川干姜、均姜、白姜	荆芥	假苏、香荆芥
甘草	皮草、粉草、蜜草、炙草、国老、甜草根	九香虫	打屁虫、九里香
甘遂	猫儿眼根、肿手花根	桔梗	北桔梗、南桔梗、苦桔梗、白桔梗
葛根	柴葛、野葛	菊花	甘菊花、白菊花、药菊、茶菊
钩藤	大钩丁、勾丁、双钩藤	瞿麦	野麦、十样景花、竹节草
狗脊	金毛狗脊	卷柏	还魂草、还阳草
枸骨叶	功劳叶、苦丁茶	决明子	草决明、马蹄决明
枸杞子	西枸杞、甘枸杞、枸杞、杞果	苦参	野槐根、山槐根
谷精草	谷精珠、移星草	苦杏仁	杏仁
骨碎补	申姜、毛姜、猴姜	款冬花	冬花、九九花、连三朵
瓜蒌	栝楼、糖瓜蒌、全瓜蒌	昆布	江白菜、海带
瓜蒌子	瓜蒌仁	莱菔子	萝卜子、萝白子、卜子
广藿香	藿香、枝香、藿香叶	连翘	落翘、青翘、老翘
广金钱草	落地金钱、假花生	莲房	莲蓬
龟甲	下甲、龟板、玄武板	灵芝	赤芝、红芝、万年蕈、灵芝草
诃子	诃子肉、诃黎勒	凌霄花	紫葳
合欢花	夜合花	龙胆	胆草、龙胆草、关龙胆、坚龙胆
核桃仁	胡桃仁	龙眼肉	桂圆肉、元肉、龙眼
鹤虱	北鹤虱、天名精子	芦荟	老芦荟、油葱、象鼻草、乌七
黑芝麻	芝麻、脂麻	路路通	六六通、枫树果、狼目
红参	边条参、别直参	马勃	灰包、马粪包
红花	草红花、刺红花、杜红花、红花毛	马钱子	马前子、番木鳖、覆水
厚朴	川朴、温朴、重皮、赤朴、油朴、简朴	麦冬	寸冬、杭麦冬、川麦冬
胡芦巴	芦巴子	蔓荆子	荆条子、京子、白布荆
槲寄生	北寄生、柳寄生、寄生子	墨旱莲	鳢肠、黑墨草、野葵花、烂脚草、旱莲草
花椒	红椒、川椒、蜀椒、大红袍	牡丹皮	丹皮、木芍药、洛阳花、粉丹皮、凤丹皮
化橘红	化州橘红、柚子皮、五爪、七爪	牡蛎	左牡蛎、左壳、蚝壳
黄柏	川黄柏、川柏	木鳖子	木鳖、木别子、漏苓子
黄连	鸡爪连、川连、味连、雅连	木瓜	酸木瓜、宣木瓜、皱皮木瓜
黄芪	黄耆、箭芪、北芪、元芪、绵黄芪	木蝴蝶	玉蝴蝶、千张纸、云故纸

续表

正名	别名	正名	别名
木香	广木香、云木香、老木香	蛇床子	蛇床实、蛇米
南鹤虱	虱子草、野胡萝卜子	蛇蜕	蛇退、长虫皮、龙衣
南沙参	三叶沙参、山沙参、泡沙参、空沙参	射干	寸干、扁竹、乌扇
闹羊花	黄杜鹃、三钱三、八厘麻、羊踯躅	麝香	脐香、寸香、元寸、当门子
牛蒡子	大力子、关大力、恶实、鼠粘子、牛子	升麻	关升麻、绿升麻、龙眼根、窟窿牙根
牛膝	怀牛膝、淮牛膝	石膏	白虎、白石膏、石羔
女贞子	冬青子、女贞实	石斛	石斗、黄草、金石斛、枫斗
胖大海	大海、通大海、安南子、大洞果	石决明	九孔石决明、鲍鱼壳、海决明
佩兰	香草、醒头草	使君子	留求子、索子果、病钳子
枇杷叶	杷叶、广杷叶、苏杷叶	首乌藤	何首乌藤、夜交藤
蒲公英	公英、黄花地丁、婆婆丁	苏木	苏方木、红柴
蒲黄	蒲棒粉	酸枣仁	山枣、酸枣子、别大枣、刺枣
千金子	续随子	太子参	孩儿参、童参、米参、儿参
千年健	千年见、一包针、千颗针	桃仁	家桃仁、扁桃仁、山桃仁
牵牛子	黑丑、白丑、二丑	天冬	天门冬、明天冬、肥天冬
芡实	鸡头米、鸡头莲、刺莲	天花粉	花粉、栝楼根、瓜蒌根
羌活	川羌、蚕羌、黑药	天麻	明天麻、赤箭、定风草、冬麻
秦艽	秦纠、麻花艽、西大艽、大秦艽	天仙子	莨菪子、牙痛子
秦皮	白蜡树皮、北秦皮	甜瓜子	香瓜子
青黛	靛花、靛沫、蓝靛	葶苈子	北葶苈子、南葶苈子、甜葶苈
青蒿	香蒿、苦蒿、黄花蒿	通草	大通草、方通草、通脱木、空心通草
青葙子	野鸡冠花、狼尾花	土鳖虫	地鳖虫、土元、盖子虫、簸箕虫
全蝎	全虫、蝎子、淡水蝎	土茯苓	冷饭团、硬饭头、仙遗粮
人参	园参、白参、生晒参、吉林参	土荆皮	土槿皮、荆树皮、金钱松皮
肉苁蓉	大芸、寸芸、淡大芸、苁蓉	土木香	藏木香、祁木香
肉豆蔻	肉蔻、肉果、玉果	菟丝子	兔丝子、黄藤子、豆寄生
肉桂	玉桂、牡桂、菌桂、筒桂、金边桂	王不留行	王不留、留行子
三棱	荆三棱、京三棱	威灵仙	灵仙、黑薇
三七	田七、滇七、冬七、春七、盘龙七、金不换	乌梅	酸梅、建梅
桑白皮	桑皮、桑根皮、毫桑皮、双白皮	乌药	台乌药、香桂樟
桑寄生	广寄生、桑上寄生、寄生	吴茱萸	吴萸、常吴萸、左力
桑叶	霜桑叶、冬桑叶	五倍子	百虫仓、文蛤、木附子、角倍、肚倍
沙苑子	潼蒺藜、沙苑蒺藜	五味子	北五味子、辽五味子、五梅子
砂仁	阳春砂、春砂仁、蜜砂仁、缩砂、壳砂	西河柳	山川柳、怪柳
山慈菇	毛慈菇、茅慈菇	西红花	番红花、藏红花
山豆根	广豆根、南豆根、豆根、苦豆根	西青果	藏青果、小诃子
山奈	沙姜、山奈、山赖、香三奈	西洋参	洋参、花旗参、粉光参、美国人参
山药	薯蓣、淮山药、怀山药	细辛	北细辛、辽细辛、烟袋锅花
山楂	红果、北山楂、东山楂	夏枯草	夏枯头
山茱萸	山黄肉、药枣、枣皮、杭山萸	仙鹤草	脱力草、龙芽草
商陆	花商陆、山萝卜、当路	香附	香附子、香附米、莎草根

续表

正名	别名	正名	别名
香加皮	北五加皮、香五加、杠柳皮	罂粟壳	御米壳、米壳
香橼	陈香圆、香元	鱼腥草	蕺菜
小茴香	谷茴香、西小茴	玉竹	葳蕤、尾参、肥玉竹
小蓟	小刺盖、刺菜	郁金	玉金、黄丝郁金、川郁金
薤白	薤白头、小根蒜	预知子	八月炸、八月札
辛夷	木笔花、望春花、玉兰花	远志	远志肉、小草根
雄黄	明雄黄、明黄、腰黄	月季花	月月红、四季花
续断	川续断、川断	皂角刺	天丁、皂针、皂荚刺
玄参	黑参、元参、乌元参、浙玄参	泽兰	地瓜儿苗、地笋、地石蚕
玄明粉	元明粉、风化硝	泽泻	建泽泻、川泽泻、禹孙
旋覆花	覆花、伏花、金佛花	浙贝母	大贝、象贝、珠贝、元宝贝
鸦胆子	苦参子、老鸦胆、鸭蛋子	知母	肥知母、毛知母、西陵知母、知母肉
延胡索	玄胡索、延胡	栀子	黄栀子、山枝子、大红栀
芫花	头痛花、老鼠花、闹鱼花、紫芫花	枳壳	川枳壳、江枳壳、陈枳壳
洋金花	凤茄花、曼陀罗花	朱砂	辰砂、丹砂、豆瓣砂、镜面砂
野菊花	山菊花、野黄菊花、苦薏	猪苓	亥苓、野猪粪
益母草	坤草、茺蔚、益母蒿	竹茹	齐竹茹、散竹茹、竹二青
薏苡仁	苡仁、苡米、薏米	紫河车	胎盘、人胞、胞衣
茵陈	绵茵陈、白蒿	紫苏子	苏子、香苏子、黑苏子
淫羊藿	仙灵脾、三枝九叶草、羊藿	紫菀	辫紫菀、亳紫菀

表3-2 常见并开药名

并开药名	处方应付	并开药名	处方应付
二冬、二门冬	天冬、麦冬	炒知柏、盐知柏	盐知母、盐黄柏
二术、苍白术	苍术、白术	青陈皮	青皮、陈皮
二母	知母、浙贝母	生龙牡	生龙骨、生牡蛎
二蒺藜、潼白蒺藜	蒺藜、沙苑子	龙牡	煅龙骨、煅牡蛎
二地、生熟地	地黄、熟地黄	猪茯苓	猪苓、茯苓
二活、羌独活	羌活、独活	腹皮子	大腹皮、槟榔
二风藤	青风藤、海风藤	棱术	三棱、莪术
二芍、赤白芍	赤芍、白芍	乳没	乳香、没药
砂蔻仁	砂仁、豆蔻	芦茅根	芦根、白茅根
二决明	石决明、决明子	荆防	荆芥、防风
二甲	龟甲、鳖甲	全紫苏	紫苏叶、紫苏梗、紫苏子
二地丁	蒲公英、紫花地丁	桑枝叶	桑枝、桑叶
二乌、川草乌	制川乌、制草乌	炒三仙	炒神曲、炒山楂、炒麦芽
二芽、麦谷芽	炒谷芽、炒麦芽	焦三仙	焦神曲、焦山楂、焦麦芽
二胡、柴前胡	柴胡、前胡	焦四仙	焦三仙、焦槟榔
知柏	知母、黄柏	桃杏仁	桃仁、苦杏仁
苏藿梗	紫苏梗、广藿香	杏苡仁	苦杏仁、薏苡仁
川怀膝	川牛膝、牛膝	枳壳实	枳壳、枳实
金银花藤	金银花、忍冬藤	藿佩兰	广藿香、佩兰

（四）中药饮片的处方常用术语

一般在正名前或后加术语，表明医师对药物的炮制、品种、质量、产地、采收季节、用药部位等方面有要求，如酒黄连、杭麦冬、明天麻、霜桑叶、当归尾等。

1. 炮制类 中药采用不同的炮制方法，可获得不同的疗效。如酒大黄缓和大黄泻下作用；炮附子（制）消除毒性；炙首乌（黑豆、黄酒炙）补肝肾、益精血、乌须发；炙麻黄（蜜炙）缓和麻黄辛散之性，增强止咳平喘之功；醋柴胡增强其疏肝解郁之功等。

2. 产地类 中药讲究道地药材，因药物产地跟药物疗效有密切关系，所以医师根据病情需要，常在药名前标明产地。如怀山药、田三七、杭菊、江枳壳等。

3. 采收季节 药材的采收季节与质量有密切的关系。如绵茵陈，以初春细幼苗质软如棉者佳；霜桑叶，于秋后经霜者采集为好。

4. 品质类 药材品质优劣直接影响疗效，历代医家都非常重视药材品质的优劣，医师处方对药材的品质提出要求。如浮水青黛（青黛以色蓝，质轻者为优）、空沙参（正名南沙参，质地松泡，断面有裂缝）、明天麻（天麻以质坚实、略呈透明状为优），以及肥玉竹、细木通、枯黄芩、九孔决明等。

5. 修治类 修治是指除去杂质和非药用部位，以洁净药材，保证符合医疗需要。如山茱萸（去核）、乌梅（去核）、巴戟天（去心）、乌梢蛇（去头、鳞片）、斑蝥（去头、足、翅）等。

6. 颜色、气味类 药材的颜色和气味与药物的质量有密切关系。如紫丹参、红茜草、黑玄参、香白芷、甜桔梗等。

7. 新陈类 有些药物以新鲜者为佳，有的以陈久者为好。如鲜芦根、鲜石斛、陈香橼、陈佛手等。

（五）中药处方应付

中药处方应付是指调剂人员根据医师处方要求和传统习惯调配中药处方。各地区由于历史用药习惯和多年积累的丰富经验，形成了本地区的一套处方给药规律，即处方应付常规，使医师与调剂人员对处方名称和给付的不同炮制品种达成共识，在处方中无需注明炮制规格，调剂人员即可按医师处方用药意图给药。常见的处方应付实例如下：

1. 处方直接写药名时，即付清炒的品种有麦芽、谷芽、稻芽、莱菔子、王不留行、牛蒡子、苍耳子、牵牛子等，业内有"逢子必炒"之说。

2. 处方直接写药名时，即付麸炒的品种有白术、僵蚕、枳壳等。

3. 处方直接写药名时，即付砂烫、蛤粉烫的品种有龟甲、鳖甲、阿胶等。

4. 处方直接写药名时，即付蜜炙的品种有枇杷叶、款冬花、紫菀等。

5. 处方直接写药名时，即付酒炙的品种有山茱萸、女贞子、黄精、蕲蛇、乌梢蛇等。

6. 处方直接写药名时，即付醋炙的品种有延胡索、乳香、没药、香附等。

7. 处方直接写药名时，即付盐水炒的品种有车前子、益智仁、补骨脂、巴戟天、杜仲等。

8. 处方直接写药名时，即付炮制的品种有吴茱萸、川乌、草乌、白附子、天南星等。

9. 处方直接写药名时，即付煅制的品种有牡蛎、赭石、海浮石、炉甘石、瓦楞子等。

10. 处方直接写药名时，即付炭制的品种有艾叶、地榆、侧柏叶等。

中医根据辨证论治原则进行疾病诊治，立方时要选用各种炮制加工的中药饮片，以求发挥更好的疗效，所以在中药饮片调剂中严禁生熟不分、以生代炙、以炙代生和乱代乱用。由于中药调剂给付在全国缺乏统一的规定，2009 年 3 月国家中医药管理局下发了《关于中药饮片处方用名和调剂给付有关问题的通知》（以下简称《通知》）。《通知》要求各医疗机构应当执行本省（区、市）的中药饮片处方用名和调剂给付的相关规定；没有统一规定的，各医疗机构应当制定本单位中药饮片处方用名与调剂给付规定；制定中药饮片处方用名与调剂给付规定应符合国家有关标准和中医药理论，所以处方应付的统一，有待于逐步规范化。

知识链接

《国家中药饮片炮制规范》

为进一步规范中药饮片炮制，健全中药饮片标准体系，促进中药饮片质量提升，根据《中华人民共和国药品管理法》《中共中央、国务院关于促进中医药传承创新发展的意见》有关规定，2022 年 12 月 21 日，原国家药品监督管理局局颁布了《国家中药饮片炮制规范》（以下简称《中药饮片炮制规范》）。

自《国家中药饮片炮制规范》颁布之日起，设置 12 个月的实施过渡期。自实施之日起，生产《中药饮片炮制规范》收载的中药饮片品种应当符合《中国药典》和《中药饮片炮制规范》的要求。各省级药品监督管理部门应当根据《中药饮片炮制规范》及时调整各省级中药饮片炮制规范目录，废止与《中药饮片炮制规范》中品名、来源、炮制方法、规格均相同品种的省级中药饮片炮制规范。

（六）审查药名时应注意的其他问题

1. 字迹不清 查看处方中有无字迹模糊不清、潦草难认的药名，有无不规范的简化字。如"郁金"写成"玉今"，"萆薢"写成"毕夕"，"桂枝"写得像"桔梗"或像"桔核"等等。若发现不易辨认或似是而非的药名，不能主观猜测，需联系原处方医师重写，否则不予调配。

2. 药名涂改 若发现药名有涂改，需处方医师在修改处签名，并注明修改日期，否则不予调配。

3. 错写药名 若发现药名有错写，需请原处方医师再审查更正，并在修改处签名，注明修改日期，否则不予调配。此类问题不易发现，审方人员需要有较丰富的中医药知识。

4. 药名重复 查看处方中有无药物重名，如既有金银花，也有忍冬花。若发现处方中有重名，应及时联系原处方医师，要求其更正并签名，否则不予调配。

二、中药配伍与用药禁忌

（一）中药配伍

在辨证论治的基础上，根据病情需要和药物的性质，按照一定组方的法则将两味以上的药物配合应用称中药配伍。中药方剂的组合，并不是药物间的堆砌，而是具有一定的法则，除按"君、臣、佐、使"原则组方外，具体用药时还要注意药物之间的相互关系，讲究配伍方法。古代医家总结归纳出"七情"配伍理论，即单行、相须、相使、相畏、相杀、相恶、相反。

1. 单行 单行指用单味药就能发挥预期治疗效果，不需要其他药辅助。如清金散用一味黄芩治轻度的肺热咳血。

2. 相须 相须即性能功效相类似的药物配合使用，可以增强原有疗效。如大黄和芒硝合用，能明显增强攻下泻热的治疗效果。

3. 相使 相使即在性能功效方面有某些共性的药物配伍合用，而以一药为主，另一药为辅，辅药能增强主药疗效。如补气利水的黄芪与利水健脾的茯苓合用，茯苓能增强黄芪补气利水的治疗效果。

4. 相畏 相畏即一种药物的毒性反应或副作用，能被另一种药物减轻或消除。如生姜能减轻或消除生半夏和生天南星的毒性，所以说生半夏和生天南星畏生姜。

5. 相杀　相杀即一种药物能减轻或消除另一种药物的毒性或副作用。如生姜能减轻或消除生半夏和生天南星的毒性，所以说生姜杀生半夏和生天南星。

6. 相恶　相恶即两药合用，一种药物能使另一种药物原有功效降低，甚至丧失。如人参恶莱菔子，因为莱菔子能削弱人参的补气作用。

7. 相反　相反即两药合用，能产生或增强毒性反应或副作用。如"十八反""十九畏"中的若干药物。

其中相须、相使表示增效，临床用药要充分利用；相畏、相杀表示减毒，应用毒烈药时须考虑选用；相恶表示减效，用药时应加以注意；相反表示增毒，原则上应绝对禁止。

（二）配伍禁忌

配伍禁忌，是指有些药物相互配伍后能产生拮抗作用，属于禁止使用的范畴，这就是上述"配伍"中所提到的"相恶"和"相反"。历代医药书籍对配伍禁忌的论述不尽相同，到金元时期概括为"十八反""十九畏"，并编成歌诀，一直沿用至今。

"十八反"歌诀

本草明言十八反，半蒌贝蔹及攻乌。

藻戟遂芫俱战草，诸参辛芍叛藜芦。

"十八反"其含义为：乌头类（含川乌、草乌、附子）反半夏、法半夏、清半夏、姜半夏、瓜蒌、瓜蒌子、瓜蒌皮、天花粉、川贝母、平贝母、浙贝母、伊贝母、湖北贝母、白蔹、白及；甘草反海藻、京大戟、甘遂、芫花；藜芦反人参、人参叶、西洋参、红参、丹参、党参、玄参、苦参、北沙参、南沙参、细辛、白芍、赤芍。

"十九畏"歌诀

硫黄原是火中精，朴硝一见便相争。

水银莫与砒霜见，狼毒最怕密陀僧。

巴豆性烈最为上，偏与牵牛不顺情。

丁香莫与郁金见，牙硝难合京三棱。

川乌草乌不顺犀，人参最怕五灵脂。

官桂善能调冷气，若逢石脂便相欺。

大凡修合看顺逆，炮爁炙煿莫相依。

"十九畏"其含义为：硫黄畏朴硝（指芒硝、玄明粉）；水银畏砒霜；狼毒畏密陀僧；巴豆、巴豆霜畏牵牛子；丁香（指丁香、母丁香）畏郁金；牙硝（指芒硝、玄明粉）畏三棱；川乌、草乌畏犀角；人参（指人参、人参叶、红参）畏五灵脂；官桂（指肉桂，不含桂枝、肉桂油）畏赤石脂。

"十八反"和"十九畏"，是古代医家用药的经验总结，我们必须对歌诀所记述的药对采取慎重态度，避免盲目配伍应用。对有配伍禁忌的处方应当拒绝调配。必要时，经处方医师重新签字确认后方可调配。调剂后，原处方留存 2 年。

（三）妊娠禁忌

凡能影响胎儿生长发育、有致畸作用，甚至造成堕胎的中药为妊娠禁忌用药。我国古代医家将孕妇禁用和慎用的中草药，编成了一首歌诀。

妊娠禁忌歌诀

芫斑水蛭及虻虫，乌头附子配天雄；野葛水银并巴豆，牛膝薏苡与蜈蚣；

三棱芫花代赭麝，大戟蝉蜕黄雌雄；牙硝芒硝牡丹桂，槐花牵牛皂角同；

半夏南星与通草，瞿麦干姜桃仁通；硇砂干漆蟹爪甲，地胆茅根与䗪虫。

1. 妊娠禁用药 大多是毒性较强，或药性猛烈的药物，这类药物孕妇绝对不能使用。如：丁公藤、三棱、干漆、土鳖虫（䗪虫）、千金子、千金子霜、川乌、草乌、马钱子、马钱子粉、天仙子、天仙藤、巴豆、巴豆霜、水蛭、甘遂、朱砂（多入丸散服）、全蝎、红粉、芫花、两头尖、阿魏、京大戟、闹羊花、牵牛子、轻粉、洋金花、莪术、猪牙皂、黑种草子、蜈蚣、罂粟壳、商陆、斑蝥、雄黄、麝香。

2. 妊娠忌用药 大多是毒性较强，或毒性猛烈的药物，应避免使用。如天山雪莲、大皂角。

3. 妊娠慎用药 包括通经去瘀、行气破滞以及辛热等药物，可根据孕妇患病的情况，酌情使用。但没有特殊必要时，应尽量避免，以防发生事故。如：人工牛黄、三七、大黄、川牛膝、制川乌、制草乌、小驳骨、飞扬草、王不留行、天花粉、天南星、制天南星、天然冰片、木鳖子、艾片（左旋龙脑）、白附子、牛黄、牛膝、片姜黄、玄明粉、芒硝、西红花、肉桂、华山参、冰片（合成龙脑）、红花、芦荟、苏木、牡丹皮、体外培育牛黄、皂矾（绿矾）、没药、附子、苦楝皮、郁李仁、虎杖、金铁锁、乳香、卷柏、草乌叶、枳壳、枳实、禹州漏芦、禹余粮、急性子、桂枝、桃仁、凌霄花、益母草、通草、黄蜀葵花、常山、硫黄、番泻叶、漏芦、蒲黄、赭石、薏苡仁、瞿麦、蟾酥。

孕妇禁忌的中药，概括起来大多为活血化瘀药、凉血解毒药、行气祛风药、苦寒清热药。中药调剂员在审核处方时，应注意处方前记中的性别、年龄、婚否等内容。若为育龄妇女处方且方中有 3 味以上妊娠禁忌药配伍使用，应询问顾客，病人是否孕妇，如果是孕妇用药应拒绝调配或请原处方医师签字说明后再行调剂，且处方留存 2 年。

（四）其他禁忌

1. 饮食禁忌 患者在服药或用药期间，对某些食物不宜同时进服，称为饮食禁忌，即"忌口"。患者在服药期间食忌的一般原则如下。

（1）忌食可能妨碍脾胃消化吸收功能，影响药物吸收的食物，如豆类、肉类、生冷、黏腻、腥臭及刺激性等食物。

（2）忌食对某种病证不利的食物。如寒性病服用温热药时要忌食生冷食物，热性病服用寒凉药时要忌食辛辣食物；服用镇静安神药物时，忌食辛、辣、酒、浓茶等刺激和兴奋中枢神经的食物。

（3）忌食与所服药物之间存在类似相恶或相反配伍关系的食物。如常山忌葱、茯苓忌醋、人参忌白萝卜、鳖甲忌苋菜、使君子忌茶等。

2. 证候禁忌 证候禁忌是指某类或某种中药不适用于某类或某种证候，在使用时应予以避忌。如体虚多汗者，忌用发汗药；阳虚里寒者，忌用寒凉药；阴虚内热者，慎用苦寒清热药；脾胃虚寒、大便溏稀者，忌用苦寒或泻下药；阴虚津亏者，忌用淡利渗湿药；火热内炽和阴虚火旺者，忌用温热药；妇女月经过多及崩漏者，忌用破血逐瘀之品；脱证神昏者，忌用香窜开窍药；邪实而正不虚者，忌用补虚药；表邪未解者，忌用固表止汗药；湿热泻痢者，忌用涩肠止泻药。

三、毒、麻中药的使用

（一）毒性中药的使用

毒性中药系指毒性剧烈、治疗剂量与中毒剂量相近，使用不当会致人中毒或死亡的中药。

为了加强对医疗用毒性药品的管理，保证用药安全，防止出现中毒和死亡的事故，国务院 1988 年 12 月 27 日颁布了《医疗用毒性药品管理办法》，规定了 27 种毒性中药品种（表 3-3）。药品经营企业和医疗机构在经营和使用毒性中药时必须遵守有关法规规定。

1. 毒性中药的收购、经营，由各级医药管理部门指定的药品经营单位负责；配方用药由国营药店、医疗单位负责。其他任何单位或者个人均不得从事毒性中药的收购、经营和配方业务。

2. 收购、经营、加工、使用毒性中药的单位必须建立健全保管、验收、领发、核对等制度，严防收假、发错，严禁与其他药品混杂，做到入库有验收有复核、出库有发药有复核，划定仓间或仓位，专柜加锁保管，有专人专账管理。毒性中药的包装容器上必须印有毒药标志。在运输毒性中药的过程中应当采取有效措施，防止发生事故。

3. 医疗单位供应和调配毒性药品，凭医师签名的正式处方。国营药店供应和调配毒性药品，凭盖有医生所在的医疗单位公章的正式处方。每次处方剂量不得超过 2 日剂量。

4. 调配处方时，必须认真负责，计量准确，按医嘱注明要求，并由配方人员及具有药师以上职称的药学技术人员复核签名（或盖章）后方可发出。对处方未注明"生用"的毒性中药，应当付炮制品。若发现处方有疑问时，须经原处方医师重新审定后再行调配。处方一次有效，取药后处方保存 2 年备查。

5. 科研和教学单位所需的毒性中药，必须持有本单位的介绍信，经单位所在县级以上卫生行政部门批准后，供应部门方能发售。群众自配民间单方、秘方、验方需用毒性中药，购买时持有本单位或街道办事处、乡（镇）人民政府的证明信，供应部门方能发售。每次购买量不可超过 2 日剂量。

依据现行版《中华人民共和国药典》一部，有毒中药饮片标有"大毒" 10 种、"有毒" 42 种、"有小毒" 31 种。

表 3-3　毒性中药品种

序号	名称	来源	性味归经	功效	用法用量	注意事项
1	砒石（红砒、白砒）	为天然的砷华矿石或由毒砂、雄黄加工而成的三氧化二砷	辛，热；有大毒。归肺、脾、胃、大肠经	蚀疮去腐、平喘化痰、截疟	内服：0.03～0.075g，入丸散用；外用：研末撒、调服或入膏药中贴之	有大毒，用时宜慎体虚者及孕妇忌服
2	砒霜	为砒石升华精制成的三氧化二砷	辛，热；有大毒。归肺、脾、胃、大肠经	蚀疮去腐、平喘化痰、截疟	0.009g，多入丸散用；外用适量	不能久服，口服、外用均可引起中毒
3	水银	为自然元素类液态矿物自然汞；主要从辰砂矿经加工提炼而成	辛，寒；有毒。归心、肝、肾经	杀虫，攻毒	外用适量	不可内服，孕妇禁用
4	雄黄	为硫化物类矿物雄黄族雄黄，主含二硫化二砷	辛、温；有毒。归肝、大肠经	解毒杀虫，燥湿祛痰，截疟	0.05～0.1g，入丸散用；外用适量，熏涂患处。	内服宜慎；不可久用；孕妇禁用
5	轻粉	为氯化亚汞	辛、寒；有毒。归大肠、小肠经	外用杀虫，攻毒，敛疮；内服祛痰消积，逐水通便	外用适量，研末掺敷患处。内服每次 0.1～0.2g，每日 1～2 次，多入丸剂或装胶囊服，服后漱口	本品有毒，不可过量；内服慎用；孕妇禁用
6	红粉（红升丹）	为红氧化汞；系水银、火硝、白矾各等份混合升华而成	辛、热；有大毒。归肺、脾经	拔毒，除脓，去腐，生肌	外用适量，研极细粉单用或与其他药味配成散剂，或制成药捻	只外用，不内服；亦不宜久用；孕妇禁用
7	白降丹	为人工炼制的氯化汞和氯化亚汞的混合结晶物	辛，热；有毒	消痈，溃脓，蚀腐，杀虫	外用适量	不可内服
8	生川乌	毛茛科植物乌头的干燥母根	辛、苦、热；有大毒。归心、肝、肾、脾经	祛风除湿，温经止痛	一般炮制后用；制川乌 1.5～3g，先煎、久煎	生品内服宜慎；孕妇禁用

续表

序号	名称	来源	性味归经	功效	用法用量	注意事项
9	生草乌	毛茛科植物北乌头的干燥块根	辛、苦、热；有大毒。归心、肝、肾、脾经	祛风除湿，温经止痛	一般炮制后用；制草乌 1.5～3g，先煎、久煎	生品内服宜慎；孕妇禁用
10	生白附子	天南星科植物独角莲的干燥块茎	辛、温；有毒。归胃、肝经	祛风痰，定惊搐，解毒散结，止痛	3～6g。一般炮制后用，外用生品适量捣烂，熬膏或研末以酒调敷患处	孕妇慎用；生品内服宜慎
11	生附子	毛茛科植物乌头的子根的加工品	辛、甘，大热；有毒。归心、肾、脾经	回阳救逆，补火助阳，散寒止痛	3～15g，先煎，久煎	孕妇慎用
12	生半夏	天南星科植物半夏的干燥块茎	辛、温；有毒。归脾、胃、肺经	燥湿化痰，降逆止呕，消痞散结	内服一般炮制后使用，3～9g。外用适量，磨汁涂或研末以酒调敷患处	生品内服宜慎
13	生天南星	天南星科植物天南星、异叶天南星或东北天南星的干燥块茎	苦、辛、温；有毒。归肺、肝、脾经	散结消肿；外用治痈肿，蛇虫咬伤	外用生品适量，研末以醋或酒调敷患处；制天南星 3～9g	孕妇慎用；生品内服宜慎
14	生狼毒	大戟科植物月腺大戟或狼毒大戟的干燥根	辛、平；有大毒。归肝、脾经	散结，杀虫	熬膏外敷	不宜与密陀僧同用
15	生甘遂	大戟科植物甘遂的干燥块根	苦、寒；有毒。归肺、肾、大肠经	泻水逐饮，消肿散结	0.5～1.5g，炮制后多入丸散用；外用生品适量	孕妇禁用；不宜与甘草同用
16	生藤黄	藤黄科植物藤黄的树脂	酸、涩、凉；有毒	攻毒，消肿，去腐敛疮，止血杀虫	0.03～0.06g；外用适量	内服慎用；体质虚弱者忌服
17	生马钱子	马钱科植物马钱的干燥成熟种子。马钱子粉为马钱子的炮制加工品	苦、温；有大毒。归肝、脾经	通络止痛，散结消肿	0.3～0.6g，炮制后入丸散用；马钱子粉 0.3～0.6g，入丸散用	孕妇禁用；不宜多服久服及生用；运动员慎用；有毒成分能经皮吸收，外用不宜大面积涂敷
18	生巴豆	大戟科植物巴豆的干燥成熟果实。巴豆霜为巴豆的炮制加工品	辛、热；有大毒。归胃、大肠经	外用蚀疮；巴豆霜峻下冷积，逐水退肿，豁痰利咽	外用适量，研末涂患处，或捣烂以纱布包擦患处；巴豆霜 0.1～0.3g，多入丸散用	孕妇禁用；不宜与牵牛子同用
19	生千金子	大戟科植物续随子的干燥成熟种子。千金子霜为千金子的炮制加工品	辛、温；有毒。归肝、肾、大肠经	泻下逐水，破血消癥；外用疗癣蚀疣	1～2g；去壳去油用，多入丸散服。外用适量，捣烂敷患处；千金子霜 0.5～1g，多入丸散服	孕妇禁用
20	生天仙子	茄科植物莨菪的干燥成熟种子	苦、辛、温；有大毒。归心、胃、肝经	解痉止痛，平喘，安神	0.06～0.6g；外用适量	心脏病、心动过速、青光眼患者及孕妇禁用
21	洋金花	茄科植物白花曼陀罗干燥花	辛、温；有毒。归肺、肝经	平喘止咳，解痉定痛	0.3～0.6g，宜入丸散；亦可作卷烟分次燃吸（每日不超过1.5g）。外用适量	孕妇、外感及痰热咳喘、青光眼、高血压及心动过速患者禁用

续表

序号	名称	来源	性味归经	功效	用法用量	注意事项
22	闹羊花	杜鹃花科植物羊踯躅的干燥花	辛、温；有大毒	散瘀消肿，祛湿，杀虫，止痒止痛	0.6~1.5g，浸酒或入丸散。外用适量，煎水洗	不宜多服、久服；体虚者及孕妇禁用
23	雪上一枝蒿	毛茛科植物短柄乌头、曲毛短柄乌头、展毛短柄乌头、宣威乌头等多种乌头属植物的块根	苦、辛、温；有大毒。归肝经	祛风除湿，活血止痛	内服：研末0.062~0.125g，或浸酒；外用：研末调敷	有剧毒，未经炮制，不宜内服；服药期间忌食生冷、豆类及牛羊肉。孕妇忌用
24	青娘虫	芫青科动物绿芫青的虫体	辛、温；有毒	祛瘀，攻毒，逐水	0.05~0.1g，外用适量	有剧毒，内服宜慎；体虚者及孕妇禁服
25	红娘虫	蝉科动物红娘子的干燥虫体	苦、辛、平；有毒。归心、肝、胆经	攻毒，通瘀，破积	0.05~0.1g，外用适量	有剧毒，内服宜慎；体虚者及孕妇禁服
26	蟾酥	蟾蜍科动物中华大蟾蜍或黑眶蟾蜍的干燥分泌物	辛、温；有毒。归心经	解毒，止痛，开窍醒神	0.015~0.03g，多入丸散用。外用适量	孕妇慎用
27	斑蝥	芫青科昆虫南方大斑蝥或黄黑小斑蝥的干燥体	辛、热；有毒。归肝、大肠经	破血逐瘀，散结消癥，攻毒蚀疮	0.03~0.06g，炮制后多入丸散用。外用适量，研末或浸酒醋，或制油膏涂敷患处，不宜大面积用	本品有大毒，内服慎用；孕妇禁用

知识链接

有毒中药饮片

现行版《中华人民共和国药典》一部将有毒中药饮片标有"大毒"（10种）、"有毒"（42种）、"有小毒"（31种）。

"大毒"的中药有：川乌、草乌、马钱子、马钱子粉、天仙子、巴豆、巴豆霜、红粉、斑蝥、闹羊花。

"有毒"的中药有：三颗针、干漆、土荆皮、山豆根、千金子、千金子霜、天南星、制天南星、木鳖子、甘遂、仙茅、白附子、白果、白屈菜、半夏、朱砂、华山参、全蝎、芫花、苍耳子、两头尖、附子、苦楝皮、金钱白花蛇、京大戟、制草乌、制川乌、牵牛子、轻粉、香加皮、洋金花、臭灵丹草、狼毒、常山、商陆、硫黄、雄黄、蓖麻子、蜈蚣、罂粟壳、蕲蛇、蟾酥。

"小毒"的中药有：丁公藤、九里香、土鳖虫（䗪虫）、大皂角、川楝子、小叶莲、飞扬草、水蛭、艾叶、北豆根、地枫皮、红大戟、两面针、吴茱萸、苦木、苦杏仁、金铁锁、草乌叶、南鹤虱、鹤虱、鸦胆子、重楼、急性子、蛇床子、绵马贯众、绵马贯众炭、紫萁贯众、蒺藜、榼藤子、翼首草、猪牙皂。

（二）麻醉中药的使用

麻醉中药系指对中枢神经有麻醉作用、连续使用易产生生理依赖性，能成瘾癖的药物。罂粟壳属于麻醉药品管制品种，也是部分中成药生产和医疗配方使用的原料。1998 年 10 月 30 日国家颁布了《罂粟壳管理暂行规定》，药品经营企业和医疗单位在经营和使用罂粟壳时应注意以下几点：

1. 罂粟壳的供应业务由各药品监督管理部门指定的中药经营企业承担，其他单位一律不准经营。

2. 罂粟壳的供应必须根据医疗、教学和科研的需要，有计划地进行。罂粟壳供乡镇卫生院以上医疗单位配方使用，县以上药品监督管理部门指定的经营单位必须凭盖有乡镇卫生院以上医疗单位公章的医师处方配方使用，不得单位零售。严禁在中药材市场上销售。

3. 每张处方罂粟壳不超过 3 日常用量（3～6g），即总共 18g，且不得单包，必须混入群药，防止变相套购。连续使用不得超过 7 天。

4. 要有专人负责、专柜加锁、专用账册、专用处方、专册登记。做到账物相符，处方保留 3 年备查。

5. 对持有《麻醉药品专用卡》的患者，可到指定的医疗机构开方配药。对于癌症晚期患者止痛所需，可酌情增加用量。

四、中药审方的操作规程

对领取的处方进行合法性、规范性、适宜性审核。经审核判定为合理的处方，在纸质处方上手写签名（或加盖专用印章）、在电子处方上进行电子签名，处方经签名后进入收费和调配环节。经审核判定为不合理的处方，应联系处方医师确认或重新开具处方，并再次进入处方审核流程。药师有权拒绝调剂审核不过关的处方进入下一环节。

（一）合法性审核

1. 处方开具人是否根据《执业医师法》取得医师资格，并执业注册。

2. 处方开具时，处方医师是否根据《处方管理办法》在执业地点取得处方权。

3. 麻醉药品、第一类精神药品、医疗用毒性药品、放射性药品等药品处方，是否由具有相应处方权的医师开具。

（二）规范性审核

1. 处方是否符合规定的标准和格式，处方医师签名或加盖的专用签章有无备案，电子处方是否有处方医师的电子签名。

2. 处方前记、正文和后记是否符合《处方管理办法》等有关规定，文字是否正确、清晰、完整。

3. 条目是否规范

（1）年龄应当为实足年龄，新生儿、婴幼儿应当写日、月龄，必要时要注明体重。

（2）中药饮片、中药注射剂要单独开具处方。

（3）开具中成药处方，每一种药品应当另起一行，每张处方不得超过 5 种药品。

（4）药品名称应当使用经药品监督管理部门批准并公布的药品通用名称、新活性化合物的专利药品名称和复方制剂药品名称，或使用由原卫生部公布的药品习惯名称；医院制剂应当使用药品监督管理部门正式批准的名称。

（5）药品剂量、规格、用法、用量准确清楚，符合《处方管理办法》规定，不得使用"遵医嘱""自用"等含糊不清字句。

（6）普通药品处方量及处方效期符合《处方管理办法》的规定，麻醉药品、精神药品、医疗用毒性药品、放射药品、易制毒化学品等的使用符合相关管理规定。

（7）中药饮片、中成药的处方书写应当符合《中药处方格式及书写规范》。

（三）适宜性审核

1. 中成药处方，应当审核以下项目。

（1）处方用药与诊断是否相符。

（2）规定必须做皮试的药品，是否注明过敏试验及结果的判定。

（3）处方剂量、用法是否正确，单次处方总量是否符合规定。

（4）选用剂型与给药途径是否适宜。

（5）是否有重复给药和相互作用情况，包括西药、中成药、中成药与西药、中成药与中药饮片之间是否存在重复给药和有临床意义的相互作用；或是否有潜在的相互作用。

（6）是否存在配伍禁忌。

（7）是否有用药禁忌：儿童、老年人、孕妇及哺乳期妇女、脏器功能不全患者用药是否有禁忌使用的药物，患者用药是否有食物及药物过敏史禁忌证、诊断禁忌证、疾病史禁忌证与性别禁忌证。

（8）溶媒的选择、用法用量是否适宜，静脉输注的药品给药速度是否适宜。

（9）是否存在其他用药不适宜情况。

2. 中药饮片处方，应当审核以下项目：

（1）中药饮片处方用药与中医诊断（病名和证型）是否相符。

（2）饮片的名称、炮制品选用是否正确，煎法、用法、脚注等是否完整、准确。

（3）毒麻贵细饮片是否按规定开方。

（4）特殊人群如儿童、老年人、孕妇及哺乳期妇女、脏器功能不全患者用药是否有禁忌使用的药物。

（5）是否存在其他用药不适宜情况。

实训二 中药饮片处方审查实训

一、实训内容及要求

审核下列处方，指出处方中的不恰当之处并说明。

处方编号：001

普通处方

××医院门诊处方笺

科别：中医科	门诊号：001	日期：2023 年 3 月 16 日
姓名：×××	性别：女	年龄：46 岁
临床诊断：中虚气滞		

Rp：

炙黄芪 6g	当归 6g	潞党参 6g
蒲公英 15g	姜竹茹 10g	炒白术 6g
醋京大戟 5g	柴胡 4g	炙甘草 5g
法半夏 15g	制白附子^{先煎} 6g	炒麦芽 15g
川连 3g	桂枝 10g	荷叶 6g
炒莱菔子 12g	连翘 15g	

一日一剂，水煎服

医师：		药价：55.00
审核：	调配：	核对：	发药：

处方编号：002

×× 医院门诊处方笺

科别：中医科	门诊号：002	日期：
姓名：×××	性别：男	年龄：49 岁
临床诊断：热毒壅盛		

Rp：

生石膏 30g	生地 15g	浙贝母 6g
黄连 9g	栀子 10g	桔梗 10g
黄芩 10g	知母 9g	赤芍 10g
天花粉 10g	玄参 10g	川乌 6g
甘草 6g	丹皮 10g	竹叶 6g

一日一剂，水煎服

医师：××		药价：55.00
审核：	调配：	核对：	发药：

处方编号：003

普通处方

××医院门诊处方笺

科别：内科	门诊号：003	日期：2023 年 3 月 16 日
姓名：××	性别：女	年龄：30 岁

临床诊断：

Rp:

党参 9g　　　　　茯苓 9g　　　　　枳实 6g

白芍 10g　　　　二乌 24g　　　　川军 3g

陈皮 6g　　　　　瓜蒌 6g　　　　　沙参 6g

甘草 6g

配三剂

一日一剂，水煎服

医师：×××		药价：55.00
审核：	调配：	核对：	发药：

二、实训效果评价

审方实训效果评价见表 3−4。

表 3−4　审方实训效果评价表

考核内容	技能要求	分值	得分
处方	指出处方前记中缺项或错误	10	
	将中药别名改为正名	20	
	识别并开药名，正确标注药名及剂量	20	
	识别毒性中药或麻醉中药超剂量，指出正确用量范围和用法	20	
	指出处方中配伍禁忌	20	
	指出处方后记中缺项	10	
总　分		100	

目标检测

答案解析

一、单项选择题

1. 古医籍中记载的方剂称（　　）

　　A. 时方　　　　B. 古方　　　　C. 验方　　　　D. 经方

2. 中药饮片处方正文一般不包括的内容有（　　）

　　A. 药名　　　　B. 规格　　　　C. 剂量　　　　D. 剂数

3. 三仙的调配应付是（　　）

　　A. 焦麦芽、焦神曲、焦山楂　　　　B. 炒麦芽、炒神曲、炒山楂

　　C. 生麦芽、生神曲、生山楂　　　　D. 焦麦芽、炒神曲、生山楂

4. 下列为药物正名的是（　　）

　　A. 甘草　　　　B. 国老　　　　C. 粉甘草　　　　D. 生甘草

5. 调配处方时需临时捣碎的药物是（　　）

　　A. 生龙骨　　　　B. 煅赭石　　　　C. 砂仁　　　　D. 龟板

6. 龙牡20g 的调配应付是（　　）

　　A. 生龙骨20g，生牡蛎20g　　　　B. 煅龙骨20g，煅牡蛎20g

　　C. 生龙骨10g，生牡蛎10g　　　　D. 煅龙骨10g，煅牡蛎10g

7. 下列配伍关系中属"十八反"是（　　）

　　A. 大蓟与甘草　　B. 人参与莱菔子　　C. 芫花与甘草　　D. 人参与五灵脂

8. 下列是"十九畏"内容的是（　　）

　　A. 人参与藜芦　　B. 人参与莱菔子　　C. 人参与五灵脂　　D. 人参与菟丝子

9. 丁香不宜与（　　）同用

　　A. 肉桂　　　　B. 狼毒　　　　C. 硫黄　　　　D. 郁金

10. 坤草子指的是（　　）

　　A. 茺蔚子　　　　B. 木鳖子　　　　C. 清葙子　　　　D. 蔓荆子

二、多项选择题

1. 下列关于"二蒺藜"并开应付说法正确的是（　　）

　　A. 刺蒺藜、沙苑子　　　　B. 刺蒺藜、白蒺藜

　　C. 白蒺藜、潼蒺藜　　　　D. 白蒺藜、沙苑子

2. 中医处方正文内容包括（　　）

　　A. 中药饮片名称　B. 脚注　　　　C. 处方用法　　　　D. 剂数

3. 下列中药不宜与草乌配伍的是（　　）

　　A. 半夏　　　　B. 天花粉　　　　C. 川贝母　　　　D. 白及

4. 以下不属于"十八反"的是（　　）

　　A. 藜芦与人参　　B. 藜芦与拳参　　C. 藜芦与西洋参　　D. 藜芦与红参

5. 下列属于"十九畏"配伍的是（　　）

　　A. 玄明粉与三七　B. 玄明粉与三棱　　C. 芒硝与三棱　　D. 芒硝与硫黄

6. 焦三仙指的是（　　）

　　A. 焦山楂　　　　B. 焦神曲　　　　C. 焦麦芽　　　　D. 焦谷芽

7. 下列药物属于妊娠禁忌的是（　　）

    A. 三棱　　　　　B. 莪术　　　　　C. 红大戟　　　　　D. 京大戟

8. 砂蔻仁指的是（　　）

    A. 砂仁　　　　　B. 豆蔻　　　　　C. 肉豆蔻　　　　　D. 草豆蔻

9. 下列属于"十八反"配伍的是（　　）

    A. 附片与天花粉　　　　　　　　B. 附片与瓜蒌

    C. 附片与平贝母　　　　　　　　D. 附片与土贝母

三、判断题

1. 川乌不宜与知母同用。（　　）

2. 藜芦不宜与珠儿参同用。（　　）

3. 醒头草指的是佩兰。（　　）

4. 海螵蛸是桑螵蛸的正名。（　　）

5. 玉蝴蝶是木蝴蝶的别名。（　　）

6. 番红花是西红花的通用名。（　　）

7. 仙灵脾指的是淫羊藿。（　　）

8. 枸杞是中药饮片正名。（　　）

9. 苍耳子是"有毒"中药饮片。（　　）

10. 罂粟壳属于特殊管理中药，需要单包。（　　）

书网融合……

重点小结

PPT

项目四 计 价

>> 学习目标 //

知识目标：能掌握中药饮片处方计价方法、计价的常规要求；熟悉计算机计价的步骤；了解贵细药、不同规格药品、自费药品的计价问题。

能力目标：能按零售药店计价常规要求，准确、快速计算中药饮片处方的价格。

素质目标：树立严谨细致的工作态度和精益求精的工匠精神。

>> 情境导入 //

情境描述：某药店的计价处接到一张六味地黄汤处方，处方正文为熟地黄 24g、山茱萸 12g、山药 12g、牡丹皮 9g、泽泻 9g、茯苓 9g，五剂，顾客要求回家自行煎煮。

思考：1. 已知每味中药饮片的单价，如何计算处方的价格？

2. 假如牡丹皮有不同规格不同单价，计价时如何处理？

3. 在计价过程中，最重要的职业素养是什么？

计价又称"划价"，是执行国家物价政策的体现，同时也是调剂部门收费的依据。

一、计价方法

（一）汤剂计价方法

$$每味药价格 \implies 每剂药价格 \implies 处方总价$$

1. 计算每味药的价格　按照中药饮片处方所列药味顺序，将每味药剂量和单价相乘，得出每味药价。

$$单味药价 = 单味药剂量 \times 单价$$

2. 计算每剂药的价格　将处方中每味药的价格相加，得出每剂药价。

$$每剂药价 = \sum 单味药价（\sum 为求和符号，指每味药价格相加求和）$$

3. 计算处方总价　将每剂药价与剂数相乘，得出处方总价

$$处方总价 = 每剂药价 \times 剂数$$

（二）散剂计价方法

散剂计价方法是在汤剂价的基数上增收加工费。

1. 算出汤剂价格

2. 单位重量加工费 × 全方总重量 = 总加工费

3. 汤剂价 + 总加工费 = 散剂价

二、计价常规要求

（1）按照物价管理规定的价格计价，不得任意估价和改价，做到计价准确无误。

（2）每味药价的尾数不得进位或舍去，每剂药价的尾数按四舍五入的规定计算到"分"，误差小于 0.05 元/剂。

（3）计价中要注意剂数、新调价、自费药品等项。处方中药味若有不同规格或细料贵重药品，应在药名的顶部注明单价，俗称"顶码"，以免调配时错付规格。处方中若有自费药品，应通知患者，并在收据中注明自费字样。《国家基本医疗保险、工伤保险和生育保险药品目录（2023年）》内中药饮片品种为892种，不得纳入基金支付范围的中药饮片包括阿胶、白糖参、朝鲜红参、穿山甲（醋山甲、炮山甲）、玳瑁、冬虫夏草、蜂蜜、狗宝、龟鹿二仙胶、哈蟆油、海龙、海马、猴枣、蜂胶、羚羊角尖粉（羚羊角镑片、羚羊角粉）、鹿茸（鹿茸粉、鹿茸片）、马宝、玛瑙、牛黄、珊瑚、麝香、天山雪莲、鲜石斛（铁皮石斛）、西红花（番红花）、西洋参、血竭、燕窝、野山参、移山参、珍珠、紫河车。各种动物脏器（鸡内金除外）和胎、鞭、尾、筋、骨。

（4）注意处方中的并开药价格，其单味药剂量按总量的平均值计算，再乘以其单价。

（5）原方复配时，因药价或饮片等级可能有变动，应重新核算价格，不得随原价。

（6）开票收款时必须写明姓名、剂数、单价、总价，金额大小写要相符，收找款唱收唱付。

（7）签字使用蓝色或黑色钢笔、签字笔或圆珠笔，不可使用红色笔或铅笔。

知识链接

中药计量单位的换算

从1979年1月起，全国启用公制作为用药计量单位，即用"克（g）""毫克（mg）""升（L）""毫升（ml）"。其中规定"中药计量单位的换算，按十两为一斤的市制的一钱等于5克，十六两一斤的市制的一钱等于3克，尾数不计。"详见下列中药计量单位换算表。

十六进位制	公制	十进位制	公制
1斤＝16两	500g	1斤＝10两	500g
1两＝10钱	31.25g	1两＝10钱	50g
1钱＝10分	3.125g	1钱＝10分	5g
1分＝10厘	0.3125g	1分＝10厘	0.5g

三、计算机计价程序

通常各医疗机构和药品经营企业已将中药饮片名称、规格、产地、单价、数量及运算程序录入电脑，计价员需掌握中药名称、医保名录的分类等知识，并有熟练的电脑操作技能，就能准确快速地完成计价工作（图4-1）。

（一）录入药名

计价员打开处方计价系统，将处方中药名正确输入计算机相应位置。若同一药品名称有不同规格时，需与顾客及调剂员沟通，以便确定要给付的中药饮片价格。

（二）录入剂量

计价员将处方中每味中药所对应的剂量正确输入计算机相应位置。中药饮片的剂量以克（g）为单位，个别饮片以"条""只"为单位，计价时需注意中药饮片的剂量单位。目前中药饮片计价有"元/10g"或"元/g"两种单价形式，需注意其计价单位，以防出错。

（三）录入剂数

计价员将处方剂数正确输入计算机相应位置，按照已设置好的运算程序，计算机将自动计算出总金额（图4-2）。

通常医疗机构和药品经营企业的计价部门完成计价工作后，会出具统一的缴费收据交予顾客，以供顾客留存与取药使用。该收据内容主要包括发票号、患者姓名、日期、药味明细、药费总金额、计价员编号等。

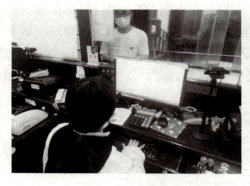
图 4-1 计价

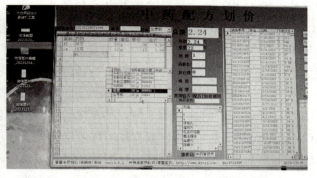
图 4-2 计算机计价操作页面

实训三　中药饮片计价实训

一、实训内容及要求

参照中药饮片价格参考表，用计算器准确计算下列处方的价格。

中药饮片零售价格参考表

序号	饮片名称	价格（元/克）	序号	饮片名称	价格（元/克）	序号	饮片名称	价格（元/克）
1	茯苓	0.08	14	酸枣仁	1.8	27	党参	0.35
2	白术	0.18	15	山茱萸	0.16	28	山药	0.08
3	白芍	0.12	16	知母	0.12	29	甘草	0.1
4	石膏	0.03	17	苦杏仁	0.12	30	天花粉	0.2
5	金银花	0.4	18	天冬	0.12	31	麦冬	0.35
6	射干	0.4	19	栀子	0.09	32	知母	0.12
7	桔梗	0.14	20	黄连	0.6	33	黄芩	0.1
8	黄柏	0.16	21	连翘	0.45	34	玄参	0.08
9	柴胡	0.3	22	升麻	0.2	35	黄芪	0.12
10	枳壳	0.08	23	川芎	0.12	36	红花	0.4
11	当归	0.35	24	生地	0.1	37	乳香	0.1
12	没药	0.25	25	丹参	0.09	38	赤芍	0.1
13	陈皮	0.06	26	枳实	0.1	39	三棱	0.08

处方计价

序号	处方	剂数	单价	总价
处方一	茯苓12g　酸枣仁9g　党参9g　白术9g　山茱萸9g　山药9g　白芍7g　知母7g　甘草5g	5		
处方二	石膏30g　苦杏仁9g　天花粉9g　金银花9g　二冬20g　射干10g　栀子7g　知母9g　桔梗9g	6		

续表

序号	处方	剂数	单价	总价
处方三	黄连 9g　黄芩 9g　黄柏 9g　金银花 7g　栀子 7g　连翘 7g　白术 7g　玄参 6g 甘草 6g	7		
处方四	柴胡 12g　升麻 9g　党参 9g　黄芪 7g　枳壳 7g　川芎 9g　甘草 9g	3		
处方五	红花 12g　当归 10g　生地 9g　乳没（各）20g　丹参 9g　赤芍 9g　陈皮 9g 枳实 6g　三棱 3g	5		

二、实训效果评价

项目	技能要求	分值	得分
每剂药价	四舍五入到分，误差少于 0.05 元/剂	50 分	
处方药价	计价准确无误	50 分	
总分		100 分	

目标检测

答案解析

一、单项选择题

1. 每剂药价四舍五入后误差应小于（　）

　　A. 0.01 元　　　　　　B. 0.05 元　　　　　C. 0.1 元　　　　　D. 0.5 元

2. 汤剂计价应先计算（　）

　　A. 每味药价格　　　B. 每剂药价格　　　C. 处方价格　　　D. 剂数

二、多项选择题

计算机计价程序包括（　）

　　A. 录入药名　　　　B. 录入规格　　　　C. 录入剂量　　　　D. 录入剂数

三、判断题

1. "顶码"是指药物的特殊用法。（　）

2. 汤剂计价顺序是每味药价格、每剂药价格、处方总价。（　）

3. 原方复配时，应随原价核算价格。（　）

4. 计价签字不得使用红色笔或铅笔。（　）

书网融合……

重点小结

项目五 调 配

学习目标

知识目标： 能掌握中药饮片处方的脚注内容和处理方法；熟悉中药饮片调配操作规程；了解常见的中药饮片捣碎品种。

能力目标： 能按中药饮片调配操作规程调配中药饮片处方，并能解决配方过程中出现的常见问题。

素质目标： 树立质量为本的工作态度和敬业专注的工匠精神。

情境导入

情境描述： 某药店的中药饮片柜台接到一张中药饮片处方，处方正文为桑叶9g、菊花6g、苦杏仁6g、连翘5g、薄荷3g、桔梗6g、甘草3g。三剂，顾客已在计价后交费，现在交由中药调剂工作人员进行调配。

思考： 1. 处方调配的流程是什么？

2. 查阅《中华人民共和国药典》（现行版），苦杏仁和薄荷的用法与其他药是否有不同？调配时应如何处理？

3. 在调配过程中有哪些关键的质量控制点？这些质量控制点要求具备什么样的职业素养？

调配又称"配方""抓药"，是将中药饮片处方中的药味按处方要求（如药味、剂量、炮制、煎法等）称准配齐的过程。调配是中药饮片调剂工作中的主要环节，调配质量的好坏直接关系到患者用药的安全与疗效。因此，配方工作人员要有高度的职业道德和责任感，按照《处方管理办法》和中药饮片调剂规程的有关规定进行审方和调配。对存在"十八反""十九畏"及妊娠禁忌、超过常用剂量等可能引起用药安全的问题，应当请处方医师确认（"双签字"）或重新开具处方；同时注意毒麻中药的用法用量、药品的别名、并开药名以及处方脚注和有无临时炮制加工的药品等，经审核无误后方可调配。

一、调配前准备工作

（一）清洁双手
双手的手心、手背及指甲缝清洗干净，手部不能用化妆品，不能留长指甲，不能涂指甲油。

（二）摆包装纸或盛药盘
根据处方标示的剂数取相应的包装纸或盛药盘，在调剂台上整齐摆开，避免叠压。两个或两个以上的处方同时调配时，包装纸之间须保持一定距离。

（三）摆方
将处方放在包装纸的左边，用鉴方压住，以方便看方核对。

（四）清洁戥秤
在称量前，使用软布或专用刷洁净戥秤。

（五）校戥

使用经检验合格的戥秤。根据处方药物剂量选用适当的戥秤，一般选用克戥。称取贵重中药、毒性中药及克以下的要使用分厘戥或天平，以保证剂量的准确。另外，每次调配前必须检查戥秤的平衡度是否准确，即校戥。校戥无误后方可开始调配。

二、调配操作

（一）操作要求

1. 按处方药名顺序依次抓配调配　按照处方药名逐味逐行抓配。如两人同抓一方，则一人从前往后，另一人从后往前，依次抓配。一张处方最多可由两人同时进行调配。

2. 看一味，抓一味　看处方一定要走到处方前，看清楚药名、剂量、脚注，既不要一下看两三味药然后凭记忆操作，也不要远远地瞟一眼就抓，以免出现差错。

3. 砣绳定位，再抓药　先将砣绳移至需要称量的戥星上，用拇指压住，然后找药斗，右手拉斗，抓药。戥盘靠近药斗，手心向上将药取出，至戥盘上方翻手放药。对于海金沙、蒲黄等细小粉末类药物，调配时可用小勺盛取。只可用手由药斗内向戥盘抓药，不允许直接用戥盘向药斗内撮药。

4. 提戥齐眉，随手推斗　抓药后，右手提毫使戥盘悬空，左手稍离开戥杆，提戥齐眉。戥杆呈水平状态表示称量准确。称完一味药后要顺手将药斗推回，既避免将药味污染，又保持药斗整体美观，也不影响自己和别人操作。

5. 等量递减，逐剂复戥　调配一方多剂时，可一次称出多剂单味药的总量（即称取克数＝单味药剂量×剂数）再按剂数分开，称为"分剂量"。分剂量时要每倒一次药，称量一次，即"等量递减，逐剂复戥"。不可凭主观臆测以手代戥，随意估量分剂或抓配。每一剂的重量误差应控制在±5%以内。调剂员应练就"一抓准"的本领，以提高配方速度。

6. 脚注药物，及时处理　处方中有需要特殊处理的药品，如先煎、后下、包煎、冲服、烊化、另煎等应单包并注明用法；有鲜药时，应分剂量单包并注明用法。不要把脚注药放在最后处理，以免遗忘。

7. 倒药时按方序逐味摆放　为便于核对，向包装纸或盛药盘倒药时应按药物在处方上所列的顺序排列。每味药倒得要集中一些，两味药尽量不要相互压盖，更不可混放一堆，要间隔平放。对体积松泡而量大的饮片如灯心草、夏枯草、淫羊藿、竹茹等应先称，以免覆盖前药，对黏度大、带色的饮片如熟地黄、龙眼肉、瓜蒌等应后称，放于其他饮片之上，以免沾染包装用纸或盛药盘（图5-1）。

8. 部分中药要捣碎　处方中有质地坚硬的矿物药、动物贝壳类或果实种子类中药，应称取后置专用冲筒内捣碎后再分剂量，以利于煎出有效成分。冲筒应洁净，无残留

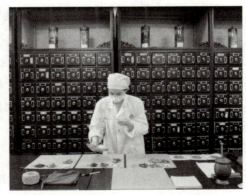

图5-1　按方序逐味摆药

物，捣碎有特殊气味或有毒饮片后，应及时将冲筒洗净，以免串味串性，影响疗效或发生事故。临时捣碎以适度为宜。

9. 自查与签名盖章　调配完一方后，先将戥秤放好，自行逐味检查一遍，确认无误后在处方上签名，再交予复核药师进行复核。

（二）操作注意事项

1. 严格按医师处方要求进行调配，不准生炙不分，以生代炙。处方中有需要临时炮制加工的药品，可称取生品后由专人按照炮制方法进行炮制，炮制品要符合质量要求。

2. 调配时若发现有伪劣药品、不合格药品、发霉变质药品等，应及时更换，再行调配。

3. 调配含有毒性中药饮片的处方，每次处方剂量不得超过 2 日剂量，对处方未注明"生用"的，应给付炮制品。处方保存 2 年备查。

4. 罂粟壳不得单方发药，必须凭有麻醉药处方权的执业医师签名的淡红色处方方可调配，每张处方不得超过 3 日用量，连续使用不得超过 7 天，成人的常用量为每日 3~6g。处方保存 3 年备查。

5. 调配过程中，不小心洒落地上的药物，不得捡起放回药斗，更不允许捡起放入戥秤。

三、脚注处理

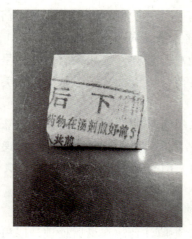

图 5-2 脚注小包

根据治疗需要和饮片的性质，医师在开汤剂处方时，会对某味药物的煎煮方法和用法提出简明要求，一般用小字写在药名的右下角，称为脚注，其作用是指示调剂人员对饮片采取不同的处理方法。脚注的内容一般包括炮制法、煎煮法、服法等。常见的脚注术语有先煎、后下、包煎、另煎、冲服、烊化、打碎、煎汤代水等。《中国药典》对需特殊处理的品种都有明确的规定。

调剂人员必须按医师注明的要求进行调配，将有脚注的饮片按要求处理后单包成小包（图 5-2），在包外面写上药名及脚注要求，并向顾客交代具体的煎服方法，再放入大药包中；有鲜药时，应分剂量单独包成小包并注明药名用法后再另包成大包，不与群药同包，以防干湿相混，发霉变质。处方中若有需特殊处理的，但医生未做脚注注明，调配时仍应按相关规定操作。

（一）先煎

1. 质地坚硬，不易煎透的矿物类、化石类、贝壳类及动物的角、骨、甲类饮片。如生蛤壳、生龙骨、生紫石英、生寒水石、生磁石、生牡蛎、生赭石、赤石脂、钟乳石、禹余粮、自然铜、生龙骨、石燕、生石决明、生珍珠母、生瓦楞子、水牛角丝、鳖甲、龟甲、鹿角霜等。调配时多需要捣碎，煎煮时先煎 40~60 分钟后再加入群药。

2. 某些含有毒成分的中药饮片，如制川乌、制草乌、附子等，要先煎 1~2 小时，方可达到降低毒性或消除毒性的目的。

（二）后下

在群药第一煎煎好前 5~10 分钟加入即可，以免有效成分散失或破坏。

1. 气味芳香的饮片，如薄荷、砂仁、豆蔻、沉香、降香、鱼腥草等。

2. 久煎后有效成分易破坏的饮片，如钩藤、苦杏仁、徐长卿、生大黄（用于泻下）、番泻叶、青蒿等。

（三）包煎

将需包煎的饮片装入白色纱布内，扎紧口袋与群药共煎。

1. 含黏液质较多的饮片，包煎以免煎煮中黏糊锅底。如车前子、葶苈子等。

2. 表面有绒毛的饮片，包煎以免脱落的绒毛混入煎液中刺激喉咙，引起咳嗽。如旋覆花、辛夷等。

3. 粉末状的饮片，煎煮时宜包煎，避免漂浮分散在汤液中，影响有效成分的煎出及服药不便。如蛤粉、蒲黄、海金沙、六一散、滑石粉等。

（四）烊化（溶化）

一些胶类、蜜膏类中药，可使煎液黏稠而影响有效成分的煎出或结底糊化，不宜与群药同煎，可采用烊化（溶化）的方法。即取其他群药煎液，将需烊化（溶化）的药物放入其中，微火煎煮，同时不断搅拌，待药溶解即可。也可将此类药置于其他容器内，加适量水或黄酒，隔水炖至溶化后，再与其他群药煎液混匀分服。烊化的药物主要指胶类、蜜膏类中药，如阿胶、鳖甲胶、鹿角胶、饴糖、蜂蜜等。溶化的药物主要指芒硝、玄明粉等。

（五）另煎

一些贵重药，为使其有效成分充分煎出，并减少有效成分被其他药渣吸附而引起损失，可在切成薄片后，在另一容器中单独煎煮取汁，兑入煎好的汤剂中服用。另煎的贵重中药，主要有人参、红参、西洋参、羚羊角丝等。

（六）兑服

不需煎煮，将液态药汁兑入群药煎液中同服。兑服主要指液体中药，如黄酒、竹沥液、鲜藕汁、姜汁、梨汁等。

（七）冲服

将药物制成粉末用温开水或其他药液冲服。其目的是保证药效，减少饮片损耗。冲服的药物有：①某些贵重药物和有效成分易挥发逸散的药物，如沉香、麝香、牛黄、三七、羚羊角、金钱白花蛇、紫河车等；②所含有效成分不溶于水的矿物药，如朱砂、琥珀等；③煎煮时能降低甚至丧失治疗作用的药物，如雷丸等。

（八）煎汤代水

对于质地松泡、用量较大，或泥土类不易滤净药渣的药物，可先煎20分钟左右，去渣取汁，再与其他药物同煎。如灶心土等。

（九）捣碎

药名下注明"捣""打"或"研粉"的药，应当用冲筒捣碎、用打粉机粉碎或用研钵研粉。调剂时需临时捣碎的中药多为含油脂或挥发油成分较多的果实种子类，药业有"逢子必捣"之说，也有少量坚硬的根及根茎类、矿物类、动物贝壳类中药，即"完物必破"。

根据药物自身的性质，将需要捣碎的中药分为以下两类。

1. 需预先加工碾串（碎）备用的有瓦楞子、石决明、生石膏、石燕、龙骨、鹅卵石、海浮石、花蕊石、芦荟、牡蛎、皂矾、青礞石、珍珠母、栀子、钟乳石、香附、海螵蛸、寒水石、硫黄、紫贝齿、紫石英、蛤壳、磁石、赭石等。

2. 调配处方需临时捣碎的有丁香、人参、儿茶、刀豆、大皂角、大枣（劈开或去核）、山慈菇、生川乌、川楝子、木鳖子、五味子、牛蒡子、炒牛蒡子、平贝母、白矾、白果、炒白果仁、白扁豆、炒白扁豆、瓜蒌子、半夏、母丁香、亚麻子、西洋参、麸煨肉豆蔻、肉桂、竹节参、延胡索（或切厚片）、华山参、自然铜、决明子、炒决明子、红豆蔻、红参、芥子、炒芥子、豆蔻、醋龟甲、诃子、青果、苦杏仁、郁李仁、使君子、荜茇、草豆蔻、草果仁、姜草果仁、盐胡芦巴、荔枝核、南五味子、醋南五味子、砂仁、牵牛子、炒牵牛子、炮山甲、醋山甲、珠子参、莱菔子、炒莱菔子、桃仁、益智仁、盐益智仁、浙贝母（或切厚片）、娑罗子、海马（或研粉）、海龙（或切段）、预知子、黄连、甜瓜子、鹿角霜、黑芝麻、蓖麻子、炒蔓荆子、榧子、酸枣仁、炒酸枣仁、蕤仁、橘核、盐橘核、醋鳖甲等。以上药物既不能调配时给整药，也不能提前捣碎放置时间过长，一般均应在调配时用冲筒临时捣碎后使用，一方面有利于药物有效成分煎出，另一方面也可防止过早捣碎药物有效成分散失或出现走油等变质现象。调配这些药物时，即使处方没有要求，按常规也需要捣碎或研细粉。

知识链接

何为"逢子必捣"

梁代《本草经集注》记载"凡汤中用完物皆擘破""细核物亦捣碎"，如五味子、山茱萸、决明子、栀子、瓜蒌等。"逢子必捣"是某些药物由于形体特殊或细小，不便切制，均须碾或捣碎，以便调配和制剂，使其充分发挥疗效的说法。"逢子必捣"中所谓之"子"，其主体泛指带"子"字的种子类及部分果实类药材。

种子类中药，其种皮多坚硬，且有效成分都含在种仁里面，坚硬的种皮保护着种仁，如果不捣烂破碎，里面的有效成分则难以煎出，难以达到医疗效用，同时也浪费了药材资源，延误了患者的病情。故逢子必捣主要是为了易于煎出有效成分，增强疗效。一般药物临方时才会捣碎，原因除了有上述易于煎出有效成分的目的外，还有在调剂前，药物含外壳的情况下，可有效保护这些药品，降低虫蛀霉变的风险，减少泛油变色可能，避免挥发性及有效成分的散失等，保证药物发挥其最好的作用。

实训四　中药饮片调配实训

一、实训内容及要求

调配下列处方，做到操作规范，动作熟练，10分钟完成一方两剂（每方10味药）的调配任务。

序号	处方	调剂备记
处方1	赤白芍24g　桑枝9g　川芎10g　当归10g　车前子9g　牛蒡子10g　郁金7g　浙贝母9g　乌梅6g	
处方2	石膏30g　豆蔻6g　破故纸9g　白茅根9g　女贞子10g　龙牡30g　甘草6g　白术6g　栀子7g	
处方3	牛蒡子12g　金银花18g　连翘12g　桔梗12g　玄参12g　射干10g　二冬20g　蝉蜕9g　生地7g	
处方4	炙麻黄10g　白芥子9g　干姜9g　苏子12g　法半夏12g　苦杏仁10g　陈皮15g　补骨脂15g　紫苏9g　五味子9g	
处方5	鱼腥草30g　二地丁30g　黄芩12g　桑白皮15g　白术15g　炙麻黄10g　薄荷8g　细辛3g　甘草6g	

二、实训效果评价

处方调配实训评价表（100分）

考核内容	技能要求		分值	得分
准备	审方		2	
	调剂台面整洁，无杂物		4	
	处方置左边，用鉴方压住；摆放好盛药盘或包装纸		4	
	清洁调剂工具		2	
	校戥		3	
称取饮片	戥秤使用方法	左手虎口、食指、中指持戥杆，无名指、小指拢住戥绳	5	
		右手拉斗、抓药，将药放入戥盘内，不撒药	5	
		右手拇指和食指提戥纽，左手稍离开戥杆，举至齐眉，戥杆应达到水平	5	
		左手持戥，右手推斗、托住戥盘倒药	5	
	按处方药味所列顺序称取		5	
	一方多剂的处方按"等量递减、逐剂复戥"原则分剂量		5	
药味摆放	按处方药味所列顺序逐味摆放，不相互压盖，不可混放（体积松泡的饮片可先称，黏度大的饮片应后称）		5	
处方应付及脚注处理	准确将别名改写成正名正字，并开药规范调配		6	
	无以生代炙、生炙不分现象，无伪劣饮片		3	
	需捣碎的饮片，称取后放入冲筒内捣碎后再称量分剂量		6	
	需临时炮制加工的饮片，称取生品后交专人依法炮制		2	
	需特殊处理的饮片，分剂量后单包并注明药名、用法再放入群药包内		6	
	有鲜药时，分剂量后单包并注明药名、用法，不与群药同包		2	
核对	按处方要求自查，确认无误		3	
	在处方相应位置签名，交复核人员复核		2	
剂量误差	每一剂的重量误差应控制在±5%以内，单包（包括剧毒药）不能超过±1%		10	
时间	10分钟内完成一方两剂的调配任务		10	
总分			100	

•••• **目标检测** _____

答案解析

一、单项选择题

1. 调配一方多剂时，每一剂的重量误差应控制在（ ）以内
   A. ±1% B. ±3% C. ±5% D. ±7%

2. 下列药物应先煎的是（ ）
   A. 西洋参 B. 薄荷 C. 朱砂 D. 石膏

3. 下列药物应包煎的是（　　）

   A. 川贝母　　　　　B. 天花粉　　　　　C. 葶苈子　　　　　D. 番泻叶

4. 下列药物应后下的是（　　）

   A. 藿香　　　　　　B. 青蒿　　　　　　C. 荆芥　　　　　　D. 菊花

5. 下列药物应临时捣碎的是（　　）

   A. 苦杏仁　　　　　B. 生石膏　　　　　C. 香附　　　　　　D. 芦荟

二、多项选择题

1. 关于中药饮片调配，下列说法正确的有（　　）

   A. 按处方药名顺序依次抓配

   B. 等量递减，逐剂复戥

   C. 对体积松泡而量大的饮片可先称

   D. 调配完成后不需自查，交给复核人员即可

2. 下列药物应先煎的是（　　）

   A. 石决明　　　　　B. 附子　　　　　　C. 制川乌　　　　　D. 赤石脂

3. 下列药物应后下的是（　　）

   A. 钩藤　　　　　　B. 辛夷　　　　　　C. 砂仁　　　　　　D. 苦杏仁

4. 下列药物需临时捣碎的品种有（　　）

   A. 栀子　　　　　　B. 决明子　　　　　C. 牛蒡子　　　　　D. 牵牛子

三、判断题

1. 调剂员应练就"一抓准"的本领，分剂量时无需再称量。（　　）

2. 对黏度大的饮片如熟地黄应先称。（　　）

3. 旋覆花应单包并注明包煎。（　　）

4. 蛤壳可预先加工碾碎。（　　）

5. 中药饮片调配时，应看一味，抓一味。（　　）

书网融合……

重点小结

项目六　复核与包装

PPT

学习目标

知识目标：能掌握中药饮片处方复核的主要内容及注意事项；熟悉中药饮片的包装要求；了解中药饮片的不同包装方法。

能力目标：能按中药饮片复核的常规要求对调配好的中药饮片进行全面、准确的复核，并能解决复核过程中出现的常见问题；能选择适宜的包装纸熟练、美观、牢固地将药物包装捆扎。

素质目标：通过本章的学习，树立认真严谨、质量为本的工作态度和精益求精的工匠精神。

情境导入

情境描述：某药店的中药饮片柜台接到一张中药饮片处方，中药调剂工作人员已经调配完毕，现在需要对调配的药品按处方逐项进行全面细致的核对，并选择合适的包装纸进行包装捆扎。

思考：1. 复核包括哪些方面的内容？如果在复核中发现某一味饮片的剂量出现了偏差，该如何纠正？

　　　　2. 中药包装的方法都有哪些？如果在包装的过程中出现了撒药、漏药的问题，应如何处理？

　　　　3. 复核和包装过程中要求具备什么样的职业素养？

复核又称校对、核对，是指复核人员对调配的药品按处方逐项进行全面细致的核对。复核是确保用药安全的关键，已经调配好的处方在配方人自查后，需由责任心强、业务水平高、经验丰富的中药师对处方再进行一次全面细致的核对，以确保调配处方的质量，避免用药差错的发生。

包装是将复核好的药物用包装纸或纸袋盛装好、包扎好的操作过程。各地所使用的包装材料和包装方法不太一致。通常用包装纸包药或用中药袋盛药。中药店多采用一定规格的纸，纸上印有药店的名称及经营范围、煎服方法等，这种包装纸又称"门票"。中药饮片包装捆扎是中医药传统文化的体现，中药调剂人员应熟练掌握此项技能。

任务一　复核的常规要求及注意事项

一、复核的常规要求

（1）复验称药工具是否准确。

（2）复核调配好的药品是否与处方所开药味及剂数相符，有无错配、漏配、多配或掺杂异物。

（3）审查配好的药物中有无配伍禁忌、妊娠禁忌。

（4）目测复核称取的分量是否与处方相符，包括单味药的剂量、每剂药的总量、各剂间的分剂量。每剂药的剂量误差应小于±5%，必要时要复称。

（5）检查饮片有无生虫、发霉等变质现象，有无以生代炙、生炙不分、处方应付错误，有无籽药、整药应捣未捣的情况。

（6）须特殊处理的药物是否按要求单包，贵重药、剧毒药、自费药剂量是否准确，处理是否得当。

（7）若为代煎药还需复核煎药凭证与处方上的姓名、送药日期、时间、地址、药帖（付）数是否相符。

（8）审查处方上医师签字；审方、调剂人员签字是否齐全。

二、注意事项

（1）饮片调配完后，必须经第二人复核，未经复核的药剂不得发出。

（2）复核人员检查无误后，必须签字或者加盖专用签章，方可包装药品。

（3）复核工作应由药师以上专业技术职务任职资格的人员负责，一张处方必须一次复核完毕，不能中断，复核率应达到100%。

任务二　包　装

包药、捆扎的方法各地不尽相同，但均以熟练快速、整齐美观、包扎牢固为目的。纸包不散包、不破不漏、不松不歪。一般来说，中药饮片的包装有以下要求：

1. 根据每剂药物的重量和质地选用大小适宜的包装纸或纸袋盛放中药饮片。

2. 先煎、后下等需要特殊处理的药物单包成小包并注明用法后，再放入群药包；或放在群药包的上面，以提示用药者按规定煎煮和服用。小包应规矩整齐，以不漏药为宜。

3. 鲜药应单包成小包并注明用法后，再另包成大包，不得与群药同包，以免干湿相混，发生霉烂变质。

4. 粉末药、细小籽粒药、贵细药要用两层纸张包装，以防遗漏。

5. 外用药要使用专用包装，并有外用标志。

6. 若为社会药店，最后将处方捆扎在药包之上，处方前记部分外露。

7. 药包捆扎时，需松紧适宜，扎十字结，不变包型，捆包顶端留有提系，便于提拎。

8. 若纸袋装药，要封好袋口，以防撒漏。包装上注明患者姓名，煎法，服法等内容。

一、包小包的方法

（一）两张纸小包包法

1. 分步图示　两张纸小包多为长方形包，分步图示见图6-1。

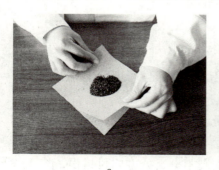　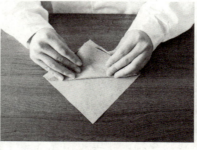　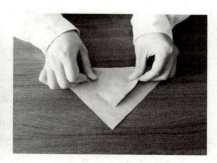

　　　　a　　　　　　　　　　b　　　　　　　　　　c

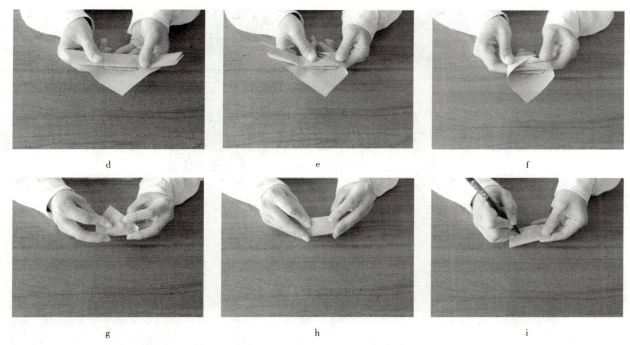

图 6 – 1　两张纸小包包法分步图示

2. 操作步骤

图 6 – 1a：将两张正方形小纸平放于调剂台上，一角朝向身体正中，饮片放于纸的中心。

图 6 – 1b：纸的上角拿起一张向上方对折，根据饮片量的多少调整折线，不可离中心线太宽。

图 6 – 1c：纸的下角两张一起向上方对折，与上角折线对称。

图 6 – 1d：再向上折一层，防止粉末状或细小种子药撒漏。

图 6 – 1e：将右角向左对折约 1/3（也可根据个人习惯先对折左角）。

图 6 – 1f：右手捏住对折处，左手指轻敲包装纸，使饮片向中心集中后，将左角向右对折约 1/3。

图 6 – 1g：将上角向下对折。

图 6 – 1h：将对折后剩余的上角塞入左右角对折形成的夹缝中。

图 6 – 1i：在小包上注明饮片名称和用法。

（二）单张纸小包包法

单张纸小包多为梯形包（图 6 – 2），包法与大包包法相同，最后在小包上注明名称和用法。

二、包大包的方法

（一）四角梯形包包法

大包多为单张纸四角梯形包，美观牢固，若包装纸较薄为防止遗漏也常用两张纸（垫纸加门票纸）包装（图 6 – 3）。

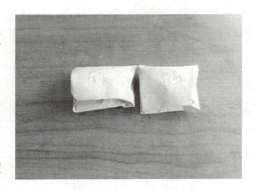

图 6 – 2　单张纸小包梯形包

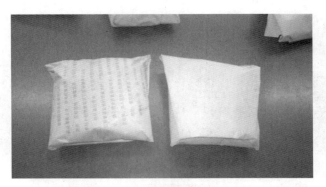

图 6-3　门票包装效果

分步图示如图 6-4 所示。

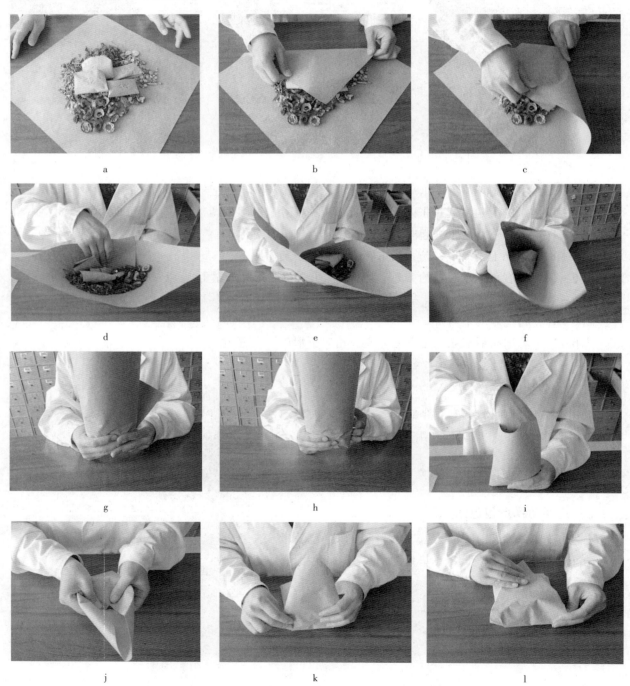

a	b	c
d	e	f
g	h	i
j	k	l

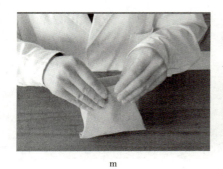
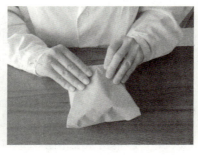
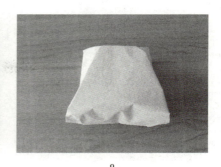

m　　　　　　　　　　　　n　　　　　　　　　　　　o

图6-4　四角梯形包包法分步图示

(二) 操作步骤

图6-4a：将正方形包装纸平放于调剂台上（一张；或两张纸，垫纸要小于门票纸），一角朝向身体正中，分别提起上下、左右两角往中间兜，使饮片集中在纸的中间，需特殊处理的小包放于群药之上。若所包饮片多质地松泡，可用手轻按使紧凑，以减少所占体积，习称"压包"，但注意不可压碎。

图6-4b：将纸的下角向上对折至对角线2/3处。若饮片量较多，折线可低一些；饮片量较少，折线可高一些。

图6-4c：将右角向左上方对折，形成梯形包的右下角，角度以不超100度为宜（也可根据个人习惯先对折左角）。

图6-4d：右手捏住对折后重叠的部分及上边，左手捏住对折形成的右下角，将药包提起后，右手整理饮片，使其略向右倾斜集中。

图6-4e：右手捏住梯形包的右下角，左手将左角向右上方对折，形成梯形包的左下角，需与右下角对称。

图6-4f~4h：将折后形成的外漏边角折回。

图6-4i：再次整理饮片，右手四指在包内将饮片压实。

图6-4j，图6-4k：一手拇指内压形成一平面后，三指扣住包装纸向内压实，包装纸两侧自然内收，另一手将两边的纸捋直后，将上角折回。

图6-4l，图6-4m：将上角外漏部分塞入梯形包下边的夹缝中。

图6-4n：为使药包牢固可向内再窝一道，形成"燕子窝"。

图6-4o：整理药包的边角，使其有棱有角成梯形。

知识链接

中药传统包装方法——"一口印"

"一口印"：即对颗粒饮片或处方中的每味药单包，将各药包堆码整齐，用门票包装，略呈方锥形，底部大顶部略小，俗称"一口印"。常用于中药饮片精品的包装。

（1）"一口印"的包法图示（图6-5）：

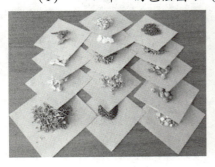
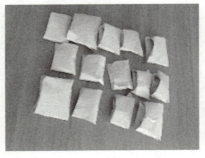
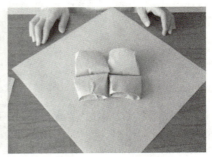

a　　　　　　　　　　　　b　　　　　　　　　　　　c

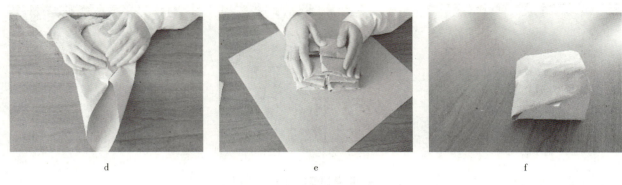

图 6 – 5 "一口印"包法图示

（2）说明：与普通梯形包不同之处，是将处方中的每味药进行单包，然后再在包装纸上整齐地堆码，大的单包放在顶部，包成底部大，顶部略小的方锥形。

三、捆扎

（一）捆扎方法分步图示

捆扎方法分步图示如图 6 – 6 所示。

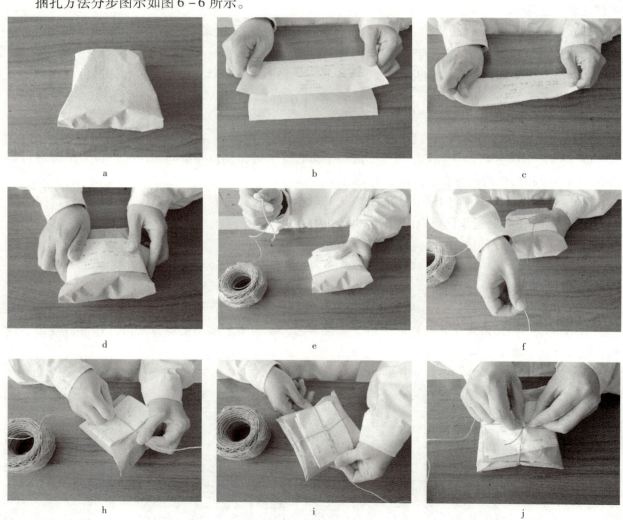

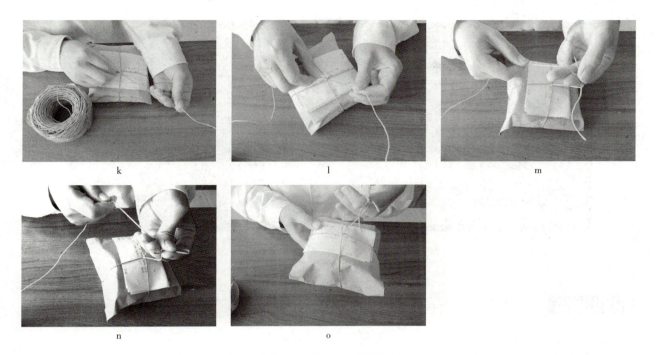

k　　　　　　　l　　　　　　　m

n　　　　　　　o

图 6 - 6　捆扎方法分步图示

（二）操作步骤

图 6 - 6a：摆放药包。只有一剂药时，药包折扣面朝上；多剂时（图 6 - 7），第一个药包的折扣面朝下，其他交叉摆放，最后一包折扣面朝上。因为折扣面有多层包装纸，比较厚实不易被磨破。

图 6 - 6b ~ 6d：如为药店处方，处方折叠两次后置于药包最上方，并将处方前记部分外露，以便发药时核对信息。

图 6 - 6e：右手从纸绳团中间抽取一定长度的纸绳，注意避免缠绕打结。

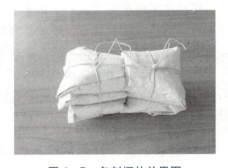

图 6 - 7　多剂捆扎效果图

图 6 - 6f：右手握住绳头，左手将绳压于药包中心位置，留出绳头至药包大约 15cm 的长度。

图 6 - 6h：右手将绳由药包底部向上绕至顶部。

图 6 - 6i：左手仍然压绳于药包中心，右手旋转药包使绳成"十"字交叉，左手拉紧绳头一端，右手向下拉绳，将绳由底部绕至顶部，与左手绳头交叉后左右手分别拉紧。

图 6 - 6j：将药包旋转一圈半至两圈，使绳的两端拧在一起。

图 6 - 6k：右手提起中心结，左手捏住绳头从底下按对角线方向穿入，穿出后与右手绳打结。

图 6 - 6l ~ 6o：右手捏住绳头留出四个手指的长度，在左手缠绕打活结，方便顾客提拎药包。打完结后，顺纸绳拧的方向上劲拽断绳子。

此外，很多中药房及中药店选择大小适宜的纸袋盛装饮片，纸袋上印有患者姓名、煎法、服法等内容（图 6 - 8），但成本相比较要高出一些。封口时要注意严密不漏药，并要将患者姓名露在外面。

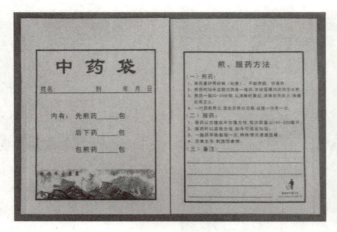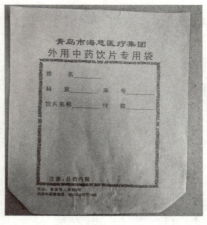

a

b

图 6 - 8 中药袋

新型中药饮片调剂

随着科学的发展，目前中药调剂出现了小包装中药饮片和中药配方颗粒剂两大类药品。

1. 小包装中药饮片 是中药饮片生产企业特制的以全透明聚乙烯塑料或无纺布等作为包装材料的小规格包装的中药饮片。小包装中药饮片不仅保持了中药饮片的原有现状，不改变以饮片入药、临用煎汤、诸药共煎的特色，而且具有剂量准确、易于复核、效率提高、浪费减少、饮片纯净、有利于管理等优势，同时还可以满足患者知情权，减少医患纠纷，更好地发挥中医药特色优势。

2. 中药配方颗粒 又称免煎中药颗粒，是指以符合炮制规范的优质中药饮片为原料，采用现代高新技术提取浓缩而成的单味颗粒。中药配方颗粒具有不需煎煮、直接冲服、服用量少、便于携带、疗效确切等优点。但中药配方颗粒在疗效、价格方面还存在异议。

实训五 处方复核、包装实训

一、实训内容及要求

1. 处方复核的训练 两人为一组，先由一人根据处方进行调配，另一人进行复核，然后两人交换角色。要求按处方内容进行复核，并做好记录。

2. 包药的训练 计时反复练习饮片包装和捆扎，要求动作熟练，方法正确，药包美观牢固，捆扎松紧适度。

二、实训效果评价

处方复核实训效果评价见表6-1、表6-2。

表 6-1 处方复核实训效果评价表

考核内容	技能要求	分值	得分
复核	复验称药工具	5	
	审查调配的剂数与处方是否相符	5	
	审查配好的药物中有无配伍禁忌、妊娠禁忌	5	
	检查药味数与处方是否相符，有无漏配、多配	5	
	检查配好的药物与处方药味是否相符，有无错配	10	
	核对称取的分量，称量单味药的重量、每剂药的总重量，要求每剂药的剂量误差小于 ±5%	20	
	检查毒性药、贵细药、自费药处理是否得当	10	
	特殊处理的饮片是否单包	20	
	整药籽药是否捣药，处方应付是否正确	10	
	所配药物质量是否合格，有无生虫、发霉等变质现象	5	
	复核完毕后签名或盖章	5	
	总分	100	

表 6-2 包装与捆扎实训效果评价表

考核内容	技能要求	分值	得分
包药	包药动作熟练规范	10	
	小包注明药名及用法	10	
	药包不松散，牢固美观	35	
	两分钟完成包装一个小包和一个大包	15	
捆扎	药包正确摆放	5	
	附上处方，前记部分朝外	5	
	捆扎结实，打活结，便于提拎	20	
	总分	100	

···· **目标检测**

答案解析

一、多项选择题

1. 复核的常规要求包括（ ）

   A. 称药工具是否准确

   B. 配好的药物中有无配伍禁忌、妊娠禁忌

   C. 每剂药的剂量误差

   D. 饮片有无生虫、发霉等变质现象

2. 关于包装，下列说法正确的是（ ）

   A. 粉末药、细小籽类药、贵细药要用两层纸张包装

   B. 捆扎时，处方捆扎在药包之上，处方后记部分外露

   C. 特殊处理药物单包成小包并注明用法后，再放入群药包

   D. 鲜药应单包且不得与群包同包

二、判断题

1. 饮片调配完后，调配人员自查无问题后即可进行包装。（ ）

2. 复核工作应由药师以上专业技术职务任职资格的人员负责。（ ）

3. 一张处方必须一次复核完毕，不得中断，复核率应达到100%。（ ）

4. 外用药无专用包装，但要有外用标志。（ ）

书网融合……

重点小结

PPT

项目七　发　药

学习目标

知识目标：能掌握中药调剂中发药的基本内容和基本操作；熟悉发药的特殊操作；了解发药的注意事项。

能力目标：能以中医药理论为依据正确进行发药操作，指导合理用药。

素质目标：树立严谨细致的工作态度、精益求精的工匠精神以及保障人民用药安全的高度责任感。

情境导入

情境描述：某药剂科日常对中药饮片进行调剂。患者，40岁，男，体虚。处方：黄芪15g、人参（党参）15g、白术10g、炙甘草15g、当归10g、陈皮6g、升麻6g、柴胡12g、生姜9片、大枣6枚。调剂完成后，药师进行发药以及用药指导。

思考：1. 发药的步骤应该有哪些？

2. 发药交代中对于汤剂的煎煮针对上述处方有哪些需要重点强调？

3. 针对上述情况，用药指导应如何操作？

发药，是中药调剂的最后一个环节，是将调剂好的中药饮片准确地发给患者，对其进行用药指导。发药时要仔细核对相关信息，以免漏发和错发，尤其要针对不同的情况进行用药指导，在饮片煎煮、服法用法、饮食禁忌等事项上予以强调。发药是一项具有较强专业性的操作，需要药师有扎实的专业能力和对人民用药安全高度的责任感。

一、发药时的注意事项

（一）核对

发药人审查处方，核对是否重复给药，是否有药物配伍禁忌，是否有其他用药不合理的情况。核对无误后，再核对药品、查看剂数是否与处方一致。

发药时应仔细询问核对患者的姓名、工作单位、药剂剂数以及交款凭证等。注意区分姓名相同相似者，以免错发、漏发。

（二）发药交代

向患者或者其家属详细交代中药饮片的用法、用量、服药禁忌、煎煮方法等，尤其是特殊饮片的处理、毒麻贵细药物的用法、自备药引的用法等。对于含有毒性药物、外用药物的情况，要加以强调和说明。耐心回答患者提出的有关用药方面的咨询。最后应附带礼貌用语。

（三）检查包装

检查药品包装是否牢固，是否正确，是否完整，是否有破损污染等。检查附带药品是否齐全。

（四）检查特殊标签

检查外用药是否用专用包装，是否标明用法，并向患者（取药者）特别说明。如发现差错应立即采取措施予以纠正。

（五）签字核对发药

发药人在处方上签字或者加盖专用签章，处方留存备查。

二、发药时的交代

发药交代，又名用药指导，是发药操作中重要的一环。药师要根据患者的个人情况，有针对性地对药物煎煮、服用、饮食禁忌等内容进行专业的介绍和指导，让患者准确、安全、有效地服用药物。

（一）交代特殊药物的煎法用法

处方中需要特殊处理的药物，已单独包装，注明了名称、煎法用法。药师还需要向患者或其家属再次详细口头重点交代单包药物的相关情况，单包药物的名称、煎法、服法以及注意事项等，强调药物的特殊处理。必要时可附送煎服法的详细说明，并为患者标注处方中用到的项目，使患者一目了然。

（二）交代"药引"的选用和使用

药引，又称引药、药引子，是引药归经的俗称。指某些药物引导其他药物的药力到达病变部位或某一经脉，起"向导"的作用。使用药引可达到引药归经、增强疗效、矫味矫臭和减少毒副作用的效果。可用作药引的不仅是药物，有很多还是生活中寻常的食物。药师要向患者交代清楚药引的选取和使用方法。

1. 生姜 具有发汗解表，温中止呕，温肺止咳的作用。有利于解表、散寒等药物发挥作用。

2. 酒 作为药引，酒分为黄酒和白酒。具有温通经络、发散风寒的作用。某些中成药用于跌打损伤，风湿寒痹等，可用酒送服。酒也具有矫臭矫味的作用。

3. 食盐 具有清火解毒的作用。对于虚弱乏力、阳痿遗精、腰痛发稀者，可取食盐 1～2g，加温水溶化，即为药引。

4. 米汤 具有保护胃肠，减少寒苦药物对胃肠的刺激等作用。

5. 粳米 是大米的一种，具有益气健胃的作用。如需要用大剂量苦寒药物时，可用少量粳米为药引，以保护脾胃。

6. 红糖 具有散寒活血、补中益气的作用。妇科寒证或者血虚血寒者，可取红糖 10～30g，温水冲服。

7. 蜂蜜 具有润燥滋养解毒作用。用于肺虚燥热、肠燥便秘时，可用少量蜂蜜温水调服。

（三）交代服药期间饮食禁忌

饮食禁忌指服药期间不宜同时进食与药性相反或影响治疗效果的食物等。服药期间，宜少食豆类、肉类、生冷及其他不易消化的食物。应注意忌食生、冷、油腻、辛辣的食品。

服用清热药时不宜进食辛辣助热的食物；服用解表透疹药宜少食生冷酸味的食物；服温中驱寒的药物宜少食生冷助寒的食物；服健脾消食药物宜少食油腻、不易消化的食物；服镇静安神药物宜少食辛辣、酒、浓茶等刺激和兴奋性食物。

知识链接

中药服用期间饮食禁忌

《本草经集注》记载："服药，不可多食生胡荽及蒜、生菜。服药，不可多食诸滑物果实。服药，不可多食肥猪、犬肉、肥羹及鱼腥脍。"意思是在服药期间，应忌食生冷、油腻、腥膻、有刺激性的食物。

热性病应忌食辛辣、油腻、煎炸性食物；寒性病应忌食生冷食物、清凉饮料等；胸痹患者应忌食肥肉、脂肪、动物内脏及烟、酒等；肝阳上亢头晕目眩、烦躁易怒者应忌食胡椒、辣椒、大蒜、白酒等辛热助阳之品；黄疸胁痛应忌食动物脂肪及辛辣烟酒刺激物品；脾胃虚弱者应忌食油炸黏腻、寒冷固硬、不易消化的食物；肾病水肿应忌食盐、碱过多的和酸辣太过的刺激性食品。皮肤病患者应忌食鱼、虾、蟹等腥膻发物及辛辣刺激性食品。

实训六 发药实训

一、实训内容及要求

两人一组，根据发药交代的相关要求，按照发药交代的操作步骤，从煎煮方法、服药时间、服药剂量、服药温度以及饮食禁忌等方面正确进行发药交代，注意发药礼仪。

1. 沙苑、蒺藜（去皮、炒）、芡实（蒸）、莲须各 60 克，龙骨酥炙，牡蛎（盐水煮一日一夜，煅粉）各 30 克。

2. 藿香叶 5 克，山栀仁 3 克，石膏 5 克，甘草 9 克，防风 12 克。

3. 麻黄去节 9 克，芍药 9 克，细辛 3 克，干姜 6 克，炙甘草 6 克，桂枝去皮 6 克，五味子 6 克，半夏 9 克。

4. 附子（一枚，生用，去皮）12 克，干姜 9 克，炙甘草 6 克。

5. 藿香叶 5 克，山栀仁 3 克，石膏 5 克，甘草 9 克，防风 12 克。

二、发药操作评分细则

在发药操作中，需要按照操作标准进行规范操作，下表为评分细则。

考核内容	技能要求	分值	得分
发药交代	核对取药凭证，核对患者姓名、剂数	20	
	正确交代煎煮步骤、特殊药物名称、处理措施	20	
	正确交代药引的选取和使用	5	
	正确交代服药时间、服药剂量、服药温度	35	
	正确交代饮食禁忌	10	
	注意发药礼仪	10	
总分		100	

.... **目标检测**

答案解析

一、单项选择题

1. 以下发药程序，叙述不正确的是（　　）

A. 四查十对，按照《处方管理办法》相关规定操作

B. 发药前要核对药物相关数量等情况

C. 发药要进行用药指导

        D. 发药时都要交代药引的注意事项

2. 发药时的操作不包括（　　）

        A. 核对取药凭证、姓名、剂数   B. 检查药品包装是否被污染

        C. 检查是否标明用法   D. 检查药品质量是否合格

3. 如果发错了药，应（　　）

        A. 及时告诉医师   B. 等待患者自行解决

        C. 与其他药师商量解决   D. 与患者联系追回改正，登记上报

二、多项选择题

1. 药引在方剂中的作用是（　　）

        A. 发挥药物作用   B. 辅助药物作用   C. 引经作用   D. 解毒降毒作用

2. 下列可以作为药引的物质有（　　）

        A. 天花粉   B. 蜂蜜   C. 酒   D. 醋

三、判断题

1. 发药交代时不能口述，只能以文字形式。（　　）

2. 发药时可以不提供用药咨询。（　　）

3. 用药指导要针对所发的药物进行详细、专业的指导。（　　）

4. 发药时要进行四查十对或者三查七对。（　　）

书网融合……

重点小结

项目八　用药指导

PPT

学习目标

知识目标：掌握汤剂的制备过程，汤剂煎煮和服用的基本步骤和基本操作；熟悉特殊饮片的煎煮操作；了解自动煎药机的操作步骤。

能力目标：能应用中医药理论正确进行汤剂煎煮的用药指导。

素质目标：树立严谨细致的工作态度、精益求精的工匠精神以及对人民用药安全的高度责任感。

情境导入

情境描述：某药剂科日常调剂后进行用药指导。处方：旋覆花 6g，人参 6g，干姜 6g，赭石 15g，炙甘草 9g，半夏 6g，大枣 6g。

思考：1. 上述处方的煎煮步骤是什么？

2. 其中的特殊处理药物是哪一个？应该如何处理？

3. 用药指导应该交代什么内容？

汤剂，是中药传统的剂型，指用水煎煮或者用沸水浸泡代茶饮等形成的溶液。其具有吸收快，作用强，制备简单，可随证加减的优点。明代李时珍在《本草纲目》中记载："凡服汤药，虽品物专精，修治如法，而煎药者鲁莽造次，水火不良，火候失度，则药亦无功。"说明汤剂煎煮不当，会造成不当的后果。汤剂的服用方法也有一定的规则和要求，只有正确煎煮汤剂，正确服用汤剂，才能保证基本的用药安全。

任务一　中药的煎煮方法

一、汤剂的制备

（一）审核煎药凭证

煎药人员收到待煎药物时，应对"中药房送药记录本""煎药处置单""交接单""煎药袋标签"等与处方进行核对，做到六查五对。

六查：查处方前记中的患者姓名、年龄、性别、科别、门诊号或住院号、现金收讫章或住院收讫章。

五对：对剂数、每剂煎药袋数、每袋装药量、特殊煎煮药物、取药约定时间。

发现疑问应及时与药师联系，确认无误后签名收药，注明收药时间，然后交代给患者取药时间。

（二）煎药器具

煎药的器具最好是以砂锅为宜，古代就有用砂锅煎药的传统，李时珍说："煎药忌用铜铁器，宜银器、瓦罐。"因为砂锅的材质稳定，不会与药物成分发生化学反应，导热均匀，热力缓和，锅周保温性强，水分蒸发小，这也是自古沿用至今的原因之一。但砂锅孔隙较多，易"串味"，且易破碎，还可以选用搪瓷锅、不锈钢锅和玻璃煎器。这些材质具有抗酸耐碱的性能，可以避免与中药成分发生反应。但是不能选用铜、铁、铝等材质器具，陶弘景说："温汤忌用铁器。"因为铜、铁质器具化学性质不稳定，易氧化，在煎煮过程中与中药中多种成分发生化学反应而影响质量，铝锅虽然化学性质稳定，但是不耐强酸强碱，对酸碱性不是很强的药物可以选用，但是也不是理想的煎药用具。

在医院的代煎药服务中，多采用自动煎药包装机，可以自动控制煎药的时间和温度，使煎药、滤过、包装等在一台机器上完成，既方便、卫生又高效，适合医院、药店的煎药室选用。

（三）煎药用水和加水量

1. 煎药用水　煎药的用水应当符合国家卫生标准，必须无异味、洁净澄清、含矿物质及杂质少。可以来自泉水、河水、井水、湖水、自来水等，要经过净化和软化等相应处理才能作为煎药用水。

2. 加水量　煎药的加水量是中药煎煮操作的重要一步，加水量的多少直接影响到汤剂的质量。药多水少会造成"煮不透，煎不尽"，有效成分浸出不完全，并易干糊；药少水多，虽然能增加有效成分的溶出，但是煎出的汤剂药液量过大，不宜于病人服用。

在中药煎煮操作中，将饮片置于煎锅内，第一次煎煮加水至超过药物表面 3~5cm 为宜，第二次煎煮加水至超过药渣 1~2cm 为宜。中药饮片质地不同，其吸水量也有着显著差别。重量相同的药物，质地松泡其容积必大，吸水量多。如花、叶、全草类及其他质地松泡的药材，其用水量大于一般药材用水量；质地坚实其容积必小，吸水量少，如矿物、贝壳类及其他质地坚实的药材，其用水量小于一般药材用水量。

（四）煎煮前饮片浸泡

在饮片煎煮之前，需要对饮片进行适当的浸泡。煎煮前的浸泡既有利于有效成分的充分溶出，又可缩短煎煮时间。避免因煎煮时间过长，导致部分有效成分耗损，破坏过多。

浸泡的水温：多数药物宜用冷水浸泡，不宜用热水浸泡。因为热水浸泡可使药材组织细胞内的蛋白质遇热凝固或使淀粉糊化，不利于有效成分的溶出。

浸泡的时间：一般的药材浸泡时间约 30 分钟。浸泡时间可以根据药材的性质、体积大小、厚度适当调整。以花、茎、全草类为主的饮片可浸泡 20~30 分钟；以根、根茎、种子、果实类为主的饮片可浸泡 60 分钟；矿物类、动物蚧壳类饮片，浸泡时间可以更长。因为长时间浸泡使水分充分浸入药材组织，便于煎出有效成分。但浸泡时间不宜过久，以免引起药物酶解或霉败。浸泡时间还应考虑到季节对药物成分性质的影响。夏秋炎热季节，中药浸泡时间不宜过长，以免发霉变质，冬春寒冷季节，多数饮片浸泡时间则可长一些。先煎药、后下药、另煎另炖药、包煎药、煎汤代水药等需要特殊处理的药物，在煎煮前均应当先行浸泡，浸泡时间一般不少于 30 分钟。

（五）煎药的火候

火候，指煎药的火力大小。主要有"武火"和"文火"，"武火"指大火、急火；"文火"指小火、慢火。煎药一般采用直火煎煮，遵循"先武后文"的原则，即在未沸前用武火，沸后用文火保持微沸状态，以免药汁溢出或过快熬干，减慢水分蒸发，有利于有效成分的溶出（表 8-1）。

目前煎药的方法尚有蒸汽煎煮法、高压蒸制法、直火煎煮法、夹层蒸汽煎煮法、远红外线煎煮法等。

表8-1　汤剂煎煮火候

汤剂类型	应用火候
解表药	武火速煎，气足势猛，药力迅速
一般药物	先武后文，使有效成分充分煎出
滋补调理药	先用武火煎沸，后用文火慢煎，使药汁浓厚，药力持久

(六) 煎煮时间

中药汤剂的煎煮时间可根据方剂的功能主治和药物的功效确定，同时与加水量的多少、火力的强弱、药物吸水能力等因素有关。每剂药可煎煮2~3次，一般煎煮2次，合并每次煎煮的汤液，分次服用。一般的药物第一次煎煮时间为20~30分钟，第二次煎煮15~20分钟（表8-2）。花类、芳香类药物煎煮时间宜较一般药物短；根茎、果实、种子类药物煎煮时间宜较一般药物长；有毒、矿物类、甲壳类、贝壳类等质地坚实的药物煎煮时间宜更长。

煎煮过程中，可适当搅拌，帮助药物均匀受热，有利于有效成分的煎出。药物应当充分煎透，做到无糊块、无白心、无硬心。煎药时应当防止药液溢出、煎干或煮焦。如将煎液煎干，不得再加水煎煮，应另行配方重煎，煎干或者煎焦者禁止药用。

表8-2　汤剂的煎煮时间

药物类型	头煎煎煮时间（分钟）	二煎煎煮时间（分钟）
解表类、清热类、芳香类药物	15~20	10~15
一般药物	20~30	15~20
有毒、质地坚硬药物	40~60	20~30

(七) 药液滤过

煎煮好的中药要趁热及时滤出药液，以免温度降低后有效成分沉淀在药渣上。过滤药液可用中药过滤网或干净的纱布。

在最后一次煎煮时，趁热将药液滤出后，将药渣用双层纱布包好，绞取药渣内剩余药液。有研究表明，绞取药渣内的药液可增加药液量的15%~25%。

(八) 煎液量

煎出的药液量将两次煎液混匀后一般在400~600ml，按两至三份等量分装，或遵医嘱，成人每次服用约200ml，分2~3次服用。儿童用药每剂一般煎出药液量100~300ml。

(九) 填写记录

若医院或药店代客煎药，每方（剂）煎药应有一份反应煎药各环节的操作记录。煎药人员在领药、煎药、装药、送药、发药时应当认真核对处方（或煎药凭证）有关内容（表8-3）。建立收发记录，记录应保持整洁，内容真实，数据完整。

表8-3　煎药记录

日期	姓名	科别	加水量（ml）	浸泡时间	煎煮时间	煎液量（ml）	特殊煎煮	煎药技术		煎药人	取药人	备注
								剂	袋			

二、特殊中药的煎煮方法

在中药煎煮操作中，有特殊的饮片需要特殊处理，特殊的煎煮有先煎、后下、包煎、烊化（熔化）、另煎、兑服、冲服、煎汤代水等。

（一）先煎

在处方中，先煎的药物与其他药物分开浸泡，对先煎的药物单独先煎煮40~60分钟，再与其他药物一起煎煮。需要先煎的药物一般是有毒药物和矿物、甲壳类等质地坚硬的药物。有毒药物一般需要先煎60~120分钟，有利于毒性成分的水解降毒；矿物、甲壳类质地坚硬的药物一般需要先煎40分钟，有利于有效成分的溶出。含糖质较多和某些特殊中药如生地黄、熟地黄、玉竹、黄精和天竺黄等，只有先煎、久煎，药用成分才能浸出。

（二）后下

为了减少挥发性成分的损失，防止有效成分分解破坏，某些药材煎煮时间相对缩短。后下的药物单独浸泡，待其他药物煎煮完毕前的5~10分钟，再加入后下的药物，一起煎煮即可。一般需要后下的药物是指解表类、具有挥发性或质地轻飘的药物。

（三）包煎

包煎的药物单独用纱布袋包装起来，与其他药物一起按操作步骤煎煮。一般需要包煎的药物是指含有黏液质类、粉末类、种子类、带有绒毛的药物等。其目的是防止药物黏住锅底使受热不均匀，或者刺激咽喉引起咳嗽、呕吐等。包煎的药袋应尽量松些，以免药物膨胀时空间不足导致无法更多吸收水分而煎熬不透。

（四）烊化

某些胶类、蜜膏类或黏性易溶的药物，煎煮时容易与其他药物黏结成团块，不利于药物有效成分的溶出；或者黏在锅底，熬焦浪费药材，一般不宜与群药同煎。对于此类药材，可以置于已经煎好的药液中微火加热，不断搅拌，溶化后再服用；也可以将此类药材隔水炖化，再与其他群药煎液混匀服用；也可以用少量水煮化后再兑入其他药物的药液混匀服用。

（五）另煎

一些比较贵重的药物或者剂量较小的药物，若跟群药一起煎煮，有效成分会被其他药渣吸附引起损失，影响药效，所以单独用其他的器具煎煮。煎煮过滤后，其药渣与其他群药合煎，然后将单独煎煮的药液与群药药液混匀服用。

（六）兑服

某些液体类药物，可以直接兑入煎好的药汁中混匀服用。

（七）制粉冲服

某些贵重中药的细粉及易溶于水的无机盐类、矿物质类或树脂类药物，直接混于煎好的汤液中服用。

（八）煎汤代水

一般体积庞大吸水量较大的药物，可以先用水煎煮15~20分钟，过滤除去药渣，其药汁可以作为溶媒再煎煮其他药物。

三、煎药机的使用

煎药机煎煮药物的操作步骤如下。

1. 将饮片放在一个无纺布袋中，口袋扎紧，在容器中冷水浸泡30分钟。需要特殊煎煮的药物要分别放在不同的煎药袋中，不能与群药相混。

2. 开机，预热，设置煎煮温度和煎煮时间。

3. 将药袋一起放入煎药机中，加水盖过药面。

4. 关上煎药机盖，关好阀门，检查是否漏气。

5. 打开煎煮按钮，开始煎煮。煎煮过程中，观察水量和阀门情况。

6. 煎煮完成后，关闭煎煮按钮，打开阀门，用挤压器挤压药袋，使药液完全渗出。

7. 设置包装剂量和包装温度。

8. 对煎煮的药液进行分剂量包装。

9. 收集包装好的药液，贴上标签。

10. 关闭机器，检查机器状态，打扫清场。

任务二 汤剂的服用方法

一、服药温度

根据病情需要，中药汤剂可分为热服、温服、冷服。

热服：将煎好的中药汤剂趁热服下。一般情况下，热剂宜热服，可发散攻下，以助药力。适用于寒证。解表类药多属辛散之品，功能疏散肌表，宜热服；理气类药，热则易舒，凉则增滞，宜热服；活血、凉血、止血类药，热则沸溢，寒则瘀淤，宜热服。

温服：将煎好的中药汤剂，放至温热服用，一般情况下的汤剂宜温服。尤其是一些对胃肠道有刺激作用的药物，如瓜蒌仁、乳香等，温服能和胃益脾，减轻刺激，以达到治疗的目的。

冷服：将煎好的中药汤剂放凉后服用。一般来说，寒剂宜冷服，适用于热症。凡是解毒药、止吐药、清热药均应该冷服。凡服解毒剂，俱应冷服，可使毒物之瘀滞易于排出。对于呕吐者，可在药液中加入少量姜汁，或用鲜生姜擦舌，或嚼少许陈皮，然后再服汤药。

二、服药时间和次数

服药时间应根据病情来决定，主要分为饭前服、饭后服、空腹服和睡前服。空腹服一般指早饭前一小时或晚饭后一小时服药。特殊方剂应遵医嘱服用。

（一）一般服药时间

1. 病在上焦，宜饭后半小时服用，使药力停留持久。

2. 病在下焦，宜饭前服用，使药力迅速下达。

3. 清热解毒药、润肠泻下药、滋补药宜空腹服，胃中空虚，利于药物吸收。

4. 攻下药宜空腹服用，得大便后立即停止服用。

5. 消化健胃药、对胃肠有刺激的药物宜饭后服，以助药效或者减轻对胃肠的刺激。

6. 驱虫药宜早晨空腹服，服药前可饮用少量糖水，使杀虫效果提高。

7. 安神药、滋补药、延缓衰老药物宜在睡前服用。安眠药宜在睡前2小时服用。

8. 治疟药宜在发作前2小时服用。

9. 解表药宜趁热服用，如遇汗难出者，可缩短服药时间，以利发药。表解即可停止服用。

10. 急诊用药不拘时间。

（二）服药次数

1. 分服 对一般较轻的疾病或者慢性病，每日1剂，分2～3次服用。

2. 顿服 对于急症患者，用药不拘时间迅速煎服；危重患者将1剂两煎汤剂1次服下，甚至1日可服2～3剂。每隔4小时左右服药1次。

3. 频服 不拘时间和次数，少量多次服用，以减轻胃的负担。

三、服药剂量

成人服用量：一般每次150～250ml，每日2～3次。

儿童服用量：一般每次50～150ml，每日2次。婴幼儿酌减，少量多次。

四、服药的饮食禁忌

服药时的饮食禁忌，简称"忌口"，是指服药期间对某些食物的禁忌。一般而言，在患者服药期间，均应忌食生冷、辛辣、油腻、腥膻、有刺激性的食物，少食豆类、肉类、生冷和其他不易消化的食物。

根据患者病情的不同，饮食禁忌也有区别。热性病忌食辛辣、油腻、煎炸类的食物；寒性病应忌食肥肉、脂肪、动物内脏及烟、酒；肝阳上亢、头晕目眩、烦躁易怒等应忌食胡椒、辣椒、大蒜、白酒等辛热助阳之品；脾胃虚弱者应忌食油炸黏腻、不易消化的食物；疮疡、皮肤病患者应忌食鱼、虾、蟹等腥膻及辛辣刺激性食品。服温补药时，应忌饮茶，少食萝卜。因茶叶、萝卜的凉性及下气作用会降低药物的温补功效。

> ■ **知识链接**
>
> ### 外用汤剂的服用
>
> 外用汤剂是指利用药物与皮肤接触而达到"外治内效"的目的。多取其温通经络、活血止痛、止痒及康复健身等作用。
>
> 熏蒸法：以药物加水煎汤来熏蒸局部或全身，使药物通过肌肤渗入筋骨，发挥祛风、散寒、除湿的作用。如桂枝、川乌、苍术等煎汤熏蒸患处。
>
> 洗浸法：用药物煎液或浸液洗浸局部或全身，俗称"药浴"。如皮肤病中的疥疮湿癣，可用苦参、地肤子、野菊花、苍耳草等药物浸洗患处，从而达到除湿止痒、杀虫解毒的目的。
>
> 含漱法：将药液含于口腔一段时间，然后漱出。常用于热毒引起的口腔、咽喉疾病。药液可不经胃肠道吸收，直接作用于患处，发挥清热解毒的作用。如黄连、硼砂、芒硝制成的含漱剂。

∴∴∴ ▌目标检测 ▌_____

答案解析

一、单项选择题

1. 须趁热服下的药物是（　　）

    A. 滋补药   B. 解表药   C. 治疟药

    D. 驱虫药   E. 安神药

2. 下列不属于陶瓷砂锅优点的是（　　）

    A. 化学性质稳定   B. 受热均匀   C. 价廉

D. 散热慢　　　　　　　　E. 制作方便

3. 关于中药煎药操作常规，下列叙述错误的是（　　）

　　A. 群药按一般煎药法煎煮，不需要进行特殊饮片的处理

　　B. 煎药人员收到待煎药后，应查看是否有需特殊煎煮的饮片

　　C. 每剂药煎好后应及时趁热滤出煎液

　　D. 煎药人员发现疑问应及时与医师或调剂人员联系

　　E. 核对药瓶标签上科别、患者姓名及取药号或病床号，准确无误后方可发出

4. 药物经过沸水浸泡去渣所得的液体剂型是（　　）

　　A. 煮剂　　　　　　　　B. 煎剂　　　　　　　　C. 煮散

　　D. 饮剂　　　　　　　　E. 露剂

二、多项选择题

煎药时加水量的要求包括（　　）

　　A. 第一次煎煮加水超过药物表面 3～5cm

　　B. 第二次煎煮加水超过药渣 1～2cm

　　C. 每克中药用水 10ml，总水量70% 一煎，剩下二煎

　　D. 加入的水不需要根据药材质地调整

三、判断题

1. 药材煎煮前，浸泡时间应根据药材的性质而定。（　　）

2. 药材煎煮前，浸泡的时间不宜过久（酶解或霉败）。（　　）

3. 煎药时间，均从煎沸时算起。（　　）

4. 解表药一般煎煮 30 分钟。（　　）

书网融合……

重点小结

习题

模块二 中药临方炮制与制剂

项目九 中药临方炮制

PPT

▶▶ 学习目标

知识目标：通过本章的学习，应能掌握常用的临方炮制方法及运用该法进行炮制的代表性药材；熟悉中药临方炮制的目的；了解中药临方炮制概念。

能力目标：能按中药处方要求，选择合适的方法对药材进行炮制。

素质目标：通过本章的学习，树立严谨的工作态度，形成良好的职业道德，操作规范，依法炮制。

▶▶ 情境导入

情境描述：一男性患者，因喘咳气紧、咳痰浓稠、咳吐不利就医。医生诊断其属热痰壅肺，肺失宣降，治法当宣肺祛痰、降气平喘。

开具处方：炙麻黄 10g、苦杏仁 15g、生石膏 30g、炙甘草 7g、炒瓜蒌子 15g、炒紫苏子 15g、炒白芥子 15g、炒莱菔子 15g、桔梗 10g、炙紫菀 12g、鱼腥草 20g，嘱服三剂。三日后复诊，主诉喘咳气紧稍好，但效果不理想。查看药物炮制与否，结果发现，紫苏子、白芥子、莱菔子、瓜蒌子均为生品。

思考：1. 患者服用该处方后为什么药效不明显？

2. 处方中的药物应该如何炮制？

3. 中药临方炮制的目的是什么？应该如何处理需要临方炮制的药物？

中药炮制品分为两大类，一类为"常规炮制品"，按照《炮制规范》依法炮制，规模较大，由中药饮片企业制备；另一类即为"临方炮制品"，由社会药店（房）或医院制备。中药临方炮制是以中医药理论为基础，按照辨证施治的用药需求，结合药材自身性质及调剂、制剂的不同要求，由药店或医院中药房调剂人员按照医嘱临时将生品中药饮片进行炮制操作的过程。它是中药炮制学的一个组成部分，确保中药临床应用有效性和安全性。

一、中药临方炮制的目的及对药物的影响

（一）中药临方炮制的目的

中药来源于自然界的植物、动物、矿物。这些天然药物，或质地坚硬、粗大，或含有杂质、泥沙，或含有毒性成分等，所以都要经过加工炮制后才能应用。中药临方炮制的目的是多方面的，往往一种中药可以有多种炮制方法，一种炮制方法兼有几方面的目的。这些既有主次之分，又彼此密切联系。一般认为中药临方炮制的目的有以下几方面。

1. 降低或消除药物的毒性或副作用 降低毒性是中药炮制的主要目的之一。《中国药典》将毒性分为有大毒、有毒、小毒三种类型。有的药物虽有较好的疗效，但因毒性或副作用较大，临床应用不安全，通过炮制，可以降低其毒性或副作用。历代医家对有毒中药的炮制都很重视。汉代张仲景提

出：麻黄"生则令人烦，汗出不可止"。说明麻黄生用有"烦"和"出汗不止"的副作用，用时"皆先煮数沸"，便可降低其副作用。

通过炮制降低或消除药物的毒性或副作用，包括以下几个方面：①加热破坏有毒成分，如苍耳子、蓖麻子、相思子等一类含有毒性蛋白质的中药，经过加热炮制后，其中所含毒性蛋白因受热变性而达到降低毒性的目的。②通过炮制改变毒性成分结构，如川乌、草乌、附子中的乌头类生物碱及其降解产物具有较强的强心、解热、镇痛、镇静等作用，炮制后既可保证其临床疗效，又可明显降低毒性。③辅料降毒，通过米炒、醋炙、甘草汁拌炒、加入白矾煮、豆腐蒸等均可降低药物的毒性或副作用。如米炒斑蝥，用白矾炮制天南星、半夏，醋炙大戟、甘遂、芫花等。

2. 改变或缓和药物的性能　中医采用寒、热、温、凉（即"四气"）和辛、甘、酸、苦、咸（即"五味"）来表示药物的性能。中药就是以自身药性的偏盛来纠正人体阴阳盛衰，但性味过于偏盛的药物，临床应用时往往会给病人带来一定的副作用。如太寒伤阳，太热伤阴，过辛耗气，过甘生湿，过酸损齿，过苦伤胃，过咸生痰。为了适应不同病情和患者体质的需要，一方面可通过配伍的方法；另一方面可用炮制的方法来转变或缓和药物偏盛的性和味，以达到改变药物作用的目的。如生甘草，性味甘凉，具有清热解毒、清肺化痰的功效，常用于咽喉肿痛，痰热咳嗽，疮痈肿毒。甘草经炮制后，其药性由凉转温，功能由清泄转为温补，改变了原有的药性。又如生地黄，性寒，具清热、凉血、生津之功，常用于血热妄行引起的吐衄、斑疹、热病口渴等症。经蒸制成熟地黄后，其药性变温，能补血滋阴、养肝益肾，凡血虚阴亏，肝肾不足所致的眩晕，均可应用。故有"补汤宜用熟，泻药不嫌生"之说。

缓和药性是指缓和某些药物的刚烈之性。因为用药过于猛烈，易伤患者元气，可带来不良影响，炮制则可以制约药物偏性。中药青皮具有疏肝破气、消积化滞的作用，生品性烈，辛散破气力强，醋炒后，缓和辛烈之性，消除发汗的副作用，而且具有引药入肝，增强疏肝止痛的作用。麻黄生用辛散解表作用较强，经蜜炙后，其所含具辛散解表作用的挥发油含量减少，辛散作用缓和。且炼蜜可润燥，能与麻黄起协同作用，故而止咳平喘作用增强。后人常用炒制、蜜炙等炮制方法来缓和药性，并总结出"甘能缓""炒以缓其性"的规律。

3. 增强药物疗效　增强药物疗效是中药炮制的重要目的之一，一般可以通过以下几个方面：第一，中药材切成饮片后增加了药物与溶媒接触的面积，药物活性成分能较好地从药材组织细胞内溶解释放出来，提高药效成分的生物利用度。许多中药经炮制成饮片以后，其药效成分溶出率往往高于原药材，这与药材在切片过程中所产生的变化有关，如细胞破损、表面积增大等。其次，多数种子外有硬壳，其药效成分不易被煎出，经加热炒制后种皮爆裂，便于成分煎出。这就是后人"逢子必炒"的根据和用意。古人认为"决明子、莱菔子、芥子、苏子、韭子、青葙子，凡药用子者俱要炒过，入药方得味出"。第三是辅料在炮制过程中可以协同增强疗效，款冬花、紫菀等化痰止咳药经炼蜜炙制后，增强了润肺止咳的作用。这是因为炼蜜有甘缓益脾，润肺止咳之功；胆汁制南星能增强南星的镇痉作用；甘草制黄连可使黄连的抑菌效力提高数倍。辅料还可起到助溶、脱吸附作用，亦可使难溶于水的成分水溶性增加。

4. 改变或增强药物作用的趋向　中医对药物作用的趋向是以升、降、浮、沉来表示的。中药通过炮制，可以改变其作用趋向。例如，大黄苦寒，为纯阴之品。其性沉而不浮，其用走而不守。经酒制后能引药上行，先升后降。元代李杲认为，大黄治下焦疾病，"若邪气在上，非酒不至，若用生品，则遗至高之邪热，病愈后，或目赤、喉痹，头肿，膈上热痰"。黄柏禀性至阴，气薄味厚，主降，生品多用于下焦湿热。酒制可略减其苦寒之性，并借助酒的引导作用，以清上焦之热，上清丸中的黄柏用酒制、转降为升。莱菔子，辛甘平，偏温，作用升浮。但为种子，质量沉降，古人认为，该药能升能降。生莱菔子，升多于降，用于涌吐风痰；炒莱菔子，降多于升，用于降气化痰，消食除胀。李时珍曰：莱菔子"生能升，熟能降。升则吐风痰，散风寒。降则定痰喘咳嗽，调下痢后重，止内痛，皆是利气之效"。现代研究表明，在离体家兔肠管试验中，莱菔子的炒制品对抗肾上腺素作用强于生品。可见，临床应用莱菔子的炒制品来作消导药是有一定道理的。

5. 改变药物作用的部位或增强对某部位的作用　中医对药物作用部位（病所）常以经络脏腑来表示。所谓某药归某经，即表示该药对某些脏腑和经络有明显的选择性。如杏仁可以止咳平喘，故入肺经；可润肠通便，故入大肠经。临床上有时因一药入多经，会使其作用分散，通过炮制调整，可使其作用专一。如柴胡、香附等经醋制后有助于引药入肝经，更好地治疗肝经疾病。小茴香、益智仁、橘核等经过盐制后，有助于引药入肾经，能更好地发挥治疗肾经疾病的作用。

6. 便于调剂和制剂　中药材经炮制后加工成一定规格的饮片，如切成一定规格的片、丝、段、块后，可便于调剂时分剂量、配方了。如白芍、槟榔等质地致密坚实的药物切成薄片，大黄、白术等块大坚硬的药物切成厚片，黄柏、厚朴等皮类药材切成丝等。质地坚硬的矿物类、甲壳类及动物化石类药材很难粉碎，不便制剂和调剂，在短时间内也不易煎出其药效成分，因此必须经过煅、煅淬、砂烫等加热处理，使之质地酥脆而便于粉碎。如砂烫醋淬穿山甲、龟甲、鳖甲，砂烫马钱子，蛤粉烫阿胶，油炸豹骨，火煅代赭石、寒水石，火煅醋淬自然铜等。实际上药材从质坚变为酥脆的同时，也达到了增加其药效成分的溶出，有利于药物在体内的吸收等目的。如龟板，经砂烫醋淬炮制后，其热水溶出率约增加6倍。药材经过不同方法的炮制，制成饮片后所出现的上述变化，对于调剂和制剂极为有利。

7. 洁净药物，利于贮藏保管　药材在采收、运输、保管过程中，常混有泥沙、杂质及霉败品，或保留非药用部分以资鉴别。因此入药前必须经过严格的分离和洗刷，使其达到所规定的洁净度，以保证临床用药的卫生和剂量的准确。例如根类药物的芦头（根上部之根茎部分）、皮类药材的粗皮（栓皮）、昆虫类药物的头足翅等常应除净。有的虽是一种植物，但由于部位不同，其药效作用亦不同。如麻黄，其草质茎能发汗，根能止汗故须分开。药物经过加热处理可以进一步干燥，或杀死虫卵（蒸桑螵蛸），有利于贮藏保管。

8. 矫味矫臭，利于服用　中药中的某些动物类药材（如僵蚕、紫河车）、树脂类药材（如乳香、没药）或其他有不良气味的药物（五灵脂），往往为病人所厌恶，难以口服或服后有恶心、呕吐、心烦等不良反应。为了便于服用，常用酒制、蜜制、水漂、麸炒、炒黄、醋制等方法炮制，能起到矫臭矫味的效果，有利于病人服用。比如醋制乳香、麸炒僵蚕、酒制五灵脂等。

（二）中药临方炮制对药物的影响

中药所含的各种化学成分是其发挥药效的基础。经炮制后中药中各种化学成分发生量或质的改变，从而影响或改变了药效；使某些不溶或难溶于水的成分转化为易溶于水的成分，提高了疗效；使有毒的成分转化为毒性小或无毒的成分，降低或消除了毒性。因此，研究中药炮制前后化学成分的变化，以及这些变化对药效的影响，对阐明炮制原理、推进炮制工艺革新、提高炮制质量均有重要意义。

1. 炮制对生物碱类成分与药效的影响　生物碱是一类存在于生物体内的含氮的有机化合物，大多具有明显的生理活性。不但植物来源的中药可含有生物碱，而且动物来源的中药有的也含有生物碱（如蟾酥）。

炮制对含生物碱类成分的药材及药效的影响主要是增强生物碱在水中的溶解度，提高疗效；破坏有毒生物碱，降低毒性。游离的生物碱一般不溶或难溶于水，若与酸作用生成盐后，则易溶于水。用醋做辅料进行炮制，可提高含生物碱类药材的疗效。还有少数药材含有的生物碱能溶于水（槟榔碱、小檗碱），在炮制时应注意尽量减少与水接触。

有些生物碱毒性较大，经过炮制后使其分解，降低了药材的毒性。如马钱子所含的士的宁，有成人口服30mg或7粒生马钱子致死的记载。马钱子经砂烫后，部分士的宁转变为异士的宁、士的宁含氮氧化物等，其总生物碱的含量为生品的 92.1%，而毒性只有生品的 48.5%。

2. 炮制对苷类成分与药效的影响　苷系指糖分子中环状半缩醛上的羟基与非糖部分（苷元）中的羟基（或酚基）缩合（失水）而成的环状缩醛衍生物。苷在自然界中分布极广，广泛地分布在植物体中，尤其在果实、树皮和根部最多。

炮制对含苷类成分药材及药效的影响主要是破坏酶的活性，有利于苷类成分的保存；使苷类成分分解或产生新成分，从而改变药物的作用。

含有苷类成分的药材常常存在着分解此种苷的酶，在一定的条件下，苷容易被相应的酶所水解。所以含苷类中药常用炒、蒸等方法破坏酶的活性，如蒸黄芩、炒槐花、炒苦杏仁等，以保证苷类成分免受酶解，保存药效。

炮制也可使苷类成分分解或产生新成分，从而改变药物的作用。如何首乌经蒸制后结合蒽醌减少、游离蒽醌增加，泻下作用消除、补益作用增强。

苷类成分多溶于水，故在炮制过程中水处理时应少泡多润，以免有效成分流失。苷在酸性条件下容易水解，因此含有苷类成分的中药一般不用醋炮制。因酒易溶解苷，所以炮制辅料常选用酒。

3. 炮制对挥发油类成分与药效的影响　挥发油通常也是一种具有治疗作用的活性成分，它是指水蒸气蒸馏所得到的挥发性油状成分的总称。挥发油大多数具有芳香性，在常温下可以自行挥发而不留任何油迹，大多数比水轻，易溶于多种有机溶剂及脂肪油中，在 70% 以上的乙醇中能全溶，在水中的溶解度极小，呈油状液体。

加热炮制可使挥发油含量显著降低，因此炮制含挥发油药材时要少加热或不加热。但有些药物需要经炮制减少或除去挥发油，以达到医疗的需要。据报道，炒焦可使挥发油减少约 40%，炒炭可使挥发油减少约 80%，煨或土炒可使挥发油减少约 20%。有些药材挥发油含量较高，服用后易产生副作用，可通过适当的炮制方法除去部分挥发油，如麸炒苍术。

炮制还可使挥发油的理化性质和药理作用发生改变。如炮制后的肉豆蔻挥发油颜色加深、折光率增大，药理作用也由泻下变为止泻。

4. 炮制对鞣质类成分与药效的影响　鞣质是一类复杂的多元酚类化合物，具有一定的生理活性，广泛地存在于植物中，在医疗上作为收敛剂。鞣质具有收敛止血、止泻、抗菌、保护黏膜等作用，有时也用作生物碱及重金属中毒的解毒剂。

鞣质含有酚羟基，极性较强，所以易溶于水，尤其易溶于热水，因而以鞣质为主要药用成分的药物在炮制过程中用水处理时要格外注意。如地榆、虎杖、侧柏叶、石榴皮等。

鞣质为强的还原剂，能被空气中的氧所氧化，生成鞣红。中药槟榔、白芍等切片时露置在空气中有时泛红，就是这些药物所含的鞣质氧化成鞣红所造成的。鞣质在碱性溶液中变色更快，所以在炮制过程中要特别注意。

鞣质能耐高温，经高温处理，一般变化不大。如大黄含有致泻作用的蒽苷和具有收敛作用的鞣质，经酒蒸、炒炭炮制后，蒽苷的含量明显减少，但鞣质含量变化不大，故可使大黄致泻作用减弱，而收敛作用相对增加。若煎煮时间过长，蒽苷破坏殆尽，不但不能泻下，反而能导致便秘。但也有一些鞣质经高温处理能影响疗效。如地榆炒炭温度过高，其抑菌作用大大降低，因此炮制时要掌握火候。

鞣质遇铁能发生化学反应，生成黑绿色的鞣质铁盐沉淀，因而在炮制含鞣质成分的药物时，有用竹刀切、铜刀切、木盆中洗的要求，煎药时要用砂锅，都是为了避免鞣质与铁的反应。

5. 炮制对有机酸类成分与药效的影响　有机酸广泛存在于植物细胞液中，特别是正要成熟的肉质果实内，通常果实愈接近成熟，其含酸量逐渐减低。有机酸对人体营养及生理上有重要作用。

有机酸在植物体内以游离状态存在，也有的与钾、钠、钙、铍、镁、锶、钡等离子结合成盐类存在。低分子的有机酸大多能溶于水，因此炮制过程中用水处理时宜采用少泡多润的方法，以防止有机酸类成分的损失。但植物如存在着可溶性的草酸盐，往往有毒，如白花酢浆草、酢浆草，动物食后可产生虚弱、抑制，甚至死亡。炮制时应除去。

加热炮制可使有机酸破坏，具有强烈酸性的有机酸，对口腔、胃刺激性大，因此，有强烈刺激性的有机酸或含有机酸过多的药材，经过热处理，可破坏一部分，以适应临床需要。如山楂炒焦后有机酸破坏一部分，酸性降低，减少对胃肠道的刺激。

有些有机酸能与生物碱生成盐，有利于药效发挥，因而常用甘草水制一些生物碱的药物增强疗效。吴茱萸制黄连也属此类作用。

有机酸对金属有一定的腐蚀性，所以炮制时不宜采用金属容器，以防容器腐蚀和药物变色、变味。

6. 炮制对油脂类成分与药效的影响　油脂的主要成分为长链脂肪酸的甘油酯，大多存在于植物的种子中，通常具有润肠通便或致泻等作用。有的作用峻烈，有一定毒性。

炮制过程中，经加热压榨除去部分油脂类成分，以免滑肠致泻或降低毒副作用，保证临床用药安全有效。如柏子仁去油制霜降低或消除滑肠作用；千金子去油制霜以减小毒性，使药力缓和；瓜蒌仁去油制霜以除令人恶心呕吐之弊，更适用于脾胃虚弱患者。蓖麻子中含有脂肪油，具消肿拔毒、泻下通滞作用，但种子中含有毒蛋白，炒熟后可使毒蛋白变性避免中毒。巴豆油即是有效成分，又是有毒成分，则宜控制用量，使达适中。

7. 炮制对含树脂类药物的影响　树脂是一类复杂的混合物，通常存在于植物组织的树脂道中，当植物体在外伤的刺激下，即能分泌出树脂来，形成固体或半固体物质。有的为油树脂，有的为胶树脂，有的为油胶树脂，多有一定生理活性而被药用，常用作防腐、消炎、镇静、镇痛、解痉、活血、止血剂。

树脂一般不溶于水，而溶于乙醇等有机溶酶中。炮制含树脂类药物，常用辅料酒、醋处理，可提高树脂类成分的溶解度，增强疗效。如五味子经酒制可提高疗效，因五味子的补益成分为一种树脂类物质。乳香、没药经醋制，能增强活血止痛作用。

加热炮制可增强某些含树脂类药物的疗效，如藤黄经高温处理后，抑菌作用增强。但是有的树脂如果加热不当反而影响疗效，如乳香、没药中的树脂如果炒制时温度过高，促使树脂变性，反会影响疗效。

加热炮制可以破坏部分树脂，以适应医疗需要。如牵牛子树脂具有泻下去积作用，经炒制后部分树脂破坏，可缓和泻下作用。

8. 炮制对含蛋白质、氨基酸类药物的影响　蛋白质是生物体内所有化合物中最复杂的物质。另外，所有的酶也都是蛋白质。蛋白质是一类大分子的物质，多数可溶于水，生成胶体溶液，一般煮沸后由于蛋白质凝固，不再溶于水。蛋白质水解产生多种氨基酸，很多种氨基酸都是人体生命活动所不可缺少的。纯洁的氨基酸大多数是无色结晶体，易溶于水。由于他们具有水溶性，故不宜长期浸泡于水中，以免损失有效成分，影响疗效。

炮制时加热煮沸可使蛋白质凝固变性，某些氨基酸遇热不稳定，如雷丸、天花粉、蜂毒、蛇毒、蜂王浆等以生用为宜。一些含有毒性蛋白质的中药便可通过加热处理，使毒性蛋白变性而消除毒性，如巴豆、白扁豆、蓖麻子加热后毒性大减。另外，一些含苷类药物如黄芩、苦杏仁经沸水焯、煮，破坏酶的活性，也基于此种考虑。

蛋白质加热处理以后，往往还能产生一些新的物质，而取得一定的治疗作用。如鸡蛋黄、黑大豆等经过干馏处理，能得到含氮的吡啶类、卟啉类衍生物而具有解毒、镇痉、止痒、抗菌、抗过敏的作用。

氨基酸还能和单糖类及少量水分存在的条件下产生化学变化，生成环状的杂环化合物，这是一类具有特异香味的类黑素。如缬氨酸和糖能产生香味可口的微褐色类黑素；亮氨酸和糖类能产生强烈的面包香味，所以麦芽、稻芽等炒后变香而具健脾消食作用。

蛋白质能和许多蛋白质沉淀剂，如鞣酸、重金属盐产生沉淀，一般不宜和鞣质类的药物一起加工炮制。酸碱度对蛋白质和氨基酸的稳定性、活性影响很大，加工炮制时也应根据药物性质妥善处理。

9. 炮制对含糖类药物的影响　糖类成分对于植物体具有重大意义，是植物细胞与组织的重要营养物和支持物质。其在植物体内的存在种类很多，有单糖、寡糖和多糖。很多中药含有的糖类物质过去不为人重视，随着科学研究的深入开展，糖类物质的生物活性愈来愈引起人们的注意。如柿霜，主要成分为甘露醇，是治疗小儿口疮的良药，并有轻微的止泻作用。

近年来更发现有七个分子以上单糖缩合成的高聚物——多糖，如猪苓多糖、茯苓多糖、香菇多糖等成分可表现提高机体免疫功能作用和抗癌活性。

单糖及小分子寡糖易溶于水，在热水中溶解度更大，多糖难溶于水，但能被水解成寡糖、单糖，因此在炮制含糖类成分的药物时，要尽量少用水处理，必须用水泡时要少泡多润，尤其要注意与水共同加热的处理。

糖与苷元可结合成苷，故一些含糖苷类药物在加热处理后，可分解出大量糖。如生地制成熟地后甜度增加；何首乌制后还原糖含量随之增加，这都与糖类成分变化有关。

10. 炮制对无机盐类成分与药效的影响　无机成分大量存在于矿物和介壳类药物中，在植物药中也含有一些无机盐类，如钾、钙、镁盐等，他们大多与组织细胞中的有机酸结合而成盐共存。在各类药物中，还普遍存在某些微量元素，如铜、铬、锰、铁、锌等，有十分重要的生物活性。

矿物类药物通常采用煅烧或煅红醋淬的方法，除了可改变其物理性状，使之易于粉碎，有利于有效成分的煎出外，也有利于药物在胃肠道的吸收，从而增强疗效，如磁石、自然铜、牡蛎等。某些含结晶水的矿物，经煅制后，失去结晶水而改变药效，如石膏、明矾、寒水石等。在加热炮制过程中，可改变某些药物的化学成分，产生治疗作用，如炉甘石原来的主要成分为碳酸锌（$ZnCO_3$），煅后变为氧化锌（ZnO），具有解毒、明目退翳、收湿止痒、敛疮的作用。

炮制过程中，水处理时间过长，易使所含水溶性无机盐类成分流失而降低疗效。如夏枯草中含有大量钾盐，经长时间的水处理，会大大降低其降血压、利尿作用。

总之，中药经过各种不同的加工炮制处理以后，各类成分的理化性质发生了各种不同的变化，其中有些已被了解，但绝大多数还有待探索。这就要求从业人员一定要以中医药理论为指导，应用现代科学方法进行研究，通过炮制对药物成分理化性质的影响来解析中药炮制机理，使古代经验上升、提高，使传统的中药炮制学在新的历史条件下得到发展。

二、中药炮制常用辅料 🅴微课

中药炮制的辅料是指炮制过程中对药物具有辅助作用的附加物料。它具有与主药协同而增强疗效，或降低毒性，或赋色，或矫味，或影响主药的理化性质，或起到主药的中间传热体等作用。

中药炮制常用的辅料一般分为固体辅料和液体辅料两大类。一般来说，炮制时以固体状态存在的辅料称为固体辅料，炮制时以液体状态存在的辅料称为液体辅料。

1. 固体辅料

（1）麦麸　为禾本科植物小麦的种皮，呈褐黄色，以片大、无细麸和面粉者为佳。主含淀粉、蛋白质、维生素等。

麦麸味甘、淡，性平，具有和中益脾的作用。药物经麦麸制后，能缓和燥性，增强健脾和中作用，或增强涩肠止泻作用，并能矫臭矫味、赋色。

常用麦麸制的药物有薏苡仁、白术、苍术、枳壳、枳实、僵蚕、肉豆蔻、诃子、葛根等。

（2）稻米　为禾本科植物稻的种仁，炮制多选用大米或糯米。主含淀粉、蛋白质、脂肪、矿物质，尚含少量 B 族维生素、多种有机酸类及糖类。

稻米味甘，性平，具有补中益气、健脾和胃、除烦止渴、止泻痢的作用。药物经稻米制后，能降低刺激性和毒性，或增强补中益气的作用。

常用米制的药物有斑蝥、红娘子、党参等。

（3）土　中药炮制常用灶心土，又称伏龙肝。也可用黄土、赤石脂等。灶心土为土灶灶底中心的黄土经柴草长时间熏烧而成，外部呈焦土状，内部呈红褐色，有烟熏气味。主含硅酸盐、钙盐及多种碱性氧化物。

灶心土味辛，性温，具有温中燥湿、止血、止呕、涩肠止泻的作用。药物经土制后，能缓和燥性，增强补脾安胃、收涩止泻等作用。

常用土炒的药物有白术、山药、当归、白芍等。

（4）河砂　为经筛选、洗净泥土、除去杂质后的中等粒度的河砂。

炮制用河砂主要作为中间传热体，取其温度高、传热快、受热均匀的特点。质地坚硬的药物经砂烫后变得松脆，利于粉碎和煎出有效成分；高温砂烫还可降低药物的毒性，并易于除去非药用部分。

常用砂烫炒的药物有马钱子、骨碎补、狗脊、穿山甲、龟甲、鳖甲等。

（5）蛤粉　为帘蛤科动物文蛤、青蛤的贝壳，经煅制粉碎后的灰白色粉末。主含氧化钙、碳酸钙等。

蛤粉味苦、咸，性寒，具有清热化痰、软坚散结、制酸止痛的作用。药物经蛤粉制后，能除去腥味，增强清肺化痰作用，并可作为中间传热体，使药物受热均匀，质地变酥脆，利于粉碎。

常用蛤粉烫炒的药物有阿胶、鹿角胶、黄明胶等。

（6）滑石粉　为硅酸盐类矿物滑石经精选、净化、粉碎、干燥而制得的细粉。呈白色或类白色，微细，无砂性，手摸有滑腻感，气微，味淡。主要成分为含水硅酸镁。

滑石粉味甘、淡，性寒，具有利尿通淋、清热解暑、祛湿敛疮的作用。炮制用滑石粉作为中间传热体，使药物受热均匀，形体鼓起，质变酥松，还能降低毒性，矫臭矫味。

常用滑石粉烫炒的药物有刺猬皮、鱼鳔胶、水蛭等。

（7）豆腐　为豆科植物大豆的种子经粉碎加工而成的乳白色固体。主含蛋白质、维生素、淀粉等。

豆腐味甘，性凉，具有益气和中、生津润燥、清热解毒的作用。豆腐具有较强的沉淀与吸附作用。药物经豆腐制后，能降低毒性，去除污物。

常用豆腐制的药物有藤黄、硫黄、珍珠（花珠）、玛瑙等。

（8）朱砂　为硫化物类矿物辰砂，主含硫化汞（HgS）。炮制用朱砂粉，是朱砂经水飞而成的朱红色极细粉末，其含硫化汞不得少于98.0%。

朱砂味甘，性微寒，有毒，具有清心镇惊、安神、解毒的作用。药物经朱砂制后，能起协同作用，增强疗效。

常用朱砂拌制的药物有麦冬、茯苓、茯神、远志、灯心草等。

2. 液体辅料

（1）酒　当前用于炮制的有黄酒、白酒两大类，主要成分为乙醇、酯类、酸类等物质。

黄酒为米、麦、黍等用曲酿制而成，含乙醇15%～20%，相对密度约0.98，尚含糖类、酯类、氨基酸、矿物质等。一般为棕黄色透明液体，气味醇香特异。

白酒为米、麦、黍、山芋、高粱等和曲酿制经蒸馏而成，含乙醇50%～70%，相对密度0.82～0.92，尚含酸类、酯类、醛类等成分。一般为无色澄明液体，气味醇香特异，而有较强的刺激性。

除另有规定外，炮制用酒一般为黄酒，浸提药物一般用白酒。

酒味甘、辛，性大热，具有宣行药势、活血通络、祛风散寒、矫臭矫味的作用。药物经酒制后，能缓和苦寒之性，引药上行，增强活血通络的作用，并能矫臭矫味。同时酒中含有乙醇，是一种良好的溶媒，有助于有效成分的溶出而提高疗效。

常用酒制的药物有黄连、大黄、白芍、当归、川芎、牛膝、续断、乌梢蛇、蕲蛇、黄芩、熟地黄、山茱萸、女贞子、黄精等。

（2）醋　是以米、麦、高粱以及酒糟等酿制而成。主要成分为醋酸，占4%~6%，尚有维生素、琥珀酸、草酸、山梨糖、灰分等。

炮制用醋为食用醋，习称米醋。化学合成的醋精不能食用，也不能作为醋制的辅料。传统认为，米醋存放时间越长越好，又称"陈醋"。

醋性味酸苦、温。具有引药入肝、理气、止血、行水、消肿、解毒、散瘀止痛、矫味矫臭作用。药物经醋制后，能引药入肝经，入血分，增强散瘀止痛、疏肝行气解郁的作用，并能解毒，矫臭矫味。同时醋具有酸性，能与药物中所含的游离生物碱等成分结合成盐，增大溶解度而易于煎出有效成分。

常用醋制的药物有延胡索、香附、柴胡、青皮、三棱、莪术、乳香、没药、芫花、甘遂、大戟、五味子、鳖甲、穿山甲、龟甲、自然铜、磁石、赭石、紫石英等。

（3）食盐水　系食盐加入适量水溶解、过滤而得到的澄明液体。主含氯化钠，尚含少量的氯化镁、硫酸钙等物质。

食盐味咸，性寒，具有强筋骨、软坚散结、清热、凉血、解毒、防腐的作用。药物经盐水制后，能引药入肾，引火下行，增强补肝肾、治疝、利尿的作用，并能缓和药物辛燥之性。

常用食盐水制的药物有杜仲、巴戟天、砂仁、黄柏、知母、车前子、泽泻、小茴香、橘核、荔枝核等。

（4）姜汁　系生姜经捣碎取汁，或由生姜或干姜加入适量水煎煮去渣而得的黄白色液体，有香气，具辛辣味。主含挥发油、姜辣素（姜烯酮、姜酮、姜萜酮混合物），尚含多种氨基酸、淀粉及树脂状物。

生姜味辛，性温，具有解表散寒，温中止呕，化痰止咳，解鱼蟹毒的作用。药物经姜汁制后，能增强温中化痰止呕的作用，缓和寒性和刺激性，降低毒性。

常用姜汁制的药物有厚朴、草果、竹茹、黄连、栀子、半夏、天南星、白附子等。

（5）蜂蜜　为蜜蜂采集花粉酿制而成。蜂蜜因蜂种、蜜源、环境等不同，其化学组成差异较大。主要的成分为果糖、葡萄糖，两者约占蜂蜜的70%，尚含少量蔗糖、麦芽糖、矿物质、蜡质、含氧化合物、酶类、氨基酸、维生素等物质。

炮制用蜜是经过炼制的蜂蜜，即将蜂蜜加入适量水煮沸，滤过，去沫及杂质后，再加热浓缩而成。

蜂蜜味甘，性平，具有补中益气、润肺止咳、润肠通便、缓急止痛、解毒、矫味的作用。药物经蜜制后，能增强补中益气、润肺止咳的作用，并能解毒，缓和药性，矫臭矫味。

常用蜜制的药物有黄芪、甘草、麻黄、枇杷叶、款冬花、紫菀、马兜铃、百部、白前等。

（6）羊脂油　为牛科动物山羊或绵羊的脂肪经熬制而成，以尾油为佳。主要成分为油脂，含饱和脂肪酸和不饱和脂肪酸。

羊脂油味甘，性热，具有温散寒邪、补肾助阳、润燥、解毒的作用。药物经羊脂油制后，能增强补虚助阳的作用。

常用羊脂油制的药物有淫羊藿。

（7）麻油　为胡麻科植物脂麻的干燥成熟种子经压榨而得的油脂。主含亚油酸、芝麻酸、芝麻素等。

麻油味甘，性微寒，具有清热、润燥、生肌的作用。常用作油炸或涂酥烘烤的辅料，因沸点较高，炮制后能使质地坚硬或有毒的药物酥脆或毒性降低。

常用麻油制的药物有马钱子、地龙、蛤蚧、穿山甲等。

（8）甘草汁　为甘草饮片经水煎煮去渣而得的黄棕色至深棕色液体。主含甘草甜素（又称甘草酸或甘草皂苷）、甘草苷、还原糖、淀粉及胶类物质等。

甘草味甘，性平，具有补脾益气、清热解毒、祛痰止咳、缓急止痛的作用。药物经甘草汁制后能缓和药性，降低毒性。

常用甘草汁制的药物有远志、巴戟天、吴茱萸、半夏、乌头、附子等。

（9）黑豆汁　为黑大豆经水煎煮去渣而得的黑色混悬液体。主含蛋白质、脂肪、淀粉、维生素、色素等。

黑豆味甘，性平，具有滋补肝肾、活血、利水、祛风、解毒的作用。药物经黑豆汁后，能增强疗效，降低毒性或副作用。

常用黑豆汁制的药物有何首乌、川乌、草乌、附子等。

（10）白矾水　为白矾的水溶液。为硫酸盐类矿物明矾石经加工提炼而成的结晶体，主要成分为含水硫酸铝钾 $[KAl(SO_4)_2 \cdot 12H_2O]$。

白矾味酸、涩，性寒，外用解毒杀虫、燥湿止痒，内服止血止泻、祛风痰，另有防腐作用。与药物共制后，可防止腐烂，降低毒性，增强疗效。

常用白矾制的药物有半夏、天南星、白附子等。

（11）胆汁　系牛、猪、羊的新鲜胆汁，为绿褐色、微透明的液体，略有黏性，特显腥臭气，传统认为牛胆汁为佳。主含胆酸钠、胆色素、黏蛋白、脂类及无机盐类等。胆汁味苦，性大寒，具有清肝明目、利胆通肠、解毒消肿、润燥的作用。药物经胆汁制后，能降低毒性，缓和燥性，增强疗效。

常用胆汁制的药物有黄连、天南星等。

（12）米泔水　为淘米时第二次滤出的灰白色浑浊液体。含少量淀粉及维生素。因易酸败发酵，应临用时收集。

米泔水味甘，性凉，具有益气、除烦、止渴、解毒、清热凉血、利小便的作用。常用来浸泡含油脂较多的药物，以除去部分油质，降低药物辛燥之性，增强补脾和中的作用。

常用米泔水制的药物有苍术、白术等。

其他的液体辅料还有吴茱萸汁、萝卜汁、鳖血、石灰水、酥油等，根据临床需要而选用。

三、中药炮制的常用方法及操作

（一）净制

净制又称为"净选加工"，是中药炮制的第一道工序。是指中药材在切制、炮炙或调剂、制剂前，选取规定的药用部位，除去杂质、非药用部位、霉变品及虫蛀品，区分不同的药用部位以及将药材分档的一类炮制方法。中药材都要通过净选加工，方可用于临床。净制根据药材具体情况，分别选用挑选、筛选、风选、水选、剪、切、刮、削、剔除、酶法、剥离、挤压、燀、刷、擦、火燎、烫、撞、碾等方法达到质量标准。

（二）切制

切制是将净选后的中药材进行软化处理，再切成一定规格的片、丝、块、段等的炮制工艺。广义而言，凡是经过炮制后，可直接用于中医临床调配处方或制剂生产使用的所有中药，统称为饮片。狭义而言，饮片是指切制成一定规格的片、丝、块、段等形状的药材。

切制饮片前，除少数中药材如鲜石斛、鲜芦根、丝瓜络、竹茹、通草等可进行鲜切或干切外，大多数干燥的中药材必须进行适当的软化处理，使药材由硬变软，质地柔软适中，以便于切制。

饮片的形态，取决于药材的特点、质地、形态和各种不同的需要，如炮制、调剂、制剂、鉴别等，常见的饮片类型分述如下：

1. 片　极薄片，厚度为0.5mm以下，适用于质地致密、极坚实的木质类及动物骨、角质类药材，如羚羊角、鹿角等。薄片，厚度为1~2mm，适宜质地致密坚实、切薄片不易破碎的药材，如白芍、乌药、槟榔等。厚片，厚度为2~4mm，适宜质地松泡、黏性大、切薄片易破碎的药材，如茯苓、山药、天花粉等。

2. 丝（包括细丝和宽丝）　细丝2~3mm，宽丝5~10mm。适宜皮类、叶类和较薄果皮类药材。如黄柏、厚朴、桑白皮等均切细丝；荷叶、枇杷叶、淫羊藿等均切宽丝。

3. 段（咀、节）　长段称"节"，长为10~15mm；短段称"咀"，长为5~10mm。适宜全草类和形态细长，内含成分易于煎出的药材，如薄荷、荆芥、香薷、益母草等。

4. 块　边长为8~12mm的立方块，如何首乌、干姜等。阿胶的立方块又称"丁"。

（三）炮炙

1. 炒法　将净制或切制过的药物，筛去灰屑，大小分档，置炒制容器内，加辅料或不加辅料，用不同火力加热，并不断翻动或转动使之达到一定程度的炮制方法，称为炒法。根据炒法的操作及加辅料与否，可分为清炒法和加辅料炒法。清炒法又根据加热程度不同而分为炒黄、炒焦和炒炭。加辅料炒法根据所加辅料的不同而分为麦麸炒、米炒、土炒、砂炒、蛤粉炒和滑石粉炒等法。

（1）清炒法　不加任何辅料的炒法称为清炒法。根据火候及程度的不同又分为炒黄、炒焦和炒炭。炒黄是将净制或切制过的药物，置炒制容器内，用文火或中火加热，并不断翻动或转动，使药物表面呈黄色或颜色加深，或发泡鼓起，或爆裂，并逸出固有气味的方法；炒焦是将净选或切制后的药物，置炒制容器内，用中火或武火加热，炒至药物表面呈焦黄或焦褐色，内部颜色加深，并具有焦香气味；炒炭是将净选或切制后的药物，置炒制容器内，用武火或中火加热，炒至药物表面焦黑色或焦褐色，内部呈棕褐色或棕黄色。经炒炭炮制后可使药物增强或产生止血、止泻作用。

（2）加辅料炒法　净制或切制后的药物与固体辅料同炒的方法，称为加辅料炒法。主要目的是降低毒性、缓和药性、增强疗效和矫臭矫味等。同时，某些辅料具有中间传热的作用，能使药物受热均匀，炒后的饮片色泽一致，外观质量好。常用的加辅料炒法有麸炒、米炒、土炒、砂炒、蛤粉炒、滑石粉炒等。

2. 炙法　将净选或切制后的药物加入定量的液体辅料拌炒，使辅料逐渐渗入药物内部的方法，称为炙法。根据所加辅料不同，分为酒炙、醋炙、盐炙、姜炙、蜜炙和油炙等方法。

（1）酒炙　将净选或切制后的药物加入定量的酒拌炒的方法，称为酒炙法，一般多用黄酒。酒性味甘、辛，大热。气味芳香，能升能散，宣行药势，具有活血通络、祛风散寒、矫臭去腥的作用。故酒炙法多适用于活血化瘀、祛风通络的药物以及动物类药。

（2）醋炙　将净选或切制后的药物，加入一定量醋拌炒的方法称为醋炙法。醋性味酸苦温，主入肝经血分，具有收敛、解毒、散瘀止痛、矫味的作用。故醋炙法多用于疏肝解郁、散瘀止痛、攻下逐水的药物。

（3）盐炙　将净选或切制后的药物，加入一定量食盐水溶液拌炒的方法称为盐炙法。食盐性味咸寒，有清热凉血、软坚散结、润燥的作用，且能引药入肾，因此盐炙法多用于补肾固精、利尿和泻火的药物。

（4）姜炙　将净选或切制后的药物，加入定量姜汁拌炒的方法，称为姜炙法。生姜辛温，能温中止呕，化痰止咳。故姜炙法多用于祛痰止咳、降逆止呕的药物。

（5）蜜炙　将净选或切制后的药物，加入定量炼蜜拌炒的方法称为蜜炙法。蜂蜜性味甘平，有甘缓益脾、润肺止咳、矫味等作用。因此，蜜炙法多用于止咳平喘、补脾益气的药物。

（6）油炙　将洗净或切制后的药物，与一定量油脂共同加热处理的方法称为油炙法。油炙法又称酥法。油炙法所用的辅料，包括植物油和动物脂（习称动物油）两类。常用的有麻油（芝麻油）、羊脂油。此外，菜油、酥油亦可采用。

3. 煅法　将药物直接放于无烟炉火内或置于适当的耐火容器内煅烧的方法，称为煅法。有些药物煅红后，还要趁热投入规定的液体辅料中骤然冷却，称为"煅淬法"。药物经过高温煅烧，使药物质地疏松，利于粉碎和煎出有效成分，减少或消除副作用，从而提高疗效或产生新的药效。

依据操作方法和要求的不同，煅法分为明煅法、煅淬法和扣锅煅法。明煅法和煅淬法主要适用于质地坚硬的药物，如矿物类、贝壳类、化石类药物；扣锅煅法多用于制备某些植物药的炭药。

4. 蒸、煮、焯法　是一类既需要用火加热，又需要大量的水传热的方法，所以属于"水火共制法"。这里的"水"可以是清水，也可以是酒、醋或药汁（如甘草汁、黑豆汁）。个别药物虽用固体辅料，如用豆腐炮制珍珠、藤黄、硫黄，操作时仍需用水来进行蒸煮。

蒸制法中，有的药物蒸后便于保存，如桑螵蛸、黄芩等；有的药物蒸后性味改变，产生新的功能，临床适用范围扩大，如地黄、何首乌、大黄；有的药物在蒸制过程中加入酒（如地黄、肉苁蓉、黄精、山茱萸、女贞子）、醋（如五味子），则与酒炙、醋炙有类同的辅料作用；有的药物蒸制则是为了便于软化切制，如木瓜、天麻、玄参等。

煮制法中，无论是清水煮（如川乌、草乌），药汁煮（如附子、吴茱萸、远志），还是加用固体辅料豆腐煮（如珍珠、藤黄、硫黄等），其主要作用都是降低毒性。

焯制，是在沸水中短时间浸煮的方法，主要破坏一些药物中的酶（苦杏仁、桃仁）、毒蛋白（如白扁豆），同时也有利于分离非药用部分。

5. 复制法　将净选后的药物加入一种或数种辅料，按规定操作程序，反复炮制的方法，称为复制法。复制法的特点是用多种辅料或多种工序共同处理药材，主要用于半夏、天南星、白附子等有毒天然药物的炮制。

6. 发酵与发芽法　发酵与发芽均系借助于酶和微生物的作用，使药物通过发芽与发酵过程，改变其原有性能，增强或产生新的功效，扩大用药品种，以适应临床用药的需要，如六神曲、淡豆豉、谷芽等。

7. 制霜法　药物经过去油制成松散粉末或析出细小结晶或用其他方式制成细粉的方法，称为制霜法。制霜法一般包括去油制霜法、渗析制霜法、升华制霜法等。如巴豆霜、西瓜霜、砒霜等。

8. 其他制法　除上述介绍的炮制方法外，对某些药物还采用烘、焙、煨、提净、水飞及干馏等炮制方法，统列为其他制法。

（1）烘焙法　将净选或切制后的药物用文火直接或间接加热，使之充分干燥的方法，称为烘焙法。烘焙法不同于炒法。烘焙法的主要目的是使药物尽快干燥，利于粉碎和贮存。操作时一定要用文火，并要勤加翻动，以免药物焦化。

（2）煨法　将药物用湿面或湿纸包裹，置于加热的滑石粉或沙中；或将药物直接置于加热的滑石粉中；或将药物与麦麸同置热锅内加热；或将药物铺摊吸油纸上，层层隔纸加热，以除去部分油质的方法，统称为煨法。煨法的主要目的是除去药物中部分油脂及刺激性成分，从而降低毒副作用，缓和药性，增强疗效，如煨肉豆蔻、煨诃子等。

（3）提净法　某些矿物药，特别是一些可溶性无机盐类药物，经过溶解、过滤，除净杂质后，再进行重结晶处理，使之进一步纯净的方法，称为提净法。提净的目的是使药物纯净、缓和药性、提高疗效或者降低毒性，如朴硝经萝卜提净后，可提高其纯净度；萝卜的甘温之性，又能缓其咸寒之性；并借萝卜的消导降气之功，增强其润燥软坚，消导下气通便作用。硇砂生品有毒，忌内服，经米醋提净后，能降低毒性，可供内服。

（4）水飞法　将某些不溶于水的矿物、贝壳类药物经反复研磨成细粉后，利用其粗细粉末在水中悬浮性不同的特点而分离、制备成极细腻粉末的方法，称为水飞法，如水飞朱砂等。

知识链接

中药炮制的三类分类法

陈嘉谟在《本草蒙筌》中提出三类分类法，即"火制四，有煅、有炮、有炙、有炒之不同；水制三，或渍、或泡、或洗之弗等；水火共制者，若蒸、若煮而有二焉，余外制虽多端，总不离此两者。"该分类法是以火制、水制、水火共制三类炮制方法为纲，统领各种中药的炮制，是中药炮制分类的一大进步。但该分类法叙述过于简略，并且尚不能包括中药炮制的全部内容。

实训七　中药临方炮制实训

一、实训内容及要求

根据处方规定的重量和炮制要求依据《中国药典》（2020 年版），在规定时间（20 分钟）内，完成净制、大小分档、称量、辅料处理、加液体辅料拌润、炒制等操作。

1. 将 100g 莱菔子炮制成炒莱菔子。
2. 将 120g 甘草炮制成炙甘草。

二、实训效果评价

中药临方炮制实训评分标准

项目	评分标准细则 （炮制操作 50 分，成品质量 50 分）	扣分	得分
器具 准备 （2 分）	器具准备齐全、洁净；摆放合理。 ①器具要洁净，炒前未清洁所用器具，扣 1 分； ②器具要一次准备齐全，操作过程中，每再准备一种器具，扣 0.5 分； ③器具摆放不合理或摆放杂乱，扣 1 分。		
辅料 准备 （5 分）	辅料处理符合炮制要求。 ①辅料处理不合理，辅料配制不合理，扣 2 分； ②辅料散落到台面上未拣回，扣 1 分； ③辅料散落到地面上，视量多少扣 1~2 分。		

续表

项目	评分标准细则 （炮制操作50分，成品质量50分）	扣分	得分
净制 （5分）	净制操作规范，饮片净度符合《中国药典》2020年版及《中药饮片质量标准通则（试行）》之规定。 ①未净制或有明显杂质，扣3分；称量后再净制，扣2分； ②未进行大小分档，扣2分； ③饮片散落到台面上未拣回，扣1分； ④饮片散落到地面上，视量多少扣1~2分； ⑤净制操作不规范，扣1分； ⑥净制使用器具明显不合理，扣1分。		
称量 （3分）	待炮制品及辅料称取要规范。 ①称量前不归零，扣1分； ②称量后称盘不放回原位置，或操作完毕后不关电源，扣0.5分； ③称量的质量差异超过±5%，扣1分；±（5%~10%），扣2分；超过±10%，扣3分。		
拌润 （5分）	拌润手法娴熟，操作规范。 ①未拌润，扣5分； ②拌制后不均匀，扣1分； ③拌制后未润，扣2分； ④操作时饮片或辅料散落，视量多少扣1~2分； ⑤炙法润后辅料剩余过多，扣2分。		
预热 （5分）	火力控制适宜，投药时间恰当。 ①不预热，或违反操作规程造成事故，扣5分； ②中途熄火，扣1分； ③投药前，未用合适的判断方法预测锅温，扣1分。		
投药 （5分）	生饮片及辅料投放操作要规范。 ①投药前，火力选用不当，扣2分； ②投药操作严重失误，扣5分； ③投药操作过慢，扣1分； ④麸炒时，撒麸不均匀，扣1分；锅温未达到麸下烟起，扣2分；蛤粉未预热到合适程度，扣2分；砂炒时，河砂用量过少，扣2分； ⑤投药时，饮片散落到台面上未拣回，扣1分； ⑥投药时，散落到地面上，视量多少扣1~2分。		
翻炒 （10分）	翻炒动作娴熟，操作规范。 ①操作严重失误，扣10分； ②中途熄火，扣1分； ③翻炒明显不熟练、不均匀，扣3~5分； ④翻炒时，饮片散落到台面上未拣回，扣1分； ⑤翻炒时，饮片散落到地面，视量多少扣1~2分； ⑥炒炭时出现火星未及时喷灭，扣3分。		
出锅 （5分）	出锅及时，药屑及辅料处理规范；炮制品存放得当。 ①操作严重失误，故意除去不合格饮片，扣5分； ②未先熄火就出锅，扣1分； ③出锅太慢，扣1分； ④未除辅料，扣3分；辅料未除尽，扣1分； ⑤淬法操作不规范，扣1分； ⑥出锅后，未及时摊开晾凉，扣1分； ⑦炊帚等易燃物品放在铁锅内，扣1分； ⑧出锅时，饮片散落到台面上未拣回，扣1分； ⑨出锅时，饮片散落到地面上，视量多少扣1~2分。		
清场 （5分）	按规程清洁器具，清理现场；饮片和器具归类放置。 ①操作严重失误，扣5分； ②器具未清洁，扣1分，清洁不彻底，扣0.5分； ③器具未放回原始位置或摆放杂乱，扣1分； ④操作台面不整洁，扣1分；地面未清洁，扣1分； ⑤未关闭煤气罐阀门，扣1分。		

续表

项目	评分标准细则 （炮制操作 50 分，成品质量 50 分）	扣分	得分
成品 质量 （50 分）	炮制后饮片质量应符合《中国药典》2020 年版及《中药饮片质量标准通则（试行）》 之规定。 适中率 95% 以上，50 分； 适中率 80%~95%，40 分； 适中率 70%~80%，30 分； 适中率 60%~70%，20 分； 适中率 50% 以下（不及或太过），不超过 15 分。		
合计 （100 分）			

备注：
1. 选用辅料错误或操作程序错误，即为方法错误，只计准备和清场分数，成品质量计 0 分。
2. 操作环节按评分细则扣分，总扣分最多 50 分。

目标检测

答案解析

一、单项选择题

1. 以下中药常采用盐炙法的是（　　）

   A. 牛膝　　　　　　B. 车前子　　　　　　C. 延胡索　　　　　D. 甘草

2. 以下中药常采用醋炙法的是（　　）

   A. 当归　　　　　　B. 车前子　　　　　　C. 延胡索　　　　　D. 黄芪

3. 款冬花蜜炙的作用为（　　）

   A. 易于煎出有效成分　　　　　　B. 易于除去非药用部位

   C. 增强补中益气作用　　　　　　D. 增强润肺作用

二、多项选择题

1. 以下药物可采用砂烫醋淬法炮制的是（　　）

   A. 鳖甲　　　　　　B. 龟甲　　　　　　C. 穿山甲　　　　　D. 干姜

2. 下列中药采用清炒法炮制的是（　　）

   A. 莱菔子　　　　　B. 酸枣仁　　　　　C. 山药　　　　　　D. 白术

三、判断题

1. 中药炮制中常用的辅料种类一般可分为液体辅料和固体辅料两大类。（　　）

2. 净选加工的目的是分离药用部位，进行分档，除去非药用部位，除去泥沙杂质及虫蛀霉变品。
（　　）

3. 用醋炙法炮制的药物一般具有软坚散结的功能。（　　）

4. 砂烫马钱子是为了增强疗效。（　　）

书网融合……

重点小结 　　　　　　　　　微课

PPT

项目十　中药临方制剂

学习目标

　　知识目标：能掌握丸、散、膏、酒、酊剂等剂型的制备方法；熟悉临方制剂各剂型的质量要求；了解不同剂型的特点。

　　能力目标：能按中药处方要求，将药材制成适宜的剂型。

　　素质目标：树立努力实践、实事求是、科学严谨的学风和创新意识。

情境导入

　　情境描述：某中医师给患者诊断后，开出处方：当归20g、白芍20g、熟地黄80g、山茱萸40g、山药40g、牡丹皮30g、茯苓30g、泽泻30g，制水丸，一日三次，每次6g。

　　思考：1. 收到该处方，调剂人员将如何处理？

　　　　　2. 水丸的制备方法是什么？

　　　　　3. 在制备过程中，应该注意什么？

一、中药临方制剂基本要求

　　中药临方制剂是指根据中医师对某一个患者辨证论治后开具的中药处方的要求，由中药专业人员按照相关的工艺将药物临时为患者代加工成不同的剂型。这是为了满足单个患者的疾病得到及时、准确、满意的治疗，而为他们"量体裁衣"制作出适合个人病情的制剂。

　　中药临方制剂主要以丸、散、膏、酒等传统制剂为常用剂型，一般用药量不大，一副药多者500g左右，少者仅20~30g，主要用于病后调理、慢性病的治疗和外用贴敷等。

　　临方制剂的处方用药灵活多样，因此配制要求也与制剂生产要求有所不同，主要是传统的手工制作，制备过程技术性较强。所以操作人员除具有必要的制剂理论知识外，还必须在实践中学习，积累经验，熟练地掌握临方制剂的操作技能。

　　临方制剂室应安静卫生，空气洁净，无尘土飞扬，无污水及垃圾，有良好的照明、取暖及通风设备。工作室内应备齐常用的粉碎、搅拌、熬制等制剂设备。

二、常用临方制剂及操作　🅔微课

　　常用的临方制剂主要有丸剂、散剂、膏剂、酒剂、酊剂等。

（一）丸剂

　　丸剂俗称丸药，是指将药材细粉或药材提取物加上适量的辅料制成的球形或类球形固体制剂。根据加入赋形剂及制备工艺的差异，丸剂可分为水丸、蜜丸、浓缩丸、蜡丸、糊丸、滴丸等多种类型，但临方制剂主要以水丸、蜜丸居多。

　　1. 水丸　水丸系指药物细粉以水或处方规定的酒、醋、药汁、糖液等为黏合剂制成的丸剂。传统上用泛制法制成，故又称为水泛丸。水丸丸粒较小，表面致密光滑，既便于吞服，又不易吸潮，有利于贮存。使用后易溶散、吸收显效快，而且由于其含辅料较少，实际含药量也相应较高。水丸其生产设备和制备工艺简单，故可根据临床辨证施治需要，临时少量制备。

（1）制备方法　水丸以泛制法制备，小量的制备可用涂桐油或漆的光滑不漏水的圆竹匾手工泛制。其工艺流程为备料、起模子、成型、盖面、干燥、选丸。操作时，将少量水或药液倒于药匾内，然后用小帚刷匀，撒布模粉（模粉应过 100 目筛），起匾旋转，使药粉均匀地贴附在匾上，另用小帚沿药粉逐渐剔刷，使药粉成为潮湿、细小的颗粒，然后两手执匾，不断地轻轻旋转后，再加入适量清水或药液，用小帚刷匀，两手执匾旋转后，再加入适量药粉，如此反复操作（手工操作要特别注意交替使用揉、团、拉、撞、翻、旋等手法），至丸粒达到规定的标准后筛选匀净的颗粒，除去畸形或过大过小的颗粒。整个水丸的制备中，起模是泛丸成型的关键，直接影响成品的圆整度。起模应选用处方中黏性适中的药粉，黏性过大，易粘合成团；黏性太小，不易成模。

水丸制成后，不宜立即进行烘、晒，应先置阴凉通风处晾干，然后再晒干或低温烘干，避免暴晒，以防变色或出现两面色。干燥温度一般以 60℃ 为宜，不宜超过 70℃。特别是含挥发性药物丸剂，应在 45℃ 下进行通风干燥，或待通风干燥后，再置低温下短时干燥。在干燥过程中，除保持清洁外，还要不断翻动，以使色泽一致。

此外，还可根据处方要求，将水丸包上不同的外衣。常用的包衣用料有滑石粉、朱砂、赭石粉、青黛等。方法是将干燥的水丸置在药匾内，加适量黏性合剂，如"淀粉糊""桃胶水"等，不停转动，待水丸表面全部湿润后加入适量包衣粉，再继续不停转动均匀，然后取出晾干。

（2）质量要求　丸粒大小均匀，光滑平圆，无粗糙纹，颜色一致，不透油渗色，轻握不脱壳。

2. 蜜丸　蜜丸是指药物细粉用炼蜜作为赋形剂制成的丸剂。

（1）制备方法　首先炼蜜，炼蜜程度有 3 种，即嫩蜜（105 ~ 115℃）、中蜜（116 ~ 118℃）、老蜜（119 ~ 122℃）。制备蜜丸时，应根据气候、药物的黏性等情况，选择合适的炼蜜。如处方中含较多油脂、黏液质、胶质、糖、淀粉、动物组织等黏性较强的药材，则选择嫩蜜；中蜜适合黏性中等的药材制丸，大部分蜜丸均采用中蜜；老蜜黏性很强，适合于黏性差的矿物质或纤维质药材制丸。炼蜜后将药物的细粉摊在泛丸匾内或乳钵中，再放入适量的炼蜜，趁热搅拌和匀，取出搓成大小不同的丸粒。如方中有大枣，可煮后除去核、皮并捏成泥状与药粉混合均匀，再加入适量炼蜜拌匀后搓制成丸。如需包上朱砂外衣，则在成丸后加入适量朱砂细粉滚匀即可。若为水蜜丸，成型后还须经干燥处理。

（2）质量要求　蜜丸外形圆整，柔软滋润，无空心，颜色一致，表面无皱皮、反砂，散块后能搓合还原。

（二）散剂

散剂是指一种或数种药物经粉碎、混合均匀制成的干燥粉末状制剂，分为口服散剂和局部用散剂。散剂比表面积较大，具有易分散、奏效快、外用覆盖面积大、剂量可随证调整的特点。此外，散剂制法简便，容易配制，运输、携带方便。其缺点是某些药物增加了不良气味和刺激性，挥发性成分易散失，且易吸潮变质，一些腐蚀性强及易吸潮变质的药物不宜制成散剂。

配制散剂应根据临床医疗需要和药物性质的不同，分别对药物采用混合或单独或串碾的方法进行粉碎。一般内服散剂，要求过 80 ~ 100 目筛；如用于消化道溃疡、儿科和外用散剂，则过 120 目筛；眼用散剂过 200 目筛。

1. 制备方法　散剂的操作过程是运用机械力或人力将固体药物粉碎或碾碎成适宜的细度，并与处方中其他药物研匀成粉。在操作过程中，要掌握共研、分研、串研、掺研、套研或"等量递增"等方法，以研细、研匀、色泽一致为原则。所以应根据药物种类和性质的不同而分别采用不同的方法。一般药物在粉碎前应先对药材进行烘晒，然后趁其干燥、质地酥脆时，用小型粉碎机、球磨机或铁碾船研细，再过筛，混合均匀，即共研法；对于黏性较大的药物，由于此类药物粉碎时比较困难，如地黄、黄精、玉竹、大枣等，一般采用"串料"的方法进行粉碎，即将上述药物烘热（或加入适量水煮烂），与处方中其他含淀粉较多的药物同捣，烘干后再研粉过筛；含脂肪油类药物如桃仁、苦杏仁、柏子仁、郁李仁等，与其他药物混研难以成粉，所以常采用"串油"的方法，即掺研法，即将这些药物单独捣碎研磨后，再掺入其他适量的细粉同研，过筛，这样边研、边掺、边筛，直至完全研成细粉为度。树脂类的药物如乳香、没药、血竭等，应分研后再与其他药物的细粉用"等量递增"的方法研匀；动物类药物在粉碎时应根据药物的不同性质分别加工。乌梢蛇、蛤蚧等质地柔韧，应切成小块，烘焙后研粉；凤凰衣、露蜂房等质地绵软的药物，则应剪细，烘焙后研粉；生贝壳或矿物类药物。此类药物质地坚硬，应先粉碎成粗末，再另行研成极细粉末，大多采用"水飞"法；芳香类药物，多含挥发油，所以一般只能晾晒干燥后再进行粉碎研粉，切忌烘烤；贵重细料药、毒性药一般应单独粉碎后，用"等量递增"法混合均匀。

2. 质量要求　应干燥、疏松、柔和均匀、色泽一致，无黏结、凝块等。

（三）膏剂

传统的膏剂包括两类。一是供内服的煎膏剂（膏滋），另一种是供外用敷贴的膏药。

1. 煎膏剂　煎膏剂是指药物经加水多次煎煮，过滤去渣浓缩后，加糖（白糖、冰糖、红糖）或蜂蜜制成的呈半流体状态的制剂。

（1）制备方法　煎膏剂的制备主要包括煎煮、浓缩、收膏。首先按医生的处方称取饮片，加水浸泡，再煎煮 2～3 次，每次加水待沸后再煮 2～5 小时，然后压榨取汁，过滤，合并滤液。将合并的滤液静置 1～2 小时（夏天要早滤），取上清液置适宜的锅中浓缩成稠膏，取少许稠膏滴于滤纸上检视，以无渗透水迹为度，即得清膏。取清膏与适量中蜜或糖（微炼、除沫）混合，加热，不断搅拌均匀，撇去浮沫，待一定稠度后收膏。

（2）质量要求　煎膏剂的质量要求浓稠适度，取少许以手触之应细腻，无残渣、无焦臭和酸败味；贮藏一定时间后，允许有少量沉淀物，但不得霉败变质；菌检不得含有大肠埃希菌，含杂菌总数每毫升不得超过 100 个。

2. 膏药　膏药系指药物由植物油与红丹粉等经高温炼制而成的外用制剂。

（1）制备方法　膏药的制备过程可分为煎炸药物、炼油下丹、去火毒三步。首先将适宜油炸的药物打碎或切断，置油中浸泡，然后用先文后武的火力煎炸药物，使药物在 220～240℃以内炸枯黄，不耐油炸的药物应待其他药物炸至枯黄时加入，再炸至深褐色为度，捞出药渣。继续将油温升至 320～330℃（可滴水成珠）改用中火或离火放置，待油温降至 270℃时加入红丹粉，充分搅拌。注意下丹搅拌时应离火较远，防止油液外溢，造成火灾。对含挥发性的药物及矿物和贵重药物应研成细粉，在温度降至 70℃以下时再下或在摊涂膏药时熔化后加入。这样制得的膏药还需去除火毒，主要有两种方法，一是下丹后使之充分化合，待温度稍降即倒入冷水中浸泡数日，然后捏去药料中的水分；二是直接置于露天中半个月左右。

（2）质量要求　老嫩适宜，粘贴于皮肤上不流、不脱落、不移动；外观油润细腻，对皮肤无刺激性等。

（四）酒剂

酒剂，又称药酒，是指药材用蒸馏酒浸提而得的澄明液体制剂（酒含醇量为 50%～60%）。可加糖或蜂蜜矫味和着色。

1. 制备方法　取药物饮片，制成适当粗细颗粒（薄片不需破碎），采用冷浸法或热浸法等加白酒浸制。将加工炮制后的药材置于适宜容器（瓷缸等能密封的容器）中，加入规定量的白酒，密封，置暗处浸渍 15～20 天（每周搅拌 1 次），吸取上清液，压榨药渣取汁，合并后过滤，酌加调味剂（冰糖或蜂蜜，其量视处方规定而定），搅拌溶解，密封静置 14 天以上，过滤澄清，分装。这种制得酒剂的方法称为冷浸法。将药物装入酒浸容器内，加入规定的白酒量，置于水浴锅中，隔水加热至水沸，立即取出，倾入缸中，酌加调味剂，严封容器，浸渍 15～20 天，吸取澄清液与药渣的压榨汁合并，密封，静置适宜时间，过滤澄清，分装。这种制得酒剂的方法称为热浸法。其他还有回流法、渗漉法等。

2. 质量要求　酒剂外观应澄明无沉淀，久贮可有少量沉淀，但经振摇后能散开。

（五）酊剂

酊剂是指将药物用规定浓度的乙醇浸提或溶解而制成的澄清液体制剂，也可用流浸膏稀释制成。酊剂多供内服，少数供外用，不加糖或蜂蜜矫味和着色。

1. 制备方法　取适当粉碎的药材，置有盖容器中，加入溶剂适量，密盖，振摇，浸渍 3～5 日或其他规定的时间，倾取上清液，再加入溶剂适量，依前法浸渍至有效成分充分浸出，合并浸出液，加溶剂至规定量，静置 24 小时，过滤即得。对溶解度大的药材，可加规定浓度的乙醇适量，溶解或稀释，静置，必要时过滤即得。另外还有渗漉法等。

2. 质量要求　酊剂久置产生沉淀时，在乙醇和有效成分含量符合各项规定的情况下，可过滤除去沉淀。

知识链接

丹剂

中医药传统剂型有丸、散、膏、丹、酒、露、汤、锭八种，丹剂是其中一种。

丹剂是伴随着炼丹术出现的。"丹"原指金石药炼制的成药，系指用汞及某些矿物药，在高温条件下经烧炼制成的不同结晶状的无机化合物，如红升丹、白降丹均属此类。丹剂特点是用量少，药效确切，且廉价易得，故为历代中医沿用。但其毒性较强，只能外用，一般不可内服，在使用上还要注意剂量和部位。

后来为强调某些成药的突出功效，或因方中含有贵重药品，也称之为丹，如大活络丹（实为丸剂）、玉枢丹（实为锭剂）等；部分丸剂、散剂、锭剂品种多以朱砂为衣，因其色赤也习称丹。

实训八　中药临方制剂实训

一、实训内容及要求

在 90 分钟内，按照《中国药典》（2020 年版）规定的方法，完成下列 1 种中药大蜜丸的制备操作。

六味地黄丸

【处方】　熟地黄 160g　酒萸肉 80g　山药 80g　牡丹皮 60g　茯苓 60g　泽泻 60g

二、实训效果评价

中药临方制剂操作评分标准表

项目	评分标准细则 （整个药剂操作70分，成品质量30分）	扣分	得分
器具 准备 （4分）	器具准备齐全、洁净，摆放合理 ①器具要洁净，制剂前未清洁所用器具，扣1分 ②器具要消毒，未消毒，扣1分 ③器具要一次准备齐全，操作过程中，每再准备一种器具，扣1分 ④合理摆放器具，摆放杂乱者，扣1分		
过筛 （5分）	药粉过筛操作规范 ①正确选择药典筛，筛号选择不当，扣2分 ②过筛前后检查筛底完好性，未检查者，扣1分 ②过筛时药粉层厚度不适宜，振动速度不适中，扣2分		
称量 配料 （8分）	①称量前天平未调平，扣0.5分 ②称量前不归零，扣0.5分 ③操作完毕后不关电源，扣0.5分 ④药粉称量并及时准确记录，药粉数据缺少或不全，扣2分 ⑤药粉称量精确度按照药典规定根据数值的有效数位来确定，未按照药典规定称重，扣1.5分 ⑥配料过程中，未避免交叉污染，扣3分		
混合 （6分）	药粉混合操作规范且均匀 ①药粉混合不均匀，或有明显色差，扣4分 ②混合时药粉洒出，扣1~2分		
炼蜜 （6分）	炼蜜火力控制适宜，炼制程度恰当 ①炼制过程中炼蜜溢出，扣3分 ②炼制过程中温度控制不当，未出现浅黄色、有光泽的均匀细气泡（鱼眼泡），扣2分 ③两手指拈取炼蜜检查，分开时出现白丝，扣1分		
制丸块 （和药、合坨） （12分）	制丸块操作规范 ①合坨时，少量多次加入炼蜜，未按要求操作，扣2分 ②未按照药典规定的药粉与炼蜜的比例计算用蜜量，扣3分 ③未能及时准确在记录单上填写用蜜量，扣2药，扣2分 ⑤丸块未达到随意塑性而不开裂、不黏手、不黏附器壁，扣3分		
制丸条 （9分）	制丸条手法娴熟，操作规范 ①未使用制条板制丸条，扣1分 ②未使用润滑剂擦拭制条板，扣1分 ③丸条粗细未与制条板边缘齐平，扣1分 ④丸条粗细不均匀，扣2分 ⑤丸条表面粗糙，不光滑，扣2分 ⑥丸条易断，扣2分		
制丸粒 （6分）	将丸条分割，搓成圆球形丸 ①未使用润滑剂擦拭搓丸板，扣2分 ②丸粒不圆整或有裂纹，扣2分 ③操作不当造成丸粒污染，扣2分		

续表

项目	评分标准细则 （整个药剂操作 70 分，成品质量 30 分）	扣分	得分
清场 （6 分）	正确清洁器具，清理现场；成型制剂、器具归类放置 ①涂过润滑油的器具未用温水清洗，扣 1 分；其余器具未清洁或清洁不彻底，扣 1 分 ②清洁器具与桌面的抹布未分类使用，扣 1 分 ③器具未放回原始位置或摆放杂乱，扣 1 分 ④操作台面不整洁或地面未清洁，扣 1 分 ⑤未关闭炼蜜所用电源，扣 1 分		
记录 填写 （8 分）	记录要准确、清晰、及时；书写要工整；数据要准确 ①记录中所有涉及操作人签名处均签工位号，出现考生真实姓名，扣 8 分（即此项不得分） ②每空白漏填一处，扣 0.5 分，最高扣 3 分 ③书写错误更改不规范，每处扣 0.5 分，最高扣 3 分 ④实际重量差异计算错误，扣 2 分		
成品 质量 （30 分）	（1）外观检查（10 分） ①外观圆整均匀、色泽一致，细腻滋润、软硬适中，得 10 分 ②外观圆整度小于 95% 的，扣 1 ~ 3 分 ③大小不均一，扣 1 ~ 3 分 ④色泽不均匀，表面存在褶皱、裂开、粗糙等情况，扣 1 ~ 4 分 （2）成品重量差异检查（20 分） ①符合规定，且成品实际重量差异控制在 8.6400 ~ 9.3600g 范围内，得 20 分；成品实际重量差异控制在 8.4600 ~ 9.5400g 范围内，得 15 分 ②成品重量差异不符合规定，扣 20 分 （3）操作程序错误，无法制得成品，扣 30 分		
合计（100 分）			

备注：
1. 记录中需对内容进行更改时，应符合 GMP 要求。
2. 操作环节按评分细则扣分，总扣分最多 70 分。

目标检测

答案解析

一、单项选择题

1. 水丸制备时最关键的一步是（　　）

　　A. 起模子　　　　　　B. 盖面　　　　　　C. 成型　　　　　　D. 干燥

2. 一般散剂要求过（　　）目筛

　　A. 60　　　　　　　　B. 80 ~ 100　　　　　C. 120　　　　　　　D. 150

3. 贵重细料药、毒性药一般应单独粉碎后，用（　　）法混合均匀

　　A. 共研　　　　　　　B. 串　　　　　　　C. 水飞　　　　　　D. 等量递增

二、多项选择题

1. 常用的临方制剂主要有（　　）

　　A. 丸剂　　　　　　　B. 散剂　　　　　　C. 注射剂　　　　　D. 膏剂

2. 蜜丸制备时使用的黏合剂主要是（　　）

　　A. 嫩蜜　　　　　　　B. 中蜜　　　　　　C. 醋　　　　　　　D. 老蜜

三、判断题

1. 水丸服用后显效要比蜜丸、糊丸慢。（　　）

2. 煎膏剂黏稠度高，渗透压高，不易滋生微生物，不需要添加防腐剂。（　　）

3. 腐蚀性强及易吸潮变质的药物可以制成散剂。（　　）

4. 煎膏剂的制备主要包括煎煮、浓缩、收膏。（　　）

书网融合……

重点小结　　　　　微课　　　　　习题

项目十一　中成药基础知识

PPT

知识目标：能掌握中成药的分类；熟悉中成药的组方原则；了解中成药的处方来源。

能力目标：能按药品分类管理制度，准确、快速对不同剂型中成药进行分类管理。

素质目标：树立严谨细致的工作态度和精益求精的工匠精神。

情境导入

情境描述：某零售药店购进一批中成药，如六味地黄丸、四磨汤、足光粉、金银花露、炉甘石洗剂、热炎宁合剂、开喉剑喷雾剂（儿童型）、连花清瘟胶囊、复方甘草口服液、鱼石脂软膏等，店长要求分类摆放。

思考：1. 请按照药品分类管理制度，对上述中成药进行分类摆放。

2. 中成药的分类方法有哪些？

3. 在药品分类管理过程中，最重要的职业素养是什么？

中成药是中医药宝库的重要组成部分，历史悠久，为中华民族的健康作出了巨大贡献，中成药具有应用广泛、安全有效、副作用小、使用方便等优点，深受患者青睐。中成药品种繁多、配方各异、剂型复杂、疗效不同，若能对症下药，则疗效神奇；反之，轻则浪费药品和贻误病情，重者危及生命。因此，中成药调剂必须遵从中药调剂工作制度，严格按照审方、计价、调配、复核和发药的程序进行。中药调剂人员应能为患者提供合理的中成药，指导患者正确使用该类药品，以确保患者用药的安全有效。

一、中成药的处方来源与组方原则

我国古代医籍数量众多，有《新修本草》《黄帝内经》《伤寒论》《金匮要略》《本草纲目》《肘后备急方》《太平惠民和剂局方》等一百多部。其中，《五十二病方》收录的现存283个医方，通过现代制药技术研制出各种剂型的中成药并广泛应用。中成药的处方来源，大致可归纳为古方、经方和秘方三个方面。

（一）中成药的处方来源

1. 古方　古代医籍中选录的处方，是我国历代医家经过千百年医疗实践总结的有效方剂的精华，一部分本来就是成药，如"补中益气丸""山楂丸""六味地黄丸"等；一部分来源为汤剂，通过现代制剂技术开发为各种剂型的成药，如"安神汤"后改为"安神丸"，"蛇胆川贝汤"后改为"蛇胆川贝口服液"。历代医药文献处方，是历代医药学家长期用药经验的总结。这类成药组方固定，疗效确切，副作用小，后世沿用数百年经久不衰，是中成药的主要来源。

2. 经方　经方是古典医籍中组方严谨、疗效确切、方正明确的方剂。经方是指秦汉至清代以前所收载的名方，如《金匮要略》《伤寒论》《黄帝内经》等所在之方，世代沿用，流传至今，也是中成药的来源之一。

验方是指历代文献中未经收载而民间流传很广的、有效的经验方，多出自地方名医、百姓或为后世经营药店者所拟定，内容丰富，世代相传沿用。

3. 秘方 秘方是指有一定独特疗效，但密而不公开的处方，又称"禁方"，如"云南白药""安宫牛黄丸""六神丸"等。

（二）中成药的组方原则

中药处方的组成，必须根据病情的需要、中药的药性、"十八反"、"十九畏"，在辨证论证的基础上，按照一定的处方原则选择合适的药物组合而成，另外还需要遵循君、臣、佐、使的原则。

1. 君药 针对主病或主证起主要治疗作用的药物，是方剂组成中不可缺少的药物。

2. 臣药 臣药有两方面的意义：一是辅助君药加强治疗主病或主证的作用的药物；二是针对兼病或兼证起主要治疗作用的药物。

3. 佐药 佐药的意义有三种：一是佐助药，即协助君、臣药以加强治疗作用，或直接治疗次要症状的中药；二是佐制药，即用以消除或削弱君、臣药的毒性，或能抑制君、臣药峻烈之性的中药；三是反佐药，即根据病情需要，用与君药性味相反而又能在治疗中起相辅相成作用的中药。佐药作用较轻，用量小于臣药、佐药。

4. 使药 使药有两种意义。一是引经药，即能引方中各药直达病所的药物；二是调和药，即具有调和方中各药作用的药物。

每一方剂中君、臣、佐、使药是根据病人病情和治疗作用的需要，结合药物的功效、主治和药性来共同决定的。君、臣、佐、使药在处方中不必都有，病情单一明确，只用君药、臣药即可；病情复杂，用药亦复杂，君、臣、佐、使药可同时使用。

二、中成药的分类

（一）我国药品分类管理制度

药品的分类管理是国际上通用的管理办法。它是依据药品的安全性、有效性原则，依其品种、规格、适应证、剂量及给药途径等的不同，将药品分为处方药和非处方药。处方药必须凭执业医师处方购买使用，非处方药可由消费者自行判断、购买和使用。非处方药的有关药品的主要信息都记录在说明书或标签上，这类药品多属于维持和增进健康，缓解轻微病症的药品，又称柜台药物（over the counter，OTC）。非处方药品具有法律性，只有国家批准和公布的"非处方药目录"中发布的药品才是非处方药。非处方药有其专有标识，为椭圆形背景下的"OTC"三个英文字母，甲类非处方药专有标识为红色，乙类非处方药专有标识为绿色。

我国自2000年1月1日起施行处方药与非处方药分类管理办法（试行），对药品的审批、广告、分发标示物、销售等进行分类管理，药品分类管理的目的在于加强处方药管理，防止消费者因自我行为不当导致药物滥用而危及健康。另一方面，规范非处方药的监管，引导消费者科学合理地进行自我保健，以节约医疗卫生资源。

1. 非处方中成药遴选原则 药物遴选是药品分类管理的基础和关键，国家药品监督管理部门组织有关医药专家，在"慎重从严、结合国情、中西药并重、突出特色"的思想指导下，并征询了全国各地医药界人士的意见，确定了非处方药的遴选原则。

（1）应用安全 ①长期临床使用证明是安全性大的药品；②处方中无"十八反"、"十九畏"，不含毒性药物，重金属限量不超过国内或国际公认标准；③按"药品说明书"规定的用法与剂量用药时，无明显不良反应，或虽有反应，停药后可自行消失；④用药前后不需要特殊检查、诊断；⑤不易引起依赖性，无"三致"（致癌、致畸、致突变）作用，无潜在毒性，不易蓄积中毒；⑥处方中不含有大毒、麻醉、作用峻烈及可致严重不良反应的药物。

（2）疗效确切　①处方合理，功能主治明确，使用者易根据自己症状选择；②治疗期间不需要经常调整剂量，不需要医师辨证和检查；③经常使用不会引起疗效降低或耐药性。

（3）质量稳定　①有完善的质量标准，质量可以控制；②制剂稳定，在有效期内和一般贮藏条件下，不会出现变质或影响疗效；③包装严密，有效期及生产批号明确。

（4）使用方便　①外包装明确标出贮藏条件、有效期、生产批号和生产厂家；②包装内有详细且通俗易懂的"药品说明书"；③对成人、儿童等不同使用者，说明每日总剂量，易于掌握，并写明注意事项；④明确标示药物禁忌、饮食禁忌、妊娠禁忌等。

2. 中成药处方药调剂管理要点　根据《药品管理法》和《处方管理办法》等法律法规对药品调剂的管理规定，归纳出中成药处方药调剂管理要点。

（1）西药和中成药可以分别开具处方，也可在同一张处方上开具，但中药饮片应当单独开具处方。

（2）开具中成药处方，每一种药品应当另起一行，每张处方不得超过5种药品。

（3）处方开具当日有效，特殊情况需要延长有效期者，由开具处方的医师注明有效期限，最长不得超过3天。

（4）处方一般不得超过7日用量；急诊处方一般不得超过3日用量；对某些慢性病或特殊情况可酌情延长，但医师须注明理由。

（5）调剂人员不得擅自修改处方，如遇缺药或特殊情况需要修改处方时，要交处方医师修改，并在修改处签字后方可调配。对违反规定乱开处方和滥用药物的，调剂人员有权拒绝配发。

（6）调剂人员应该按照操作规程调配处方药品：认真审核处方，准确调配药品，正确书写药袋或粘贴标签，注明患者的姓名、药品名称、用法、用量、有效期等内容。向患者交付药品时，应按照说明书或者处方用法进行用药交代与指导，包括每种药品的用法、用量、注意事项等。

（7）含毒、麻中药处方，除写清一般处方内容外，必须注明病历及简要病情。麻醉中药处方的有关内容应造册登记，应遵照国家有关规定办理，防止差错事故发生。

（8）处方由调剂、出售处方药品的医疗、预防、保健机构或药品零售企业妥善保存。普通处方、急诊处方、儿科处方保存留1年，医疗用毒性药品、精神药品及戒毒药品处方保留2年，麻醉药品处方保留3年。处方保留期满后，经医疗、预防、保健机构或药品零售企业主管领导批准、登记备案，方可销毁。

（9）处方由各医疗机构按规定格式统一印制。麻醉药品处方、急诊处方、儿科处方、普通处方的印刷用纸应分别为淡红色、淡黄色、淡绿色、白色，并在处方右上角以文字注明。

（二）中成药的分类方法

1. 按剂型分类　将中成药按丸剂、片剂、颗粒剂、胶囊剂、散剂、煎膏剂、气雾剂等剂型分类，此种方法分类的优点是方便库房贮存、保管和养护，便于经营管理。

2. 按功效分类　将功效相同的中成药归为一类，如解表类、清热降火类、止咳祛痰类、健脾益气类、开窍类、祛暑类、补益类等，此种方法分类的优点是方便按中医处方调剂。

3. 按病证分类　如感冒类、头痛类、咳嗽类、食滞类、胃痛类、腹泻类、失眠类等，此种方法分类的优点是方便按病症识别和了解药品，方便调剂员或患者快速找到药品。

4. 按给药途径分类　将给药途径相同的药物剂型归为一类，如内服药、注射用药、外用药等，此种分类方法与临床使用密切相关。

5. 按管理分类　按管理将中成药分为处方药、非处方药、国家基本药物和国家基本医疗保险药物，这种分类方法便于医疗行政部门监管，规范临床医师用药行为，方便指导患者安全合理用药。

6. 按临床各科分类　此种分类方法是将临床各科治疗用中成药归为一类，如内科类、外科类、儿科类、妇科类、骨伤科类、耳鼻喉科类等，此种方法分类的优点是方便临床。

总之，中成药无论按哪一种分类方法，其目的都是为了更好地服务于临床，满足临床用药的需要。

三、中成药的包装、标签和说明书

1. 中成药包装的有关规定　药品包装是在药品的贮存、销售、展示和使用过程中能为药品提供保护、外观、信息、标示和容纳作用的一种手段，是药品的重要组成部分。药品包装上的标示是药品的重要信息。《中华人民共和国药品管理法》和《药品说明书和标签的管理规定》中对药品包装的管理规定如下。

（1）直接接触药品的包装材料和容器，必须符合药用标准要求，并由药品监督管理部门审批药品时一并审批。使用未经审批的药品包装材料和容器属于劣药的范畴。

（2）药品包装必须符合药品质量的要求，方便贮存、运输和医疗使用。

（3）药品包装必须按照规定印有或者贴有标签，不得夹带其他任何介绍或者宣传产品、企业的文字、音像及其他资料。药品生产企业生产供上市销售的最小包装必须附有说明书。

2. 中成药标签的有关规定　《药品说明书和标签的管理规定》对药品标签的管理规定如下：

（1）药品的标签是指药品包装上印有或者贴有的内容，分为内标签和外标签。药品内标签指直接接触药品的包装的标签，外标签指内标签以外的其他包装的标签。

（2）药品的标签应当以说明书为依据，其内容不得超出说明书的范围，不得印有暗示疗效、误导使用和不适当宣传产品的文字和标识。

（3）药品的内标签应当包含药品通用名称、适应证或者功能主治、规格、用法用量、生产日期、产品批号、有效期、生产企业等内容（图 11-1）。包装尺寸过小无法全部标明上述内容的，至少应当标注药品通用名称、规格、产品批号、有效期等内容。

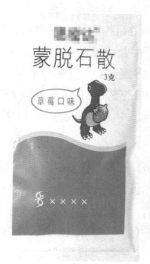
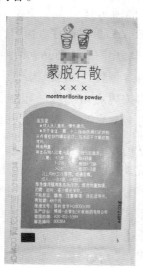

图 11-1　药品内包装

（4）药品外标签应当注明药品通用名称、成份、性状、适应证或者功能主治、规格、用法用量、不良反应、禁忌、注意事项、贮藏、生产日期、产品批号、有效期、批准文号、生产企业等内容。适应证或者功能主治、用法用量、不良反应、禁忌、注意事项不能全部注明的，应当标出主要内容并注明"详见说明书"字样（图 11 -2）。

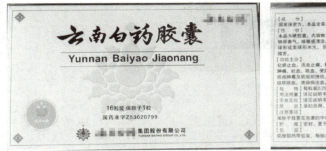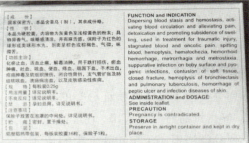

图 11 - 2　药品外包装

（5）药品标签中的有效期应当按照年、月、日的顺序标注，年份用四位数字表示，月、日用两位数表示，其具体标注格式为"有效期至××××年××月"或者"有效期至××××年××月××日"；也可以用数字和其他符号表示为"有效期至××××.××."或者"有效期至××××/××/××"等。预防用生物制品有效期的标注按照国家药品监督管理局批准的注册标准执行，治疗用生物制品有效期的标注自分装日期计算，其他药品有效期的标注自生产日期计算。有效期若标注到日，应当为起算日期对应年月日的前一天；若标注到月，应当为起算月份对应年月的前一月。

（6）药品说明书和标签中标注的药品名称必须符合国家药品监督管理局公布的药品通用名称和商品名称的命名原则，并与药品批准证明文件的相应内容一致。药品通用名称应当显著、突出，其字体、字号和颜色必须一致。药品商品名称不得与通用名称同行书写，其字体和颜色不得比通用名称更突出和显著，其字体以单字面积计不得大于通用名称所用字体的二分之一。

（7）药品说明书和标签中禁止使用未经注册的商标以及其他未经国家药品监督管理局批准的药品名称。药品标签使用注册商标的，应当印刷在药品标签的边角。含文字的，其字体以单字面积计不得大于通用名称所用字体的四分之一。

（8）麻醉药品、精神药品、医疗用毒性药品、放射性药品、外用药品和非处方药品等国家规定有专用标识的，其说明书和标签必须印有规定的标识（图 11 -3）。

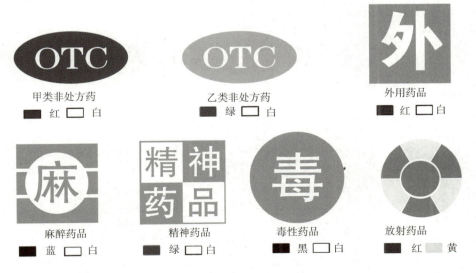

图 11 -3　专有标识

3. 中成药说明书的有关规定　药品说明书是药品包装中所附有的介绍药品的资料，用以指导药品的应用，应符合《药品说明书和标签的管理规定》对药品说明书的管理规定。

答案解析

····· 目标检测

一、单项选择题

1. 下列分类法不属于按病证分类的是（　　）
　　A. 解热镇痛药　　　　B. 补虚药　　　　　C. 消化药　　　　　D. 咳嗽药
2. 下列分类法不属于按功效分类的是（　　）
　　A. 清热解毒药　　　　B. 补阳药　　　　　C. 泻下药　　　　　D. 腹泻药

二、多项选择题

根据管理及临床需要不同，中成药的分类陈列的方法有（　　）
　　A. 按剂型分类陈列　　　　　　　　　　B. 按病证分类陈列
　　C. 按功效分类陈列　　　　　　　　　　D. 按给药途径分类陈列

三、判断题

1. 药品包装必须按照规定印有或者贴有标签，不得夹带其他任何介绍或者宣传产品、企业的文字、音像及其他资料。（　　）
2. 药品说明书是药品包装中所附有的介绍药品的资料，用以指导药品的应用。（　　）
3. 药品标签中的有效期不必按照年、月、日的顺序标注。（　　）
4. 药品的标签应当以说明书为依据，其内容可以超出说明书的范围。（　　）

书网融合······

重点小结

项目十二　中成药调剂操作

PPT

> **学习目标**

知识目标：掌握中成药调剂的流程；熟悉中成药陈列原则、方法和技巧；了解中成药调剂的设施。

能力目标：能按要求对中成药进行陈列；借助中成药的说明书，能对中成药进行比较熟练的审方、调配、复核和发药。

素质目标：树立严谨细致的工作态度和精益求精的工匠精神。

> **情境导入**

情境描述：某药店加到一名患者的处方。处方正文为：六味地黄胶囊，0.3g×4 盒，Sig：3 粒 po tid；安神补脑液，10ml×3 盒，Sig：10ml po tid。

思考：1. 按中成药处方的要求，怎样对处方进行审方？

2. 按中成药调配的流程，如何对上述两味中成药进行调配？

3. 在中成药调配的过程中，最重要的职业素养是什么？

任务一　中成药调剂设施

一、药架

药架是调剂室或社会药房必备的常规设施，药架的材质、规格、形状多种多样（图 12-1）。目前，药品经营企业多使用由轻型不锈钢材料、钢化塑料制成的药架，各层之间的距离可根据具体需要调节。此种类型的药架具有小巧、细致、灵活多变的特点。除特殊管理的药品外，一般药架均为开放式，方便快速上药和取药。通透性较好的网格状药架，适合摆放比较轻、用量相对较小的药品。圆形转台式的药架使用较方便，适合在规模较小的药房和药店使用。

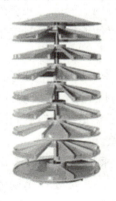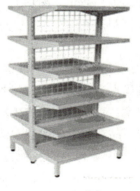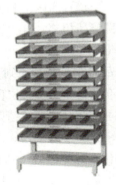

图 12-1　药架

二、药柜（陈列柜）

药柜传统多为木质结构，呈一字形，内分若干层，承重比较大，适合陈列用量较大、质地较重的药品，供陈列中成药，方便调剂处方用。目前多由不锈钢或钢化塑料制成。

任务二　中成药的陈列

一、药品陈列的原则和基本要求

目前国内上市销售的中成药有 800000 余种，《中华人民共和国药典临床用药须知》中药成方制剂卷 2020 年版共收载中成药 1565 种。每个中药房或药店经营的中成药品种也有几百种，因此，合理有序地陈列药品是中药房和药店一项细致而重要的工作，可以体现药师的业务素质和管理水平。

药品陈列是向顾客介绍药品知识的途径之一，顾客只有快速了解药品，才能达到消费的目的。中成药主要陈列在药架或药柜上，陈列时力求整齐、美观、醒目、突出，以吸引顾客、方便选购。同时，也要方便药师取放、盘点、操作和管理药品。通常中成药可按以下原则陈列：

1. GSP 陈列原则　药品与非药品分开陈列；处方药与 OTC 药品分开陈列，处方药不得开架自选销售；毒麻精放等特殊管理药品，按国家有关规定存放；危险品不陈列，如需要必须陈列时，只能陈列代用品或空包装；拆零药品，集中存放于拆零专柜，保留原包装标签。

2. 易见易取原则　商品正面面向顾客，不被其他商品挡住视线；货架最底层不易看到的商品要倾斜陈列或前进陈列；货架最上层不易陈列过高、过重和易碎的商品；整箱商品不要上货架，中包装商品上架前必须全部打码上架。对卖场主推的新品或快讯商品广告上宣传的商品突出陈列，可以陈列在端架、堆头或黄金位置，容易让顾客看到商品，从而起到好的陈列效果。

3. 满陈列原则　满陈列就是把药品在货架上陈列得丰满些，要有量感，俗话说"货卖堆山"。满陈列可以减少卖场缺货造成的销售额下降。

4. 先进先出原则　药品都有有效期和保质期，必须保证在有效期和保质期内提前售完这些药品。因为顾客总是购买货架前面的药品，如果不按先进先出的原则来进行药品的补充陈列，那么陈列在后排的药品永远卖不出去。所以每次将上架药品放在原有药品的后排或把近效期药品放在前排以便于销售。

5. 关联性原则　药品仓储式超市的陈列，尤其是自选区（OTC 区和非药品区）非常强调商品之间的关联性，如感冒药区常和清热解毒消炎药或止咳药相邻、皮肤科内服药和皮肤科外用药相邻、妇科药品和儿科药品相邻、维生素类药和钙制剂在一起等，这样陈列可使顾客消费时产生连带性，也方便了顾客购药。

6. 同一品牌垂直陈列原则　与横式陈列相对而言，垂直陈列指将同一品牌的药品，沿上下垂直方向陈列在不同高度的货架层位上。其优点为：①顾客在挑选药品时视线上下移动较横向移动方便；②货架的不同层次对药品的销售影响很大，垂直陈列可使各药品平等享受到货架不同的层次，不至于某药品占据好的层次销量很好，而其他药品在比较差的层次销量很差。

7. 主辅结合陈列原则　药品仓储式超市陈列的商品种类很多，根据周转率和毛利率的高低可以划分为四种药品。第一种为高周转率、高毛利率的药品，这是主力药品，需要在卖场中很显眼的位置进行量感陈列；第二种是高周转率、低毛利率的药品；第三种是低周转率、高毛利率的药品；第四种是低周转率、低毛利率的药品，这类药品将被淘汰。主辅陈列主要是用高周转率的药品带动低周转率的药品销售。

8. 季节性陈列原则　在不同的季节将应季药品陈列在醒目的位置（端架或堆头陈列），其药品陈列面较大，并悬挂 POP（卖点广告、店头陈设），吸引顾客，促进销售。

二、药品陈列的方法和技巧

1. 按剂型分类陈列　将剂型相近的中成药集中陈列。如中成药按水丸、蜜丸、水蜜丸、浓缩丸、糊丸、蜡丸、滴丸、散剂、膏剂、片剂、颗粒剂、糖浆剂、栓剂、注射剂、气雾剂、胶囊剂、液体制剂等剂型分类陈列。这种陈列方法的优点是便于药库贮存保管和养护，便于经营管理。但由于功效不明，不方便药师或患者快速找到所需药品。

2. 按功效分类陈列　将功效相近的中成药集中区域陈列，方便按功效识别和了解药品，方便调剂员或患者快速找到药品。如将中成药按解表药、清热降火药、止咳祛痰药、疏肝理气药、开窍药、祛暑药、补益药等分类陈列。

3. 按病症陈列　将治疗同一病症的中成药集中区域陈列，方便按病症识别和了解药品，方便调剂员或患者快速找到药品。如将中成药按感冒药、头痛药、咳嗽药、腹泻药、便秘药、失眠药等分类陈列。

4. 按给药途径陈列　一般按照口服、注射、外用三种给药途径分别陈列药品。三种给药途径的药品在标签设计上要有明确区别，可依据标签颜色、形状等很直观地区分不同给药途径的药品。在中药房和药店中，口服中成药较多，注射用和外用的中成药较少，可以按照药品用量特点给予足够的摆放空间。

5. 按管理分类陈列　将中成药按处方药和非处方药分开陈列，一般处方药陈列在药柜中，方便调剂人员取药；非处方药陈列在开放性药架上，方便患者选购药品。将精神药品、麻醉药品按照相应的规定专柜或保险柜存放。

6. 综合性陈列　以上药品陈列方法，各有各的优缺点，且均不能完全满足药品陈列要求。因此，本着缩短调配时间和方便保管养护药品，且符合药政部门管理要求的目的，药房或药店内的中成药一般采取综合性陈列方法。

任务三　中成药的调剂常规

调剂人员应当按照标准操作程序调配处方药品，严格执行"四查十对"，即查处方，对科别、姓名、年龄；查药品，对药名、剂型、规格、数量；查配伍禁忌，对药品性状、用法用量；查用药合理性，对临床诊断。认真审核处方，准确调配药品，正确粘贴标签，向患者交付药品时，按照药品说明书或处方用法用量，进行用药交代指导。合理正确的调剂工作程序是确保调剂快速、准确，保证调剂质量的重要因素。中成药处方调剂程序为审方→计价→调配→复核→发药。

一、审方

审方是调剂人员综合运用中医学知识、中药学、方剂学、中药制剂技术及药事管理与法规等知识，对医师处方、医嘱的有效性和合理性进行审核、判断和干预的过程，是确保患者用药安全有效的重要措施。

（一）审中成药处方的药名、剂型、剂量、用法

1. 审查药名 审查药名是指药师对处方用药与临床诊断相符性的审核（即对症用药），有助于发现和剔除潜在的用药错误。审查时应仔细阅读药名，判断药品名称书写是否规范、准确、是否与临床诊断相符。

2. 审查剂型 同一中成药一般有多种剂型，其用法用量也有差别，故对药物的吸收和疗效有很大影响。审查时要仔细查看是否有漏写剂型的现象，判断所选用的剂型是否与给药途径相符。特别应关注静脉注射与肌内注射的混淆，以及注射剂用于口服、外用等不合理用药行为。

3. 审查剂量和用法 临床用药是千变万化的，由于病情轻重、病势缓急、病程长短、体质强弱、发病季节等不同，医师可以酌情增减剂量。但是剂量的确定要适中，以安全有效为目的。其原则是处方中药品剂量与说明书中该药品剂量相对比，特殊情况确需超剂量使用时，处方医师应当注明原因并再次签名。审查剂量时，应特别注意儿童患者，应适当调整其用药剂量。一般情况下 3 岁以下儿童服成人量的 1/4；3 ~ 5 岁儿童可服成人量的 1/3；5 ~ 10 岁儿童可服成人量的 1/2；10 岁以上儿童与成人量相差不大。正确的用法是保证药品疗效，降低不良反应的重要因素。审方时应特别注意特殊剂型特殊药品的用法，如缓释片不应掰开服用，泡腾片不应直接吞服而应用温开水冲泡后服用；玉屏风颗粒须饭前服用；脑心通口服液须饭后服等。

（二）审中成药的合理联用

中成药之间的配伍应用自古以来就是临床用药的主要形式之一，其目的是适应复杂病情、增强药效、抑制偏性、降低毒性等。因此，安全、合理、有效地使用中成药，必须掌握中成药的配伍规律。

1. 审查中成药之间的配伍应用 中成药之间联合使用应符合以下原则：

（1）当疾病复杂，一种中成药不能满足所有症候时可以联合应用多种中成药。如治疗小儿痰热急惊当以牛黄抱龙丸为主，以清热化痰，熄风定惊；若喉间痰鸣，风痰壅盛者，可配猴枣散同用，以豁痰开窍；若高热烦躁者，可配紫雪散同用，以清热解毒，熄风定惊。这些属于治疗兼症的配伍应用。

（2）多种中成药的联合应用，应遵循药效互补原则及增效减毒原则。中成药之间的配伍应符合"七情"配伍用药规律。如附子理中丸与四神丸合用，治疗脾肾阳虚、五更泄泻，可以明显增强温肾运脾、补火助阳、涩肠止泻的功效，这属于"相须"配伍。再如，以乌鸡白凤丸为主治疗妇女气血不足、月经不调，配以香砂六君丸为辅，"相使"为用，开气血生化之源，增强乌鸡白凤丸养血调经之功。又如用金匮肾气丸补火助阳、纳气平喘功效治疗肾虚作喘；若久治不愈，阳损及阴，兼有咽干烦躁者，又应当配以麦味地黄丸或生脉散防止金匮肾气丸燥烈伤阴，这属于"相畏""相杀"配伍。

（3）为适应治法的特殊需要，某些特殊疾病需采用中成药的内服与外用相结合的原则。如火毒上攻，咽喉肿痛，可内服六神丸、喉症丸，外用冰硼散吹喉，共奏清热解毒、消肿利咽之效。又如，筋骨折伤，可内服跌打丸，外敷七厘散，共奏活血伸筋、疗伤止痛之效。

2. 审查中成药与西药之间的配伍应用 中西药配伍应用是中西医结合的重要组成部分，中西医结合绝不是简单的中药加西药，只有中西医理论的贯通与融合，才会收到好的治疗效果。

（1）中西药配伍后的协同增效原则 如急性牙龈炎而见红肿热痛者，牛黄解毒片配伍乙酰螺旋霉素片起效迅速。

（2）中西药配伍后的降毒减毒原则 如八味地黄丸、济生肾气丸等中成药与降血糖药联用，可使糖尿病患者的性神经障碍和肾功能障碍减轻。

（3）中西药配伍后的减量原则 如地西泮有嗜睡等不良反应，若与苓桂术甘汤合用，地西泮的用量只需要常规用量的 1/3，嗜睡等不良反应也因为并用中药而消除。

（三）审中成药的用药禁忌

中成药用药禁忌是中医保证临床安全用药的经验总结，包括配伍禁忌、妊娠禁忌、证候禁忌及服药饮食禁忌四大部分，审查处方时需要审查是否有前三项禁忌，服药饮食禁忌又称"忌口"，在发药时交代。

1. 中成药的配伍禁忌　配伍禁忌是指某些药物互相配合使用后能产生毒性反应或降低疗效。若处方中有配伍禁忌，应尽量避免合用，请处方医师另换其他药物。

（1）配伍的中成药中是否含有"十八反""十九畏"的药味，《中国药典》2020年版一部有不宜同用的规定。如治疗风寒湿痹症的大活络丹、天麻丸、人参再造丸等含有附子，而止咳化痰的川贝枇杷露、蛇胆川贝液、通宣理肺丸等分别含有川贝母、半夏。依据配伍禁忌原则，上述两组药合用，附子与川贝母、半夏当属相反禁忌之列。

（2）配伍的中成药是否含有毒性药物的联用。数种功效相似的中成药联用，往往会有一种或几种相同的药味，联用将会增加这些药味的剂量。如治疗风寒湿痹症大活络丹与天麻丸合用，两种均含有附子；又如镇静安神药朱砂安神丸与天王补心丹合用，两者均含有朱砂，会增大有毒药物的服用量，增大产生不良反应的危险性；治疗气滞血瘀型胸痹用药的复方丹参滴丸和速效救心丸均含有冰片，过量服用易伤人脾胃，导致胃寒胃痛。

（3）配伍的中成药是否有某些药物的相互作用。如含麻黄的中成药忌与降压药如复方罗布麻片、珍珠降压片、牛黄降压片等合用，因麻黄碱有收缩血管、升高血压的作用；含麻黄的中成药也忌与扩张冠脉的中成药如速效救心丹、活心丹、心宝丸等联用，因麻黄碱能兴奋心脏，增强心肌收缩力，使心肌耗氧量增加，这就产生了拮抗作用。又如磁朱丸、更衣丸、安宫牛黄丸等含朱砂较多，忌与含较多还原性离子的溴离子或碘离子的中成药如消瘿丸等合用，因在肠道内形成有刺激性的溴化汞或碘化汞，导致药源性肠炎。

2. 中成药的妊娠禁忌　某些中成药具有损害母体或胎儿以致引起堕胎的副作用，故应列为妊娠禁忌药物。根据药物对母体及胎儿损害的程度不同，可分为禁用药和慎用药两类。如禁用的药物有舟车丸（含大量峻下逐水、行气破滞之品）、抗癌平丸（含蟾酥）、艾迪注射液（含斑蝥）、平消胶囊（含硝石、马钱子、干漆等）、安宫牛黄丸及紫金锭（含麝香、朱砂、雄黄）。慎用的药物有牛黄上清丸（含大黄）、香砂枳术丸（含枳实）、龙胆泻肝丸（含活血、渗利之品）、防风通圣丸（含泻下之品）。

审方时，应仔细阅读中成药使用说明书中是否标注该药物为妊娠期妇女禁用或慎用药。凡禁用药妊娠期绝对不能用，慎用药可根据孕妇体质及病情需要慎重使用，以免发生医疗事故。

3. 中成药的证候禁忌　证候禁忌，又称病证禁忌，是指某药不适用于某类或某种证候，使用时应予以避忌。每种药皆有各自的药性，或寒或热、或升或降、或补或泻、或散或收等。用之得当，其偏性纠正疾病的病理偏向，达到减轻或治愈疾病的目的；用之不当，其偏性反伤机体，轻则加重病情，重则导致死亡。如二陈丸、二冬膏、清气化痰丸、三子养亲丸均为治疗咳嗽有痰的中成药，但功效不同，主治各异。二陈丸以燥湿化痰为主，主治色白成块，湿痰咳嗽；二冬膏养阴润肺，主治干咳痰黏，燥痰咳嗽；清气化痰丸清热化痰，主治痰黄黏稠，热痰咳嗽；三子养亲丸温肺化痰，主治吐痰清稀，寒痰停饮咳嗽，各有专攻，不能混用。药师审查处方时应仔细阅读药品说明书，严守病机，审机论治，辨证用药，以确保用药安全有效。

（四）审处方前记和后记

完整的处方包括处方前记、正文和处方后记三部分。调剂人员在审查处方时还应查看处方前记和后记，这不仅是处方审核的内容之一，同时也影响着对处方适宜性的审核。如成年已婚女性的处方要注意有无妊娠禁忌；老人与儿童的处方要注意剂量是否过大等。审查处方时应仔细阅读各项内容，如开具日期是否为当日，再如患者年龄应当填写实足年龄等。处方后记中"四签"是否完整。若有不合理之处，应请处方医师修改并再次签名后方可调配。为便于学习，本书将审方内容分开叙述，而在实际工作中，计价员、调配员、复核员均负有审方的责任。

二、调配

1. 再次审核处方，确认是合格处方方可进行调配。

2. 准确调配药品

（1）按顺序逐一调配药品，每次调配好一种药品后再调配下一种药品，避免混淆。

（2）调剂人员调配药品时应做到"四查十对"。

（3）准确书写粘贴药品标签，注意患者姓名和药品名称、剂型规格、用法用量、包装数量等。

（4）粘贴标签时应注意避免遮挡原药品包装上的重要信息，如药品名称、规格及有效期等。

（5）调剂人员在完成处方调配后，应在处方下方"调配"处签名。

三、复核

复核是指由另一名调剂人员对所调配的处方药品做一次全面的检查，以防出现调配差错，保证用药安全有效。复核的内容主要包括以下几方面：

（1）核对所调配药品包装及标签上注明的药品名称、规格、剂型与处方所开具的一致性。特别应注意药品名称相似、包装相似、多种规格、多种剂型的易混淆药品的正确辨识和调配。

（2）核对所调配药品包装及标签上注明的用法、用量与处方所开具的一致性。

（3）核对药品性状、包装外观及标签的完好性，确保所调配药品的质量合格。发现药品标签不清或缺损、包装松动变形污染、颜色改变、性状变化或异样时，一律严禁发药，并将其按质量问题报告和处理。

（4）核对所调配药品包装数量与处方所开具的一致性。

（5）核对药品的有效期，确保所发出的药品在患者处方治疗周期内是有效的。

四、发药

（一）发药要点及方法

1. 核对患者　发药药师在发药之前必须询问患者姓名，并核对确认与处方患者姓名的一致性，以确保药品发放正确。

2. "唱付药品"　发药药师需按照处方核对药品的同时，将药品逐盒交付患者并叮嘱核对包装数量等。

3. 用药交代　发药药师需按照处方核对药品标签的用法用量是否标注正确，并且在发药时向患者交代用法用量。

4. 最后确认　询问患者是否已明确所用药品的正确贮存和使用方法，必要时提示药品使用注意事项，提高患者用药的依从性。

5. 签字存档　药师在完成处方发药后，应在处方后记"发药"处签名，并将处方按规定办法归档储存。

自动化药房

自动化药房整体方案主要包括快速出药系统、智能存取系统、智能配发系统、排队管理系统、结构化药嘱系统、温湿度监控系统、全自动单剂量分包机等，通过合理的流程设计，多种自动化设备配合，先进的全自动上药设备，高效快速上药，独有的"双机＋协同出药"技术，药师与设备协同工作，极大地提高了工作效率，减缓了患者排队压力，也减轻了药师工作量，同时规避了用药差错发生的可能性，有效提升医院的工作效率和服务质量。

快速出药系统，是药房自动化系统的核心，该系统接收 HIS 处方信息后，由核心控制进行出药处理，快速完成盒装药品的自动化调配任务，还可根据药品的品种和批号，自动控制近效期先出或先进先出，近效期报警等，减少药损率。该系统还具备双机协同出药技术，既可保证两台设备独立工作，也可互相配合处理同一处方，确保系统在任何情况下都可以准确快速地发药。储药方面，储药槽带滚轮，保证药槽在很小的倾斜角度下即可实现药品的安全下滑，确保药槽防尘、防潮、不卡药，使更多品种、更多数量的药品密集存储在设备中。此外还采用了动态实盘技术，保证药品存储的准确。出药时相应药槽的独立出药驱动器主动加力出药，药品安全地滑入升降传送平台，升降平台采用模糊定位技术、不需要准确定位在药槽口，即可实现出药。在出药过程中，通过电磁传感和光电传感，进行二次核对，保证出药的准确。出药口采用了"多级缓存"技术，不同处方的药品发到相应的出药缓存口，避免了不同处方药品混淆的情况发生。

（二）中成药的用法简介

1. 中成药的内服用法　一般中成药多以温开水送服，但有的中成药须配伍适当的"药引"送服，以增强疗效或起协同作用。有的中成药需含化，将其含于口中，慢慢溶解，发挥疗效，此法多用于治疗咽喉肿痛疾病，如六神丸、草珊瑚含片等。有时根据病情需要，也可将中成药入汤剂煎煮以增强疗效，如六一散、左金丸、越鞠丸等。

2. 中成药的外用方法　中成药品种繁多，用法各异，剂型不同，用法不同，发挥的作用也可不同。一般外用药不可内服，特别是含毒性药物的外用药更应注意，以免发生事故。即使有的中成药既可内服，又可外用，但在临床使用时，也必须注意其用法用量，以确保用药安全有效。

（1）涂抹患处　适用于油膏剂、水剂、酊剂的外用，使用时先要将患处洗净，然后再均匀地涂上一薄层药物。跌打损伤的病人外用红花油，或癣症病人外用土槿皮酊时，均使用这一方法。

（2）撒布患处　外用散剂如祛腐生肌散、珍珠散时，即采用这一方法，使用时注意将药粉均匀撒于患处。

（3）调敷患处　使用外用药之前，先用适量的液体（如茶水、白酒、食醋、食用植物油等）将药物调制成糊状，敷于患处，再用敷料纱布包扎。其中，白酒常用于调敷活血化瘀止痛的中成药，如用七厘散治疗跌打损伤时，可用白酒调敷，能够增强药物散瘀消肿的效果。茶水常用于调敷消肿解毒的中成药，疮疡初起时，在外用如意金黄散之前，宜用茶水调敷。食醋常用于调敷能够消肿、解热、止痛的中成药，可以增强药物收敛、燥湿的功效，如用紫金锭治疗痈、疽、疔、疮时宜用食醋调敷。

（4）吹布患处　用冰硼散治疗牙龈肿痛时，常需吹布患处。可用洁净干燥的纸张或塑料，卷成直径 2～3mm 的小筒，一端剪成斜口，挑取少许药粉，吹至患处。

（5）贴患处　橡皮膏如伤湿止痛膏可直接贴于患处。但贴黑膏药之前，需注意先将其烘软，待膏药稍微冷却后再用至患处，以免烫伤皮肤。

3. 特殊剂型中成药的正确使用

（1）大蜜丸因丸大不能整丸吞服，应嚼碎后吞服，或用洗净的手掰小后吞服。

（2）糊丸质极硬，整丸吞服不能吸收，必须在干净容器内捣碎后吞服。

（3）肠溶片（胶囊）、缓释片、控释片应整片吞服，不应掰开或破碎服用。

（4）泡腾颗粒用水冲泡，待气泡消失后服用。

（5）滴丸多用于病情急重者，如冠心病、心绞痛等，多用少量温开水送服，也可直接含于舌下。注意保存时不宜受热。

（6）皮肤溃烂、破损、渗出不宜用软膏剂；不宜涂敷于口腔、眼结膜。

（7）栓剂软时可放冰水或冰箱中冷却。①阴道栓：仰卧位，20 分钟，1～2 小时不排尿，入睡前给药，月经期停用。②直肠栓：侧卧位，15 分钟，1～2 小时不排便，塞进肛门 3cm。

（三）中成药的使用注意事项

中成药除主要供医师临床使用外，广大患者也可自行购买非处方中成药使用，因此必须掌握中成药的使用注意事项，以确保用药的安全有效。中成药使用的注意事项包括症候禁忌、配伍禁忌、妊娠禁忌和饮食禁忌四方面以及儿童、老年人、运动员等特殊人群的用药。症候禁忌、配伍禁忌、妊娠禁忌的内容详见中成药审方中"审中成药的用药禁忌"。饮食禁忌在"模块一中药饮片调剂———发药交代"已讲述，现重点介绍儿童、老年人、运动员的用药注意事项。

儿童、老年人由于生理功能有别于成年人，药物在体内的吸收、分布、代谢和排泄过程与成年人有差异，所以会影响到用药的安全性和有效性。儿童应根据体重或年龄计算用药剂量，尽量缩短用药疗程，避免滥用滋补类药物和注射剂，尽量避免使用含有毒成分的中成药。老年人因自身器官逐渐衰老，对药物的代谢、排泄减慢，应避免使用对肝、肾有害的药物。如含治疗鼻炎的苍耳子、行气止痛的川楝子、治疗银屑病的"复方青黛丸"、治疗甲状腺病的黄药子等长期服用均会导致肝损害。如雷公藤、汉防己和厚朴中的马兜铃酸、斑蝥等能直接或间接损害肾脏。

运动员因职业的特殊性，对含有兴奋性成分的药物应避免使用。国家食品药品监督管理局公布了"含兴奋剂目录所列物质的中药品种名单"，含有相应物质的中成药品种的说明书中均标注"运动员慎用"的警示语，主要有含有麻黄碱成分（麻黄）的中成药、含有咖啡因成分（罂粟壳）的中成药、含有去氢表雄酮成分（麝香）的中成药、含有士的宁成分（马钱子）的中成药。运动员对这些中成药品种应避免使用。

总之，调剂人员在审查处方时要注意判断处方用药是否存在配伍禁忌、妊娠禁忌、症候禁忌，若出现这些禁忌，绝对不能调配处方，应退回处方医师修改，以确保患者用药的安全有效。发药时，要交代患者服用药物时的饮食禁忌以及注意事项，以提高药物的治疗效果。若为患者自行购买非处方中成药，使用前应仔细阅读药品说明书，严格按照药品说明书中的适应证、用法用量及注意事项用药，以免贻误病机，保证用药的安全有效。

••••目标检测

答案解析

一、单项选择题

1. 审查中成药处方时，发现处方书写错误，下列叙述正确的是（　　）

　　A. 由开处方的医生更改，并在修改处签字后重新调配

　　B. 只要不影响调剂人员的调配，无需更改，正常调配处方

C. 由药房审方人员修改后调配发药

D. 由计价人员修改后调配发药

2. 下列关于中成药处方调剂的程序，正确的为（　　）

　　A. 调配→审方→计价→复核→发药

　　B. 计价→审方→调配→复核→发药

　　C. 审方→计价→调配→复核→发药

　　D. 调配→计价→审方→复核→发药

二、多项选择题

1. 药品陈列的原则有（　　）

　　A. GSP 陈列原则　　　　　　　　　　B. 先进先出原则

　　C. 同一品牌垂直陈列原则　　　　　　D. 关联性原则

2. 关于"四查十对"的叙述，下列错误的是（　　）

　　A. 查处方，对科别、姓名、年龄

　　B. 查药品，对药名、剂型、规格、数量

　　C. 查配伍禁忌，对临床诊断、用法用量

　　D. 查用药合理性，药品性状

三、判断题

1. 3～5 岁儿童可服成人量的 1/3。（　　）

2. 中成药安全有效，副作用小，因此孕妇和哺乳期妇女无需禁忌。（　　）

3. 3 岁以下儿童服成人量的 1/5。（　　）

4. 含有麻黄碱成分（麻黄）的中成药、含有咖啡因成分（罂粟壳）的中成药，运动员应避免使用。（　　）

书网融合……

重点小结

项目十三　销售与服务

PPT

▶▶ **学习目标** ◀◀

知识目标： 掌握接待顾客的原则和技巧，顾客投诉处理的流程和原则；熟悉接待顾客的基本要求；了解顾客投诉的类型。

能力目标： 能按零售药店要求接待顾客和处理顾客投诉。

素质目标： 树立严谨细致的工作态度和精益求精的工匠精神。

▶▶ **情境导入** ◀◀

情境描述： 某药店一顾客自述：胃痛 3 日，嗳气、打嗝、腹胀，不思饮食。顾客自行选购中成药。

思考： 1. 根据顾客的症状描述，作为药店营业员，应该怎么接待顾客？

　　　2. 根据顾客的病情，营业员利用自己的医药知识应该怎样向顾客介绍购买哪类中成药？

　　　3. 在接待顾客的过程中，最重要的职业素养是什么？

任务一　接待顾客

接待顾客是零售药店的工作职责之一，是营业员必须掌握的一门专业技术。不但要主动迎接顾客，而且要为顾客提供专业的药学服务，学会正确使用礼貌用语和肢体语言。

一、接待顾客的基本要求

（一）主动接待顾客

主动接待顾客，首先要穿职业装，精神饱满，面带微笑，热情大方，使顾客有被关怀的感觉，为迎接顾客做好准备；其次，不能有"我只为购买药品的顾客提供服务"的想法，更不能以貌取人，只要来店的顾客，都要热情大方接待；再次，在接待顾客的过程中，仔细观察顾客的病情，如脸色、走路的姿势，有没有咳嗽、气喘等，用药学专业术语耐心询问顾客的身体状况，有哪些临床表现，并仔细聆听，心里做好记录，为顾客购买药品做好推荐计划。

（二）礼貌用语

礼貌用语，语言表达能力，肢体语言是药店营业员必须掌握的基本功，也是个人形象的外在表现和内在心灵的反映。

礼貌用语必须语感要优美，表达清楚，声音清晰，语言文雅，既口语化，又形象化，简单明了，不卑不亢，和蔼可亲。在与顾客交流过程适当使用肢体语言，增加对顾客的关怀感，如用手扶着走路困难的顾客或老人。

（三）具备医药专业素养

药店营业员要掌握一定的医药专业知识和素养，才能更好地为顾客提供专业、满意的服务。要用药学专业知识指导、建议购买药品，对药品的功能主治、成分、性状、规格、用法用量、不良反应、禁忌等向顾客做详细的介绍。药品对症介绍要准确、简洁明了、通俗易懂、诚信、可靠，少重复、不啰嗦，让顾客能听懂明白，不能浮夸、吹嘘。总之，要善于用专业的医药知识，用生动、简单的语言耐心指导顾客选购合适的药品，使其称心如意，并留下深刻印象。

（四）会说普通话

药店营业员要用普通话接待顾客，方便异地顾客购药，同时还要掌握一些地方语言，才能明白当地顾客的表达意思。

二、接待顾客的流程和技巧

（一）接待顾客的流程

1. 接待顾客　顾客到药店时，营业员应该热情接待顾客，向顾客问候，给顾客留下美好印象。

2. 询问病情　用专业、规范的语言询问顾客的姓名、年龄，详细询问顾客的身体状况、病情、病因、症状及需要购买的药品。

3. 解答疑问　顾客可能对药品的成分、功能、主治、用法用量、不良反应、禁忌等有疑问或存在异议，在接待的过程中用专业知识耐心解答。

4. 提供用药指导　结合顾客的病情，对症向顾客详细地推荐购买合适的药品，并提供专业的用药指导。推荐时要避免无效用药和重复用药，注重用药安全。

5. 结算并交付　根据顾客购买的药品进行结算，向顾客提供购买清单及凭证，并将药品双手交付给顾客。

6. 感谢与道别　当顾客离开药店时，营业员应热情送别顾客，向顾客表示感谢。

（二）接待顾客的技巧

1. 热情接待顾客　接待顾客工作中，无论顾客是称赞、表扬，还是抱怨、责怪，是否有意愿购买药品，药店营业员都要热情接待顾客，耐心询问，从中了解顾客的购买需求。耐心倾听顾客的诉说，顾客会认为得到了尊重，心理上得到安慰，从而愿意合作。

2. 认真倾听顾客的问题　在接待顾客咨询过程中，如果顾客一直提出问题，就表明存在购买药品的意愿，就可能促成成交，所以认真倾听顾客提出的问题极其重要。

先要区分顾客问题，顾客的问题一般有三种：真实的购药意向，指顾客目前有强烈的购药计划，顾客能清楚说出要购买药品的名称、厂商、价格，营业员应立即根据顾客的购买意愿在对应的柜台取药，如果没有完全一样的药品，营业员耐心询问顾客是否可以用同类的其他药代替，并详细说明代替药的功效、主治、服用方法等，使顾客感到营业员的服务很热情、周到、耐心，虽然顾客没有买到同种药，但是心理上很满意，愿意继续购买；隐含的购药意向，指顾客并不把真正的问题说出来，转弯抹角地说出其他方面的目的，例如，顾客不直接说出希望降价、打折销售，但却提出其他药店在做优惠活动，或者说他曾经买的价格，以降低药品的价值，从而希望达到降价的目的，这种情况营业员需要耐心解释本店销售药品的厂家，药品的质量保障或规格的不同，以消除顾客的心理作用，从而达成购买意向；虚假的购药意向，表示目前没有需要，或对药品不满意、抱有偏见等或者顾客用借口、敷衍的方式应付回答营业员的询问，但是，有时顾客仅仅是为了健康或疾病用药进行咨询，并没有明确的购买计划，对这类潜在的顾客，更要给予热情的接待，提供药学服务，因为此类顾客可能就是潜在的忠实顾客。

任务二 处理顾客投诉

一、顾客投诉类型

顾客投诉既是药店管理不善的直接反应，也是改善药店服务质量直接的信息来源。药店店长应该认真收集各种投诉，及时反馈和整改，为改善药店服务质量打好坚实的基础。一般顾客投诉主要为以下三种类型：

1. 药品质量投诉 药品包装破损、玷污，散剂漏粉，口服液渗漏、有沉淀、变浑浊，片剂破碎、变色，丸剂发霉、变色，胶囊剂的胶囊破裂，颗粒剂包装破损，药品超过有效期等；常用商品经常缺货、断货，未及时补充；药品服用后出现说明书以外的不良反应，以及因个体差异引起的不良反应。

2. 药店服务投诉 营业员接待顾客不耐心、不热情、服务态度不好、收银速度慢；营业员过度宣传药品功效、主治，忽略药品不良反应；营业员带有促销目的和手段；药店保健品当药品销售，过度宣传保健品的作用；营业员专业知识欠缺，给无病的人或没有相关症状的患者推销药品；药品摆放位置错误，顾客不易找到药品；药品陈列数量太少；药店卫生环境差、经营面积小、局促；药品功效、主治、不良反应、禁忌等介绍不专业，不清楚。

3. 药品价格投诉 药品价格牌标识模糊、错误；药品价格比其他药店高；药品没有按要求打折销售或积分等；药品实际支付价格与标价不一致；促销宣传的承诺未及时兑现或随意更改。

二、投诉处理程序

1. 顾客投诉受理与记录 首先，耐心倾听顾客反映的问题及意见，并做好顾客投诉记录；其次，真心向顾客道歉，缓和顾客的情绪；再次，向顾客明确表明，药店对该类问题的处理办法与态度；最后，感谢顾客的意见与建议，承诺并答复处理的时间，留下顾客详细的联系方式。

2. 分析投诉的原因 根据顾客投诉记录，分析顾客投诉的类型（药品质量投诉、药品价格投诉、药店服务投诉），分析顾客投诉原因。查找工作记录和药店视频，判断投诉是否成立，查找具体责任人，如果投诉不成立，要有礼有节地答复顾客。

3. 根据投诉原因制定整改方案 对标对表查找工作的得失和不足，店长召开会议讨论投诉的处理方案，对照药店的管理制度，责任到人，对反映的问题及时加以整改和改进，举一反三，同样的问题不会再有下次。将处理方案和意见及时回复给顾客，再次道歉并表示感谢。

4. 总结评价 通过顾客投诉处理的受理、整改并及时总结，吸取经验教训，提出改进措施与方案，努力提高药店服务质量，对质量有问题的药品及时下柜；将投诉记录、处理方案归档，对出现的问题立即整改，有代表性的问题要求举一反三，以免重复发生类似问题。

三、投诉处理基本原则

1. 实事求是 投诉处理要尊重客观事实，对顾客的投诉进行多方面的调查、分析和取证，确实是因为自身原因给顾客造成的损失，要尽快根据规章制度进行应有的赔偿。在处理过程中，要防止经办人员与顾客串通一气、隐报瞒报，损害药店利益而谋取私利。

2. 及时准确 药店在接到顾客投诉时，应立即作好记录，在最短的时间内由负责人到现场调查、取证，核实投诉问题的性质、类型、范围和造成的不良影响等。

3. 独立调查　有条件的连锁药店可以设立专门的售后服务机构，一般的药店由店长负责处理投诉问题，这样既有利于加大对投诉问题的处理力度，又避免相互推诿等不负责任的现象发生。

4. 协调合理　既成事实的赔偿，应在药店管理制度和购销双方达成协议的基础上进行协商解决。

四、处理顾客投诉技巧

1. 耐心倾听　耐心倾听顾客的投诉是解决问题的前提，在倾听顾客投诉时，既要听其表达的投诉内容，又要注意其表达的语调、语音和语速，这有利于了解顾客语言背后的内容和情绪。

2. 感同身受　认同顾客的感受，顾客在投诉时会表现出失望、烦恼、泄气、生气等各种情绪。无视顾客的感受是处理顾客投诉的大忌，要感同身受地站在顾客的立场上去思考问题。处理人员必须站在顾客的立场上将心比心，诚心诚意地表示理解、同情和承认过失。

3. 诚心诚意　针对顾客投诉，解决问题，每个药店都应有管理制度和机制。处理顾客投诉必须落实到行动，不能一味地理解和同情，要迅速地给出解决问题的方案，拟定解决方案时要注意以下两点：①一般来说，一个问题的解决方案不是唯一的，给顾客提供选择问题的解决方案，会让顾客感到受尊重；②诚实地向顾客承诺一定的赔偿。

妥善处理顾客的投诉，是药店管理和服务质量改进的重要方法，也是有效地维护零售药店形象、挽回顾客信任的关键措施。所以，零售药店在处理顾客的投诉时，应该认真对待顾客的意见和投诉，运用处理顾客投诉和抱怨的技巧与原则，妥善解决顾客的意见和投诉。

实训九　中成药调剂实训

一、实训内容及要求

以 3 位同学为一组，分别轮流扮演调剂员、复核发药人员和顾客。三位同学互换角色，按照下列要求进行实训练习。

（1）下列 5 张成人患者的处方前记和处方后记都是正确的，请对表中列出的处方正文内容进行审查。若有错误，填写差错记录。

（2）若正文是正确的，请调剂员对处方用药进行调配。正确填写或粘贴用药标签，注明患者姓名、药品名称、剂型规格、用法用量和包装数量。

（3）调剂员将调配好的药品交给复核发药人员，复核发药人员对调配好的药品进行复核，并发药给顾客，进行用药交代。

中成药调剂练习处方

处方编号	姓名	临床诊断	处方正文	审查结果	差错记录
例1	陈×	消化不良	人参健脾丸 9g×10 丸×1 盒 Sig：1 丸　　tid po	合格	
例2	王×	泄泻	麻仁丸 9g×10 丸×1 盒 Sig：1 丸　　bid po	不合格	病症与药品适应证不符
01	张×	消渴（糖尿病）	六味地黄丸（浓缩丸）120 丸×1 瓶 Sig：8 丸　　bid po		
02	刘×	月经不调	乌鸡白凤丸 9g×10 丸×1 盒 Sig：1 丸　　bid po		

续表

处方编号	姓名	临床诊断	处方正文	审查结果	差错记录
03	赵×	痔疮	①地榆槐角丸 9g×10 丸×1 盒 Sig：1 丸　bid po ②马应龙麝香痔疮膏 10g×1 支 用法：外用，适量涂患处，一日两次		
04	唐×	胸痹	复方丹参片 0.6×10 片×1 瓶 Sig：1 片　tid po		
05	孙×	跌打损伤	①跌打丸 3g×10 丸×1 盒 Sig：1 丸　bid po ②云南白药气雾剂 60ml×1 瓶 用法：外用，喷于患处，一日五次		

二、实训效果评价

中成药调剂实训效果评价表（100 分）

考核项目	技能要求	分值	得分
审方	审查药名、剂型、规格、用量用法；审查中成药联合用药、用药禁忌；审查处方前记、后记	10	
	不合格处方差错记录填写	5	
调配	再次审查处方	5	
	按顺序逐一调配药品	5	
	调剂处方时做到"四查十对"	5	
	正确书写用药标签（患者名称和药品名称、剂型规格、用法用量、包装数量）	10	
	粘贴标签（避免遮挡原药品包装上的重要信息，如药品名称、规格及有效期等）	5	
	完成处方调配后，在处方下方药师签名处签名	5	
复核	核对所调配药品包装及标签上注明的药品名称、规格、剂型与处方的一致性	5	
	核对所调配药品包装及标签上注明的用法、用量与处方开具的一致性	5	
	核对所调配药品包装数量与处方开具的总数量的一致性	5	
发药	核对患者	5	
	"唱付药品"	5	
	用药交代	5	
	最后确认：询问患者是否已清楚所有药品的正确贮存和使用方法	5	
	签名：完成处方发药后，应在处方下方发药药师处签名	5	
清场	将处方按规定办法归档贮存，清洁整理调剂台面	5	
其他	在规定时间内（10 分钟）完成中成药调剂工作	5	
总分		100	

目标检测

答案解析

一、单项选择题

1. 顾客投诉处理的基本原则不包括（　　）

　　A. 实事求是　　　　B. 及时准确　　　　C. 独立调查　　　　D. 试图辩解

2. 下列不属于接待顾客基本要求的是 （　　）

    A. 有礼有节　　　　　B. 语言优美　　　　　C. 耐心询问　　　　　D. 傲慢无礼

二、多项选择题

1. 投诉处理的基本原则是 （　　）

    A. 实事求是　　　　　B. 及时准确　　　　　C. 独立调查　　　　　D. 协调处理

2. 处理客户投诉技巧是 （　　）

    A. 耐心倾听　　　　　B. 感同身受　　　　　C. 诚心诚意　　　　　D. 花言巧语

三、判断题

1. 药店在接待顾客的过程中，有时需要两眼直直地盯着顾客，镇住对方，不需要使用文明、礼貌用语。（　　）

2. 在接到顾客投诉后，不需要立即调查、处理，冷落一段时间后不了了之。（　　）

3. 顾客对药品不良反应的投诉属于服务投诉。（　　）

4. 药店营业员正确运用普通话，有利于异地顾客交流。（　　）

5. 花言巧语，油嘴滑舌是药店营业员与顾客交流的基本职业素养。（　　）

书网融合……

重点小结

项目十四　常用中成药分类介绍

PPT

学习目标

知识目标：

1. 掌握常用中成药的功能主治和使用注意事项。

2. 熟悉50种中成药的药物组成和用法用量（标注※者）。

能力目标：

1. 能说出50种（标注※者）常用中成药的药物组成、功能主治、用法用量和使用注意事项；能说出其余常用中成药的功能主治和使用注意事项。

2. 能根据患者主诉症状准确推荐非处方中成药；并能回答患者提出的有关药品使用等问题。

3. 能对中成药处方进行比较熟练的调配和合理的用药指导。

素质目标： 通过本章的学习，树立爱岗敬业的职业素养与一丝不苟的工匠精神。

情境导入

情境描述： 患者，73岁。平素患有风湿，常年服用天麻丸。近几天咳嗽，咽痛、痰黄黏稠，舌红苔黄，于是前去某药店自行购买蛇胆川贝枇杷液。

思考： 1. 能否为该患者调剂蛇胆川贝枇杷液？为什么？

　　　　2. 该患者适合服用哪些中成药？

　　　　3. 在工作中，药师推荐药品时应注意哪些方面的职业素养？

本项目收载了150余种常用中成药，分为内科用药、外科用药、妇科用药、眼科用药、五官科用药、骨伤科用药和儿科用药等七类。作为一名中药调剂从业人员，一定要掌握常用中成药的处方组成、功能主治、用法用量和使用注意，才能准确地为消费者提供服务。

任务一　内科用药

一、感冒用药 📱微课

感冒为感受外邪所致的外感疾病，临床表现以鼻塞、流涕、喷嚏、咳嗽、头痛、恶寒发热、全身不适为主要特征。中医根据其证候表现常分为风寒证、风热证及表寒里热证。患者体质有虚有实，体虚感冒需在发散药中酌加扶正之品。故感冒用药有辛温解表、辛凉解表、表里双解、扶正解表等不同类别。

辛温解表类感冒药用于外感风寒证。症见恶寒重、发热轻、无汗、鼻塞流涕、头痛、肢体酸痛、口不渴、苔薄白、脉浮紧等。

辛凉解表类感冒药用于外感风热证。症见恶寒轻、发热重、头痛、咽痛、口渴、咳嗽、痰稠黄、舌红、苔薄黄、脉浮数等。

表里双解类感冒药用于表里同病。除外感表证外，多兼热结便秘，或湿热泻痢等里证。需表里双解，内外同治。

扶正解表类感冒药由补益药与解表药配合组成，具有扶正、散邪的特点。适用于体质素虚、兼感外邪所致的虚人外感。

使用本类药物应注意服药后，宜以遍身微汗为度，切忌大汗，并注意避风邪，以免再次感冒。服药期间除用于虚人感冒外，应忌服滋补类中药，并忌烟、酒及油腻难消化食物。体质虚弱、易反复感冒者及感冒病情重者及感冒病程中出现并发症者及慢性疾病患者感冒及儿童、老年人、孕妇和哺乳期妇女感冒，均为不宜自己选择用药的人群。

（一）辛温解表类感冒用药

感冒清热颗粒

【药物组成】荆芥穗、薄荷、防风、柴胡、紫苏叶、葛根、桔梗、苦杏仁、白芷、苦地丁、芦根。

【功能主治】疏风散寒，解表清热。用于风寒感冒，头痛发热，恶寒身痛，鼻流清涕，咳嗽，咽干。

【用法用量】开水冲服。一次 1 袋。一日 2 次。

【注意事项】风热感冒者不适用。与环孢素 A 同用，可以引起环孢素 A 血药浓度升高；高血压、心脏病、肝病、肾病、糖尿病等慢性病严重者都应遵医嘱服用；不宜与温热性中药同用；服药期间忌食辛辣、油腻食物。

正柴胡饮颗粒

【药物组成】柴胡、防风、陈皮、赤芍、甘草、生姜。

【功能主治】发散风寒，解热止痛。用于外感风寒初起所致的发热恶寒、无汗、头痛、鼻塞、喷嚏、咽痒咳嗽、四肢酸痛。流行性感冒初起、轻度上呼吸道感染见上述证候者。

【用法用量】开水冲服。一次 1 袋，一日 3 次。

【注意事项】风热感冒者不适用。孕妇禁用；高血压、心脏病、肝病、肾病、糖尿病等慢性病严重者都应遵医嘱服用；不宜与温热性中药同用。

荆防颗粒※

【药物组成】荆芥、防风、羌活、独活、柴胡、前胡、川芎、枳壳、茯苓、桔梗、甘草。

【功能主治】发表散寒，祛风胜湿。用于外感风寒夹湿所致的感冒，症见头痛身痛、恶寒无汗、鼻塞清涕、咳嗽白痰。

【用法用量】开水冲服。一次 1 袋，一日 3 次。

【注意事项】风热感冒或湿热证慎用。糖尿病患者及有高血压、心脏病、肝病、肾病等慢性病严重者或正在接受其他治疗的患者均应在医师指导下服用。

（二）辛凉解表类感冒用药

桑菊感冒片※

【药物组成】桑叶、菊花、连翘、薄荷素油、苦杏仁、桔梗、芦根、甘草。

【功能主治】疏风清热，宣肺止咳。用于风热感冒初起，头痛，咳嗽，口干，咽痛。

【用法用量】口服。一次 4~8 片，一日 2~3 次。

【注意事项】外感风寒者慎用；高血压、心脏病、肝病、糖尿病、肾病等慢性病严重者应在医师指导下服用；脾虚便溏者应在医师指导下服用；忌烟、酒及辛辣、生冷、鱼腥、油腻食物。

银翘解毒片※

【药物组成】连翘、金银花、桔梗、薄荷、淡竹叶、荆芥、淡豆豉、牛蒡子（炒）、甘草。

【功能主治】疏风解表，清热解毒。用于风热感冒，症见发热头痛、咳嗽口干、咽喉痛。

【用法用量】口服。一次4片，一日2~3次。用芦根汤或温开水送服。

【注意事项】风寒感冒者不适用；孕妇慎用；高血压、心脏病、肝病、糖尿病、肾病等慢性病严重者或正在接受其他治疗的患者，均应在医师指导下服用；忌烟、酒及辛辣、生冷、油腻食物。

抗病毒口服液

【药物组成】板蓝根、石膏、芦根、地黄、郁金、知母、石菖蒲、广藿香、连翘。

【功能主治】清热祛湿，凉血解毒。用于风热感冒，温病发热及上呼吸道感染，流感、腮腺炎、病毒感染等。

【用法用量】口服。早饭前和午、晚饭后各服一次，一次10ml，一日2~3次，小儿酌减。

【注意事项】临床症状加重、病程较长或合并有细菌感染的患者，应加服其他治疗药物。

连花清瘟胶囊

【药物组成】连翘、金银花、炙麻黄、炒苦杏仁、石膏、板蓝根、绵马贯众、鱼腥草、广藿香、大黄、红景天、薄荷脑、甘草。

【功能主治】清瘟解毒，宣肺泄热。用于治疗流行性感冒属热毒袭肺证，症见发热或高热，恶寒，肌肉酸痛，鼻塞流涕，咳嗽，头痛，咽干咽痛，舌偏红，苔黄或黄腻等。

【用法用量】口服。一次4粒，一日3次。

【注意事项】外感风寒者慎用；高血压、心脏病、肝病、糖尿病、肾病等慢性病严重者应在医师指导下服用；儿童、孕妇、哺乳期妇女、年老体弱及脾虚便溏者应在医师指导下服用；忌烟、酒及辛辣、生冷、鱼腥、油腻食物；不宜在服药期间同时服用滋补性中药。

（三）表里双解类感冒用药

防风通圣丸

【药物组成】防风、荆芥穗、薄荷、麻黄、大黄、芒硝、栀子、滑石、桔梗、石膏、川芎、当归、白芍、黄芩、连翘、甘草、白术（炒）。

【功能主治】解表通里，清热解毒。用于外感内热，表里俱实，恶寒壮热，头痛咽干，小便短赤，大便秘结，瘰疬初起，风疹湿疮。

【用法用量】口服。水丸一次6g，大蜜丸一次1丸，浓缩丸一次8丸，一日2次。

【注意事项】孕妇、脾虚便溏者慎用；服用后出现荨麻疹等相似的皮肤症状者，属于药物过敏（药疹），应立即去医院就诊，不宜与滋补性药物同时服用；忌烟、酒及辛辣、生冷、油腻食物。

小柴胡颗粒※

【药物组成】柴胡、黄芩、半夏（姜制）、党参、生姜、甘草、大枣。

【功能主治】解表散热，疏肝和胃。用于外感病邪犯少阳者，症见寒热往来、胸胁苦满、食欲不振、心烦喜呕、口苦咽干。

【用法用量】开水冲服。一次1~2袋，一日3次。

【注意事项】风寒感冒、肝火偏盛、肝阳上亢者忌用。高血压、心脏病、肝病、肾病、糖尿病等慢性病严重者应遵医嘱服用；不宜与温热性中药同用；饮食宜清淡，忌食辛辣食物；过敏体质者慎用。

（四）扶正解表类感冒用药

玉屏风颗粒※

【药物组成】黄芪、防风、白术（炒）。

【功能主治】益气，固表，止汗。用于表虚不固，自汗恶风，面色㿠白或体虚易感风邪者。

【用法用量】开水冲服，宜饭前服用。一次5g，一日3次。

【注意事项】热病汗出者忌用；阴虚盗汗者慎用；高血压、糖尿病患者应在医师指导下服用；对本品过敏者禁用，过敏体质者慎用；服药期间饮食宜清淡。

参苏丸

【药物组成】党参、紫苏叶、葛根、前胡、茯苓、半夏（制）、陈皮、枳壳（炒）、桔梗、甘草、木香。

【功能主治】益气解表，疏风散寒，祛痰止咳。用于体弱、感受风寒所致的感冒，症见恶寒发热、头痛鼻塞、咳嗽痰多，胸闷呕逆、乏力气短。

【用法用量】口服。一次6~9g，一日2~3次。

【注意事项】风热感冒者不适用；孕妇慎用；高血压、心脏病、肝病、糖尿病、肾病等慢性病严重者应在医师指导下服用；对本品过敏者禁用，过敏体质者慎用；忌烟、酒及辛辣、生冷、油腻食物。

二、咳嗽用药

咳嗽是一个常见临床症状，有声无痰为咳，有痰无声为嗽，通常咳嗽并称。它既是一种保护性的生理反射，又是多种疾病的病理表现，甚至是主要的临床表现。临床上将其分为外感咳嗽和内伤咳嗽。咳嗽用中成药可分为燥湿化痰、散寒止咳、清肺止咳、润肺止咳、止咳平喘等类。

燥湿化痰类中成药用于脾虚阻肺咳嗽，适用于湿痰证。临床表现为咳嗽反复发作，痰多易咯，胸脘痞闷，呕吐恶心，肢体困倦等。

散寒止咳类中成药用于外感风寒犯肺咳嗽，适用于寒痰证。临床表现为痰多色白，并兼有恶寒发热、头痛鼻塞等。

清肺止咳类中成药用于外感风热犯肺咳嗽，适用于热痰证。临床表现为痰多色黄黏稠，并兼有发热口渴、气喘等。

润肺止咳类中成药用于外感燥邪犯肺咳嗽或内伤阴虚咳嗽，适用于燥痰证。临床表现为干咳少痰，或咯痰不爽、痰稠难出、咽干而痛等。

止咳平喘类中成药用于内伤肺失宣降之咳喘证，临床表现为咳嗽气急，痰多或无痰。

咳嗽、气喘患者在服药期间宜忌烟、酒及辛辣、生冷、油腻性食物。慢性支气管炎、慢性阻塞性肺病、支气管扩张合并感染，肺炎及肺脓肿，肺结核、肺癌、咳嗽型哮喘，心力衰竭病人，儿童、老年人、孕妇和哺乳期妇女等人群的咳嗽不适于自己选择用药。

（一）燥湿化痰类用药

二陈丸※

【药物组成】陈皮、半夏（制）、茯苓、甘草。

【功能主治】燥湿化痰，理气和胃。用于痰湿停滞的湿痰咳嗽，症见咳嗽痰多、胸脘胀闷、恶心呕吐。

【用法用量】口服。一次9~15g，一日2次。

【注意事项】燥痰证慎用；吐血、消渴、阴虚、血虚者忌用；孕妇慎用；高血压、心脏病、肝病、糖尿病、肾病等慢性病严重者应在医师指导下服用；对本品过敏者禁用，过敏体质者慎用；忌烟、酒及辛辣、生冷、油腻食物。

橘红痰咳液

【药物组成】化橘红、百部（蜜炙）、茯苓、半夏（制）、白前、甘草、苦杏仁、五味子。

【功能主治】理气化痰，润肺止咳。用于痰浊阻肺所致的咳嗽、气喘、痰多。

【用法用量】口服。一次10~20ml，一日3次。

【注意事项】风热者忌用；支气管扩张、肺脓疡、肺源性心脏病、肺结核患者出现咳嗽时应去医院就诊；高血压、心脏病、肝病、糖尿病、肾病等慢性病严重者应在医师指导下服用；儿童、孕妇、哺乳期妇女、年老体弱者应在医师指导下服用；对本品过敏者禁用，过敏体质者慎用；忌烟、酒及辛辣、生冷、油腻食物。

（二）散寒止咳类用药

通宣理肺丸

【药物组成】紫苏叶、前胡、桔梗、苦杏仁、麻黄、甘草、陈皮、半夏（制）、茯苓、枳壳（炒）、黄芩。

【功能主治】解表散寒，宣肺止嗽。用于风寒束表、肺气不宣所致的感冒咳嗽，症见发热、恶寒、咳嗽、鼻塞流涕、头痛、无汗，肢体酸痛。

【用法用量】口服。大蜜丸一次2丸，水蜜丸一次7g，一日2~3次。

【注意事项】风热、痰热咳嗽及阴虚干咳者慎用；孕妇慎用；不宜在服药期间同时服用滋补性中药；本品含有麻黄，高血压、心脏病患者慎服；支气管扩张、肺脓肿、肺源性心脏病、肺结核患者出现咳嗽时请遵医嘱；对本品过敏者禁用；过敏体质者慎用；服药期间饮食宜清淡，忌烟、酒及辛辣食物。

小青龙合剂※

【药物组成】麻黄、桂枝、白芍、干姜、细辛、法半夏、五味子、炙甘草。

【功能主治】解表化饮，止咳平喘。用于风寒水饮，恶寒发热，无汗，咳喘痰稀。

【用法用量】口服。一次10~20ml，一日3次，用时摇匀。

【注意事项】不宜在服药期间同时服用滋补性中药；内热咳喘及虚喘者不适用；孕妇慎用；支气管扩张、肺脓肿、肺源性心脏病、肺结核患者出现咳嗽时应去医院就诊；本品含麻黄，高血压、心脏病患者慎用；有肝病、糖尿病、肾病等慢性病严重者应在医师指导下服用；本品不宜长期服用；服药期间忌辛辣、生冷、油腻食物。

（三）清肺止咳类用药

蛇胆川贝液

【药物组成】蛇胆汁、川贝母。

【功能主治】清肺，止咳，除痰。用于肺热咳嗽，痰多。

【用法用量】口服。一次10ml，一日2次，小儿酌减。

【注意事项】风寒咳嗽、痰湿犯肺、久咳不止者不宜用；孕妇慎用；支气管扩张、肺脓疡、肺源性心脏病、肺结核患者应在医师指导下服用；服药期间忌烟、酒、辛辣和油腻食物。

急支糖浆※

【药物组成】鱼腥草、金荞麦、四季青、麻黄、紫菀、前胡、枳壳、甘草。

【功能主治】清热化痰、宣肺止咳。用于外感风热所致的咳嗽，症见发热、恶寒、胸膈满闷、咳嗽咽痛；急性支气管炎、慢性支气管炎急性发作见上述证候者。

【用法用量】口服。成人一次 20～30ml，儿童 1 岁以内一次 5ml；1～3 岁一次 7ml；3～7 岁一次 10ml；7 岁以上一次 15ml；一日 3～4 次。

【注意事项】寒证者慎用；孕妇慎用；高血压、心脏病患者慎用；不宜在服药期间同时服用滋补性中药；支气管扩张、肺脓肿、肺心病、肺结核患者出现咳嗽时应去医院就诊；服药期间饮食宜清淡；忌食辛辣食物。

复方鲜竹沥液

【药物组成】鲜竹沥、鱼腥草、生半夏、生姜、枇杷叶、桔梗、薄荷素油。

【功能主治】清热化痰，止咳。用于痰热咳嗽，痰黄黏稠。

【用法用量】口服。一次 20ml，一日 2～3 次。

【注意事项】不宜与滋补性或温热性中药同用；寒嗽及脾虚便溏者慎用；孕妇慎用；支气管扩张、肺脓肿、肺心病、肺结核患者出现咳嗽时应去医院就诊；糖尿病患者及有高血压、心脏病、肝病、肾病等慢性病严重者应在医师指导下服用；服药期间忌烟、酒及辛辣刺激和油腻食物。

克咳胶囊

【药物组成】麻黄、罂粟壳、甘草、苦杏仁、莱菔子、桔梗、石膏。

【功能主治】清热祛痰，止嗽定喘。用于痰热蕴肺所致的咳嗽，喘急气短。

【用法用量】口服。一次 3 粒，一日 2 次。

【注意事项】风寒袭肺者慎用；孕妇慎用；本品含罂粟壳，中病即止，不能过量或长期服用；高血压、心脏病患者慎服；服药期间，饮食宜清淡，忌生冷、辛辣、海鲜食物，忌烟酒。

清肺抑火丸

【药物组成】黄芩、栀子、知母、浙贝母、黄柏、苦参、桔梗、前胡、天花粉、大黄。

【功能主治】清肺止咳，化痰通便。用于肺热咳嗽，痰黄稠黏，口干咽痛，大便干燥。

【用法用量】口服。水丸一次 6g，大蜜丸一次 1 丸，一日 2～3 次。

【注意事项】风寒咳嗽或脾胃虚弱者慎用；孕妇慎用；支气管扩张、肺脓疡、肺心病、肺结核患者应遵医嘱；服药期间饮食宜清淡，忌食生冷、辛辣、燥热食物，忌烟酒。

（四）润肺止咳类用药

养阴清肺膏（丸）※

【药物组成】地黄、麦冬、玄参、川贝母、白芍、牡丹皮、薄荷、甘草。

【功能主治】养阴润燥、清肺利咽。用于阴虚肺燥、咽喉干痛，干咳少痰或痰中带血。

【用法用量】口服、煎膏剂一次 10～20ml，一日 2～3 次。丸剂：水蜜丸一次 6g，大蜜丸一次 1 丸，一日 2 次。

【注意事项】脾虚便溏、痰多湿盛咳嗽慎用；孕妇慎用；服药期间忌食辛辣、生冷、油腻食物；

支气管扩张、肺脓肿、肺心病、肺结核患者出现咳嗽时应去医院就诊；糖尿病患者及高血压、心脏病、肝病、肾病等慢性病严重者应在医师指导下服用。

（五）止咳平喘类用药

桂龙咳喘宁颗粒※

【药物组成】桂枝、龙骨、白芍、牡蛎、黄连、法半夏、瓜蒌皮、苦杏仁（炒）、大枣、生姜、炙甘草。

【功能主治】止咳化痰，降气平喘。用于外感风寒、痰湿阻肺引起的咳嗽、气喘、痰涎壅盛；急、慢性支气管炎见上述证候者。

【用法用量】开水冲服。一次1袋，一日3次。

【注意事项】外感风热者不适用；孕妇慎用；支气管扩张、肺脓肿、肺心病、肺结核患者应在医师指导下服用；服药期间，忌烟、酒、猪肉及生冷食物。

苏子降气丸

【药物组成】紫苏子（炒）、厚朴、前胡、甘草、姜半夏、陈皮、沉香、当归。

【功能主治】降气化痰，温肾纳气。用于上盛下虚、气逆痰壅所致的咳嗽喘促，症见痰多色白、气短胸闷、动则加剧。

【用法用量】口服。一次6g，一日1~2次。

【注意事项】外感痰热咳喘者慎用；孕妇慎用；有支气管扩张、肺脓肿、肺结核、肺心病的患者，应在医师指导下服用；服药期间忌食烟、酒、生冷及油腻食物。

蛤蚧定喘丸

【药物组成】蛤蚧、瓜蒌子、麻黄、石膏、黄芩、黄连、苦杏仁（炒）、紫苏子（炒）、紫菀、百合、麦冬、甘草、鳖甲（醋制）、煅石膏。

【功能主治】滋阴清肺，止咳平喘。用于肺肾两虚、阴虚肺热所致的虚劳久咳、胸满郁闷、年老哮喘、气短烦热、自汗盗汗。

【用法用量】口服。水蜜丸一次5~6g，小蜜丸一次9g，大蜜丸一次1丸，一日2次。

【注意事项】咳嗽新发者慎用；孕妇慎用；本品含麻黄，高血压、心脏病、青光眼患者慎用；服药期间忌食生冷、辛辣、油腻食物。

三、暑病用药

中暑是指暑天感受暑热或暑湿之邪，出现身热，头昏胀痛，口中黏腻，渴不多饮，胸闷，恶心，小便短赤等证候表现。中暑类中成药可分为解表祛暑类、健胃祛暑类、祛暑利湿类等。

解表祛暑类中成药适用于夏日受暑感寒，临床表现为恶寒发热、头痛无汗等。

健胃祛暑类中成药适用于因中暑引起的头晕、恶心、腹痛、胃肠不适等。

祛暑利湿类中成药适用于夏伤暑湿，临床表现为寒热头痛、胸闷恶心、吐泻腹痛等。

患者在服药期间宜忌烟、酒及辛辣、生冷、油腻性食物。症状较严重者；高血压、心脏病、肝病、糖尿病、肾病等慢性病严重者发生中暑；服药后无缓解；儿童、老年人、孕妇或正在接受其他治疗的中暑患者；不适于自己选择用药。

（一）解表祛暑类用药

藿香正气口服液※

【药物组成】苍术、陈皮、厚朴（姜制）、白芷、茯苓、大腹皮、生半夏、甘草浸膏、广藿香油、紫苏叶油。

【功能主治】解表化湿，理气和中。用于外感风寒、内伤湿滞或夏伤暑湿所致的感冒，症见头痛昏重、胸膈痞闷、脘腹胀痛、呕吐泄泻；胃肠型感冒见上述证候者。

【用法用量】口服。一次5～10ml，一日2次，用时摇匀。

【注意事项】风热感冒者慎用；孕妇慎用；不宜与滋补性或温热性中药同用；吐泻严重者应及时去医院就诊；服药期间饮食宜清淡；忌烟、酒及辛辣、鱼腥、油腻食物。

暑热感冒颗粒

【药物组成】连翘、竹叶、北沙参、竹茹、荷叶、生石膏、知母、佩兰、丝瓜络、香薷、菊花。

【功能主治】祛暑解表，清热生津。用于外感暑热所致的感冒，症见发热重、恶寒轻、汗出热不退、心烦口渴、尿赤、苔黄、脉数。

【用法用量】开水冲服，一次10～20克，一日3次。

【注意事项】孕妇禁用；风寒感冒者不适用；儿童、年老体弱者慎用；不宜与滋补性或温热性中药同用；服药期间忌食辛辣、油腻食物。

（二）健胃祛暑类用药

十滴水※

【药物组成】樟脑、干姜、大黄、小茴香、肉桂、辣椒、桉叶油。

【功能主治】健胃，祛暑。用于因中暑引起的头晕、恶心、腹痛、胃肠不适。

【用法用量】口服。一次2～5ml，儿童酌减。

【注意事项】孕妇禁用；不宜与滋补性或温热性中药同用；驾驶员和高空作业者慎用；服药期间忌食辛辣、油腻食物。

（三）祛暑利湿类用药

保济丸※

【药物组成】广藿香、钩藤、薄荷、蒺藜、白芷、木香、广东神曲、菊花、苍术、茯苓、厚朴、化橘红、天花粉、薏苡仁、葛根、稻芽。

【功能主治】解表，祛湿，和中。用于暑湿感冒，症见发热头痛、腹痛腹泻、恶心呕吐、肠胃不适，也可用于晕车晕船。

【用法用量】口服。一次1.85～3.7g，一日3次。

【注意事项】孕妇禁用；外感燥热者不宜服用；不适用于急性肠道传染病之剧烈恶心、呕吐、水泻不止；儿童、哺乳期妇女及年老体弱者慎用；服药期间忌食辛辣、油腻食物。

六合定中丸

【药物组成】广藿香、紫苏叶、香薷、木香、白扁豆、檀香、茯苓、桔梗、枳壳（麸炒）、木瓜、陈皮、山楂（炒）、厚朴（姜炙）、甘草、麦芽（炒）、谷芽（炒）、六神曲（麸炒）。

【功能主治】祛暑除湿，和中消食。用于夏伤暑湿，宿食停滞，寒热头痛，胸闷恶心，吐泻腹痛。

【用法用量】口服。一次 3~6 克，一日 2~3 次。

【注意事项】湿热泄泻、实热积滞胃痛者慎用；不宜与滋补性或温热性中药同用；肠炎脱水严重者应配合适当补液；服药期间忌食辛辣、油腻食物。

清暑益气丸

【药物组成】人参、黄芪（蜜炙）、白术（炒）、苍术（米泔炙）、麦冬、泽泻、五味子（醋炙）、当归、黄柏、葛根、青皮（醋炙）、陈皮、六神曲（麸炒）、升麻、甘草。

【功能主治】祛暑利湿，补气生津。用于体弱受暑引起的头晕身热，四肢倦怠，自汗心烦，咽干口渴。

【用法用量】姜汤或温开水送服。一次 1 丸，一日 2 次。

【注意事项】孕妇慎用；服本品时不宜同时服用藜芦、五灵脂、皂荚或其制剂；不宜喝茶和吃萝卜，以免影响药效；服药期间忌食辛辣、油腻食物。

四、伤食用药

伤食即伤于饮食的一种病症，属消化不良。临床主要表现为胃脘胀满疼痛，拒按，恶心、厌食，嗳腐吐馊，或肠鸣腹痛，泻下粪便臭如败卵，或大便秘结，舌苔厚腻，脉滑或弦滑。

若脾失健运，胃失通降，或饮食失调，均能产生伤食之证，而食积又影响气机不畅，故本类方药中又多配伍行气、健脾药。

服药期间忌生冷、油腻、不易消化食物。身体虚弱，伤食病情严重者及儿童、老年人及孕妇等不适于自己选择用药。

保和丸※

【药物组成】山楂（焦）、六神曲（炒）、半夏（制）、茯苓、陈皮、连翘、莱菔子（炒）、麦芽（炒）。

【功能主治】消食，导滞，和胃。用于食积停滞，脘腹胀满，嗳腐吞酸，不欲饮食。

【用法用量】口服。水丸一次 6~9g，大蜜丸一次 1~2 丸，一日 2 次，小儿酌减。

【注意事项】服药期间宜进清淡、易消化饮食，忌暴饮暴食及油腻食物；不适用于因肝病或心肾功能不全所致饮食不消化、不欲饮食、脘腹胀满者。

槟榔四消丸

【药物组成】槟榔、大黄（酒）、牵牛子（炒）、猪牙皂（炒）、醋香附、五灵脂（醋炒）。

【功能主治】消食导滞，行气泻水。用于食积痰饮，消化不良，脘腹胀满，嗳气吞酸，大便秘结。

【用法用量】口服。水丸一次 6g，大蜜丸一次 1 丸，一日 2 次。

【注意事项】儿童、孕妇忌；肝肾功能不全者禁用；脾胃虚寒胃痛、冷秘者慎用；体弱者慎用；本品中牵牛子、猪牙皂有毒，不宜过量、久用；服药期间宜食清淡、易消化食物，忌食生冷、黏腻食物。

六味安消散

【药物组成】藏木香、诃子、大黄、山奈、北寒水石、碱花。

【功能主治】和胃健脾，消积导滞，活血止痛。用于脾胃不和、积滞内停所致的胃痛胀满、消化不良、大便秘结、痛经。

【用法用量】口服。一次 1.5～3g，一日 2～3 次。

【注意事项】脾胃虚寒的胃痛、便秘及热结血瘀痛经者不适用；妇女月经期、妊娠期应慎用；服药期间，饮食宜清淡；忌食辛辣、油腻食物；戒烟、酒。

健脾丸

【药物组成】党参、炒白术、陈皮、枳实（炒）、炒山楂、炒麦芽。

【功能主治】健脾开胃。用于脾胃虚弱，脘腹胀满，食少便溏。

【用法用量】口服。小蜜丸一次 9g，大蜜丸一次 1 丸，一日 2 次，小儿酌减。

【注意事项】实热内蕴所致胃痛、痞满、泄泻者慎用；忌油腻、生冷及不易消化食物。

五、胃脘痛用药

胃脘痛主要指以上腹胃脘部近心窝处经常发生疼痛为主要症状的病证。

肝木能克胃土，胃与脾表里相关，故胃痛与肝脾的关系最为密切。胃痛发生常见病因有寒邪客胃、脾胃虚寒、肝气犯胃、饮食伤胃、热邪伤胃、胃阴亏虚等几方面，故治疗胃脘痛中成药可分为散寒止痛类、消食和胃类、疏肝理气止痛类、温中健脾类、养阴益胃类等。

散寒止痛类中成药用于寒邪客胃之胃脘痛，临床表现为胃痛暴作，恶寒喜暖，得温痛减，遇寒加剧，口不渴，喜热饮，苔薄白，脉弦紧。

温中健脾止痛类中成药用于脾胃虚寒之胃脘痛，临床表现为胃痛隐隐，喜温喜按，空腹痛甚，得食痛减，泛吐清水，食欲缺乏，神疲乏力，舌淡苔白，脉虚弱或迟缓。

疏肝理气止痛类中成药用于肝气犯胃、肝胃不和之胃脘痛，临床表现为胃脘胀闷，脘痛连胁，嗳气频繁，大便不畅，每因情志因素而痛甚，苔多薄白，脉沉弦。

消食和胃止痛类中成药用于饮食停滞之胃脘痛，临床表现为胃痛，脘腹胀满，嗳腐吞酸，吐食或矢气后痛减，或大便不爽，苔厚腻，脉滑。

清胃泻热止痛类中成药用于热邪伤胃或胃气阻滞之胃脘痛，临床表现为胃脘灼热，得凉则减、口干喜冷饮，口臭、口舌生疮，甚至大便秘结，舌红苔黄少津。

养阴益胃止痛类中成药用于胃阴亏虚之胃脘痛，临床表现为胃痛隐隐，口燥咽干，大便干结，舌红少津，脉细数。

服药期间饮食宜清淡，忌酒及辛辣、生冷、油腻等食物。长期慢性胃病、体弱者；上消化道溃疡胃脘痛，出现大便潜血或排出柏油样黑色稀便者；自选药物服用 4～5 天无效者；儿童、老年人、体弱者、孕妇等患者不适于自己选择用药。

（一）散寒止痛类用药

良附丸

【药物组成】高良姜、香附。

【功能主治】温胃理气。用于寒凝气滞，脘痛吐酸，胸腹胀满。

【用法用量】口服，一次 3～6 克，一日 2 次。

【注意事项】忌食生冷、油腻、不易消化食物；不适用于脾胃阴虚及肝肾阴虚者。本品不宜久服，服药 3 天后症状无好转或加重者，应立即停药并到医院就诊；孕妇、小儿、年老体弱者应在医师指导下服用；孕妇禁用。

（二）温中健脾止痛类用药

附子理中丸※

【药物组成】 附子（制）、党参、干姜、甘草、炒白术。

【功能主治】 温胃理气。用于寒凝气滞，脘痛吐酸，胸腹胀满。

【用法用量】 口服。大蜜丸一次1丸，水蜜丸一次6g，一日2~3次。

【注意事项】 不适用于急性肠胃炎之泄泻兼有大便不畅、肛门灼热者；孕妇慎用。

小建中颗粒※

【药物组成】 饴糖、白芍、大枣、桂枝、炙甘草、生姜。

【功能主治】 温中补虚，缓急止痛。用于脾胃虚寒，脘腹疼痛，喜温喜按，嘈杂吞酸，食少，心悸及腹泻与便秘交替症状的慢性结肠炎、胃及十二指肠溃疡。

【用法用量】 口服。一次15g（1袋），一日3次。

【注意事项】 外感风热表证未清患者及脾胃湿热或有明显胃肠道出血症状者，不宜服用；忌愤怒、忧郁，宜保持心情舒畅；阴虚内热胃痛者不适用；糖尿病患者及高血压、心脏病、肝病、肾病等慢性病严重者应在医师指导下服用。

温胃舒胶囊

【药物组成】 党参、附片（黑顺片）、黄芪（炙）、肉桂、山药、肉苁蓉（酒蒸）、白术（清炒）、南山楂（炒）、乌梅、砂仁、陈皮、补骨脂。

【功能主治】 温中养胃，行气止痛。用于中焦虚寒所致的胃痛，症见胃脘冷痛、腹胀嗳气、纳差食少、畏寒无力；慢性萎缩性胃炎、浅表性胃炎见上述证候者。

【用法用量】 口服。一次3粒，一日2次。

【注意事项】 胃大出血时忌用；孕妇慎用；湿热中阻胃痛者慎用；服药期间忌食生冷、油腻及不易消化食物。

香砂养胃丸

【药物组成】 木香、砂仁、白术、陈皮、茯苓、姜半夏、醋香附、枳实（炒）、豆蔻（去壳）、姜厚朴、广藿香、甘草。

【功能主治】 温中和胃。用于胃阳不足、湿阻气滞所致的胃痛、痞满，症见胃痛隐隐、脘闷不舒、呕吐酸水、嘈杂不适、不思饮食、四肢倦怠。

【用法用量】 口服。一次9g，一日2次。

【注意事项】 胃阴不足或湿热中阻所致痞满、胃痛、呕吐者慎用；忌食生冷、油腻及酸性食物。

（三）疏肝理气止痛类用药

胃苏颗粒※

【药物组成】 紫苏梗、香附、陈皮、香橼、佛手、枳壳、槟榔、鸡内金（制）。

【功能主治】 疏肝理气，和胃止痛。用于肝胃气滞型胃脘痛，症见胃脘胀痛，窜及两胁，得嗳气或矢气则舒缓，情绪郁怒则加重，胸闷食少，排便不畅，舌苔薄白，脉弦，慢性胃炎及消化性溃疡见上述证候者。

【用法用量】 开水冲服，搅拌至全溶。若放置时间长有少量沉淀，摇匀即可。一次15g，一日3次，15天为一疗程，可服1~3个疗程或遵医嘱。

【注意事项】孕妇慎用；脾胃阴虚或肝胃郁火胃痛者慎用；服药期间要保持情绪稳定，切勿恼怒；糖尿病患者及有高血压、心脏病、肝病、肾病等慢性病严重者应在医师指导下服用；儿童、年老体弱者应在医师指导下服用。

舒肝和胃丸

【药物组成】柴胡、醋香附、白芍、佛手、木香、郁金、炒白术、陈皮、广藿香、焦槟榔、乌药、炙甘草、莱菔子。

【功能主治】疏肝解郁，和胃止痛。用于肝胃不和，两胁胀满，胃脘疼痛，食欲不振，呃逆呕吐，大便失调。

【用法用量】口服。水蜜丸一次9g，大蜜丸一次2丸，一日2次。

【注意事项】肝胃郁火所致胃痛、胁痛者慎用；妇女月经期、妊娠期、哺乳期慎用；用药期间忌忧思恼怒，宜保持心情舒畅；忌油腻食物。

气滞胃痛颗粒

【药物组成】柴胡、延胡索（炙）、枳壳、香附（炙）、白芍、炙甘草。

【功能主治】疏肝理气，和胃止痛。用于肝郁气滞，胸痞胀满，胃脘疼痛。

【用法用量】开水冲服。一次5g，一日3次。

【注意事项】肝胃郁火、胃阴不足所致胃痛者慎用；孕妇慎用；重度胃痛应在医师指导下服用；糖尿病患者、儿童及年老体虚者慎用。

（四）消食和胃止痛类用药

越鞠保和丸

【药物组成】栀子（姜制）、六神曲（麸炒）、醋香附、川芎、苍术、木香、槟榔。

【功能主治】疏肝解郁，开胃消食。用于气郁停滞，倒饱嘈杂，胸腹胀痛，消化不良。

【用法用量】口服。一次6克，一日1~2次。

【注意事项】不适用于脾胃阴虚者；不适用于小儿、年老体弱者；孕妇慎用。

（五）清胃泻热止痛类用药

三九胃泰颗粒

【药物组成】三叉苦、九里香、两面针、木香、黄芩、茯苓、地黄、白芍。

【功能主治】清热燥湿，行气活血，柔肝，消炎止痛，理气健脾。用于上腹隐痛，饱胀，反酸，恶心，呕吐，纳减，心口嘈杂。

【用法用量】口服。一次2~4粒，一日2次。

【注意事项】忌食辛辣、刺激性食物；忌情绪激动或生闷气；浅表性、糜烂性、萎缩性等慢性胃炎应在医师指导下服用；孕妇慎用；慢性胃炎患者服药两周，症状无改善，应立即停药并去医院就诊；小儿、年老体弱者应在医师指导下服用。

（六）养阴益胃止痛类用药

阴虚胃痛颗粒

【药物组成】北沙参、麦冬、石斛、川楝子、玉竹、白芍、炙甘草。

【功能主治】养阴益胃，缓急止痛。用于胃阴不足所致的胃脘隐隐灼痛、口干舌燥、纳呆干呕；慢性胃炎见上述症状者。

【用法用量】开水冲服。一次 10 克，一日 3 次。

【注意事项】虚寒胃痛者不适用；忌食辛辣、刺激性食物；忌愤怒、忧郁，保持心情舒畅；孕妇慎用；饮食宜清淡，忌酒及辛辣、生冷、油腻食物；糖尿病患者及高血压、心脏病、肝病、肾病等慢性病严重者应在医师指导下服用；儿童、孕妇、哺乳期妇女、年老体弱者应在医师指导下服用。

六、泄泻用药

泄泻临床上主要表现为大便次数增多，粪便稀薄，甚至泻出如水样。泄泻的主要病变在于脾胃与大小肠，其病因有湿邪困脾，脾胃虚弱，命门火衰，情志失调等方面。

服药期间宜忌食生冷、辛辣、油腻食物。体质虚弱、反复泄泻者；病情严重者；泄泻病程中出现并发症者；慢性泄泻长期不愈者；儿童、老年人、孕妇及哺乳期妇女等不适于自己选择用药。

四神丸※

【药物组成】肉豆蔻（煨）、补骨脂（盐炒）、五味子（醋制）、吴茱萸（制）、大枣（去核）。

【功能主治】温肾散寒，涩肠止泻。用于肾阳不足所致的泄泻，症见肠鸣腹胀、五更溏泻、食少不化、久泻不止、面黄肢冷。

【用法用量】口服。水丸一次 9g，一日 1~2 次。

【注意事项】湿热痢疾、湿热泄泻者不宜食用；忌食生冷、油腻食物。

香连丸

【药物组成】萸黄连、木香。

【功能主治】清热化湿，行气止痛。用于大肠湿热所致的痢疾，症见大便脓血、里急后重、发热腹痛；肠炎、细菌性痢疾见上述证候者。

【用法用量】口服。水丸一次 3~6g，浓缩丸一次 6~12 丸，一日 2~3 次，小儿酌减。

【注意事项】寒湿及虚寒下痢者慎用；孕妇慎用；小儿、哺乳期妇女及年老体虚者应在医师指导下服用；忌食生冷、油腻、辛辣刺激性食物。

葛根芩连片

【药物组成】葛根、黄芩、黄连、炙甘草。

【功能主治】解肌清热，止泻止痢。用于湿热蕴结所致的泄泻、痢疾，症见身热烦渴、下痢臭秽、腹痛不适。

【用法用量】口服。一次 3~4 片，一日 3 次。

【注意事项】脾胃虚寒泄泻、慢性虚寒性痢疾者慎用；不可过量久服；高血压、心脏病、肾病、浮肿、孕妇、哺乳期妇女或正在接受其他治疗的患者，应在医师指导下服用。严重脱水者，应采取相应的治疗措施。本品治疗因滥用抗生素造成菌群紊乱病人疗效欠佳；服药期间忌食辛辣、油腻食物。

七、便秘用药

便秘主要是指大便秘结不通，排便时间延长，或欲大便而艰涩不畅的一种病症。泻下中成药分为寒下剂、温下剂、润下剂等。

寒下剂，具有泻热通便作用，适用于里热积滞实证之便秘。临床表现为大便秘结，小便短赤，面红身热，或兼有腹胀腹痛，口干口臭，舌红苔黄，脉滑数。

温下剂，具有温阳通便作用，适用于里实寒证之便秘。临床表现为大便艰涩，排出困难，小便清长，四肢不温，喜热畏寒，腹中冷痛，舌淡苔白，脉沉迟。

润下剂，具有润燥滑肠作用，适用于热结肠燥之便秘，或老年津枯、病后津亏和产后血虚所致的虚证便秘。

服用泻下中成药，宜中病即止，以免过泻伤正。用药期间忌烟、酒及辛辣、油腻食物；孕妇、产妇、哺乳期或正值经期的妇女，儿童、年老体弱的患者；伤寒、热病、各种器质性病变引起的便秘；经非处方药治疗 3 ~ 5 天，疗效不但不明显，反而出现症状加重者，不适于自己选择用药。

（一）寒下剂

复方芦荟胶囊

【药物组成】芦荟、青黛、朱砂、琥珀。

【功能主治】调肝益肾，清热润肠，宁心安神。用于习惯性便秘，大便燥结或因大便数日不通引起的腹胀、腹痛等。

【用法用量】口服。一次 1 ~ 2 粒，一日 1 ~ 2 次。

【注意事项】孕妇禁用；哺乳期妇女及肝肾功能不全者慎用；不宜长期服用。

清宁丸

【药物组成】大黄、绿豆、车前草、炒白术、黑豆、半夏（制）、醋香附、桑叶、桃枝、牛乳、姜厚朴、麦芽、陈皮、侧柏叶。

【功能主治】清热泻火，消肿通便。用于火毒内蕴所致的咽喉肿痛、口舌生疮、头晕耳鸣、目赤牙痛、腹中胀满、大便秘结。

【用法用量】口服，大蜜丸一次 1 丸，水蜜丸一次 6g，一日 1 ~ 2 次。

【注意事项】阴虚火旺者慎用；老人、儿童及素体脾胃虚寒者慎用；不宜在服药期间同时服用滋补性中药；服药期间忌食辛辣、油腻食物；用本品治疗喉痹、口疮、口糜、牙宣、牙痛时，可配合使用外用药物。

一清胶囊

【药物组成】大黄、黄芩、黄连。

【功能主治】清热泻火解毒，化瘀凉血止血。用于火毒血热所致的身热烦躁、目赤口疮、咽喉及牙龈肿痛、大便秘结、吐血、咯血、衄血、痔血；咽炎、扁桃体炎、牙龈炎见上述症候者。

【用法用量】口服。一次 2 粒，一日 3 次。

【注意事项】阴虚火旺者慎用；体弱年迈者慎服；中病即止，不可过量、久用；出现腹泻时可酌情减量；出血量多时，应采取综合急救措施；服药期间忌食辛辣、油腻食物，戒烟酒。

当归龙荟丸※

【药物组成】酒当归、龙胆（酒炙）、芦荟、青黛、栀子、酒黄连、盐黄柏、酒黄芩、酒大黄、木香、人工麝香。

【功能主治】泻火通便。用于肝胆火旺，心烦不宁，头晕目眩，耳鸣耳聋，胁肋疼痛，脘腹胀满，大便秘结。

【用法用量】口服。一次 6g，一日 2 次。

【注意事项】孕妇禁用；冷积便秘、脾胃虚寒及阴虚阳亢之眩晕者慎用；儿童、年迈体弱者慎用；服药期间忌食辛辣、油腻食物。

（二）温下剂

半硫丸

【药物组成】半夏（姜制）、硫磺（制）。

【功能主治】温肾通便。用于肾阳衰微，阴寒内结，阳气不运所致虚人、老人虚冷便秘。

【用法用量】口服。一次6g，一日2次。

【注意事项】老人气虚、产后血枯、肠胃燥热便秘，以及小儿便秘者禁用；对半夏、硫黄等成分过敏者禁用；肠胃燥热便秘者禁用；孕妇禁用；过敏性体质者，请谨慎使用；如果正在服用乌头、朴硝等其他药物，请提前告知医生。

（三）润下剂

苁蓉通便口服液※

【药物组成】肉苁蓉、何首乌、枳实（麸炒）、蜂蜜。

【功能主治】滋阴补肾，润肠通便。用于中老年人、病后产后等虚性便秘及习惯性便秘。

【用法用量】口服。一次10～20ml，一日1次，睡前或清晨服用。

【注意事项】实热积滞致大便燥结者慎用；年轻体壮者便秘时不宜用本药；服用本药出现大便稀溏时应立即停服；孕妇慎用。

麻仁丸※

【药物组成】火麻仁、苦杏仁、大黄、枳实（炒）、姜厚朴、炒白芍。

【功能主治】润肠通便。用于肠热津亏所致的便秘，症见大便干结难下、腹部胀满不舒，习惯性便秘见上述证候者。

【用法用量】口服。水蜜丸一次6g，小蜜丸一次9g，大蜜丸一次1丸，一日1～2次。

【注意事项】孕妇忌服；虚寒性便秘慎用；服药期间忌食辛辣香燥刺激性食物。

八、实火证用药

实火证是中医学中的一个特有病证，俗称"上火"，临床上以目赤胀痛、口干、口苦、口臭、牙龈肿痛、口舌生疮或伴有大便秘结、小便短赤等为主要症状。治疗实火证中成药分为清热泻火类、清热解毒类、清热祛湿类等。

清热泻火类中成药用于肺胃里热炽盛证，临床表现为咽喉肿痛、牙龈肿痛、口舌生疮、目赤肿痛等。

清热解毒类中成药用于火毒热盛证，临床表现为局部红肿热痛、疮疡疔毒、便秘等。

清热祛湿类中成药用于湿热所致的湿热淋漓、湿热黄疸、痢疾、泄泻等。

治疗实火证中成药大多寒凉，易伤脾胃，损伤阳气。故使用本类药病去即止，以防热退寒生。服药期间宜忌烟、酒及辛辣、生冷、油腻食物。体质虚弱或长期反复发作；素有高血压、心脏病、肝病、糖尿病、肾病等严重慢性病者发生实火证；患者服药后效果不明显或出现其他并发症者；婴幼儿、年老体虚及孕妇或正在接受其他治疗的实火证者，不适于自己选择用药。

（一）清热泻火类用药

黄连上清丸※

【药物组成】白芷、薄荷、川芎、防风、甘草、黄柏（酒炒）、黄连、黄芩、荆芥穗、酒大黄、桔梗、菊花、连翘、炒蔓荆子、石膏、旋覆花、栀子（姜制）。

【功能主治】散风清热，泻火止痛。用于风热上攻、肺胃热盛引起的头晕目眩、牙龈肿痛、口舌生疮、咽喉红肿、耳痛耳鸣、暴发火眼、大便燥结、小便短赤。

【用法用量】口服。大蜜丸一次 1~2 丸，水丸或水蜜丸一次 3~6g，一日 2 次。

【注意事项】孕妇禁用；阴虚火旺者、老人、儿童慎用；不宜与滋补性或温热性中药同用；服药期间忌食辛辣、油腻食物。

牛黄上清丸※

【药物组成】人工牛黄、大黄、黄连、黄芩、黄柏、栀子、连翘、石膏、薄荷、菊花、荆芥穗、冰片、白芷、川芎、赤芍、当归、地黄、桔梗、甘草。

【功能主治】散风清热，泻火止痛。用于风热上攻，肺胃热盛所致的头晕目眩，暴发火眼，牙齿疼痛，口舌生疮，咽喉肿痛，耳痛耳鸣，大便秘结，小便短赤。

【用法用量】口服。大蜜丸一次 1 丸，水丸一次 3g，一日 2 次。

【注意事项】阴虚火旺所致头痛眩晕、牙痛咽痛者忌用；不宜在服药期间同时服用温补性中成药。

知识链接

含雄黄的中成药中毒表现及救治

1. 常见中成药 含雄黄的中成药有牛黄解毒丸（片）、六神丸、安宫牛黄丸、牛黄清心丸、牛黄解毒片、牛黄抱龙丸、追风丸、砒枣散等。

2. 中毒表现

（1）消化系统表现为口腔咽喉干痛、烧灼感、口中有金属味、流涎、剧烈恶心呕吐、腹痛腹泻等，严重时临床表现类似霍乱。

（2）各种出血症状。

（3）肝肾功能损坏而引起转氨酶升高、黄疸、血尿、蛋白尿。

（4）严重者因心力衰竭、呼吸衰竭而死亡。

（5）长期接触可引起皮肤过敏，出现丘疹、疱疹、痤疮样皮疹等。

3. 救治

（1）清除毒物，如催吐、洗胃、导泻、输液，服用牛奶、蛋清、豆浆、药用炭等降低毒性，保护黏膜。

（2）纠正水液代谢和电解质紊乱，行抗休克、肾透析等对症治疗。

（3）甘草、绿豆煎汤饮用，必要时可应用二巯基丙醇类药物。

三黄片

【药物组成】大黄、盐酸小檗碱、黄芩浸膏。

【功能主治】清热解毒，泻火通便。用于三焦热盛，目赤肿痛，口鼻生疮，咽喉肿痛，牙龈出血，心烦口渴，尿赤便秘。

【用法用量】口服。一次 4 片，一日 2 次。

【注意事项】不宜与滋补性或温热性中药同用；服药期间忌食辛辣、油腻食物；小儿、孕妇、年老体弱及脾胃虚寒者慎用；服药后大便次数每日 2~3 次者，应减量；每日 3 次以上者，应停用并向医师咨询。

导赤丸※

【药物组成】连翘、黄连、栀子（姜炒）、木通、玄参、天花粉、赤芍、大黄、黄芩、滑石。

【功能主治】清热泻火，利尿通便。用于火热内盛所致的口舌生疮、咽喉疼痛、心胸烦热、小便短赤、大便秘结。

【用法用量】口服。一次1丸，一日2次，周岁以内小儿酌减。

【注意事项】孕妇禁用；脾虚便溏、体弱年迈者慎用；服药期间忌食辛辣、油腻食物；用本品治疗口腔炎、口腔溃疡时，可配合使用外用药。

（二）清热解毒类用药

板蓝根颗粒※

【药物组成】板蓝根。

【功能主治】清热解毒，凉血利咽。用于肺胃热盛所致的咽喉肿痛、口咽干燥、腮部肿胀；急性扁桃体炎、腮腺炎见上述证候者。

【用法用量】口服。一次1~2袋，一日3~4次。

【注意事项】风寒感冒者不适用；阴虚火旺者慎用；老人及素体脾胃虚弱者慎用；不宜与滋补性或温热性中药同用；服药期间忌食辛辣、油腻食物。

牛黄解毒片※

【药物组成】人工牛黄、雄黄、石膏、大黄、黄芩、桔梗、冰片、甘草。

【功能主治】清热解毒，散风止痛。用于肺胃蕴热引起的头目眩晕，口鼻生疮，风火牙痛，暴发火眼，咽喉疼痛，耳鸣肿痛，大便秘结，皮肤刺痒。

【用法用量】口服，一次2片，一日2次。

【注意事项】孕妇禁用；阴虚火旺者慎用；老人及素体脾胃虚弱者慎用；不宜与滋补性或温热性中药同用；服药后大便次数每日2~3次者，应减量；每日3次以上者，应停用并向医师咨询；服药期间忌食辛辣、油腻食物。

清开灵颗粒

【药物组成】胆酸、栀子、板蓝根、金银花、黄芩提取物、水牛角粉、珍珠母粉。

【功能主治】清热解毒，镇静安神。对温热病引起的高热不退，烦躁不安，咽喉肿痛，舌红或绛，苔黄，脉数者适宜，多用于湿热型肝炎和上呼吸道感染症。

【用法用量】口服。一次3~6g，一日2~3次，儿童酌减或遵医嘱。

【注意事项】忌烟、酒及辛辣、生冷、油腻食物；不宜在服药期间同时服滋补性中药；风寒感冒者不适用；高血压、心脏病患者慎用；平素脾胃虚寒及久病体虚者如出现腹泻时慎用；肝病、肾病等慢性病严重者应在医生指导下服用；孕妇、糖尿病患者禁用。

银黄颗粒※

【药物组成】金银花提取物、黄芩提取物。

【功能主治】清热疏风，利咽解毒。用于外感风热、肺胃热盛所致的咽干、咽痛、喉核肿大、口渴、发热；急慢性扁桃体炎、急慢性咽喉炎、上呼吸道感染见上述证候者。

【用法用量】开水冲服。一次4~8g（1~2袋），一日2次。

【注意事项】不宜在服药期间同时服用温补性中药；脾气虚寒症见有大便溏者慎用；服药期间忌食辛辣、厚味、油腻食物。

（三）清热祛湿类用药

茵栀黄颗粒

【药物组成】茵陈提取物、栀子提取物、黄芩提取物、金银花提取物。

【功能主治】清热解毒，利湿退黄。用于急性、慢性病毒性肝炎所致黄疸及谷丙转氨酶升高，属于湿热邪毒内蕴证者。

【用法用量】开水冲服。一次2袋，一日3次，一个月为一疗程。

【注意事项】妊娠及哺乳期妇女慎用；对本品过敏者禁用。

九、头痛用药

头痛是临床上常见的自觉症状，可单独出现，也可见于多种急慢性疾病中，其中风邪为病导致的头痛最为常见，可分为外风之头痛、内风之头痛。

疏风止痛类中成药，用于外感风邪之头痛，临床表现为头痛较急，其痛如破，或有恶寒、发热、鼻塞，或有恶风身热等外感表证。

平肝熄风止痛类中成药，用于内伤头痛，临床表现为头痛病势绵绵，时痛时止，长久不愈，痛多为空痛、隐痛、昏痛，情志刺激，发作、加重有关。

临床应用应先辨别内风和外风，谨慎用药。服药期间忌烟、酒及辛辣、油腻食物。体质虚弱、反复头痛者；头痛剧烈者；头痛过程中出现其他症状者；素有较严重慢性病史者；儿童、老年人、孕妇及哺乳期妇女头痛者不适于自己选择用药。

（一）疏风止痛类用药

川芎茶调丸※

【药物组成】川芎、白芷、羌活、细辛、防风、荆芥、薄荷、甘草。

【功能主治】疏风止痛。用于外感风邪所致的头痛，或有恶寒、发热、鼻塞。

【用法用量】饭后清茶送服。一次3~6g，一日2次。

【注意事项】久病气虚、血虚、肝肾不足、肝阳上亢头痛不宜服用；不宜长期服用；孕妇慎用；忌辛辣、油腻食物。

正天丸

【药物组成】钩藤、白芍、川芎、当归、地黄、白芷、防风、羌活、桃仁、红花、细辛、独活、麻黄、附片、鸡血藤。

【功能主治】疏风活血，通络止痛。用于外感风邪、瘀血阻络引起的头痛；神经性头痛。

【用法用量】口服。饭后服用，一次6g，一日2~3次，15天为一疗程。

【注意事项】婴幼儿、孕妇、哺乳期妇女禁用；肝肾功能不全者禁服；对本品过敏者禁用；过敏体质者慎服；不宜长期服用；高血压、心脏病患者慎服；服药期间忌烟酒及辛辣、油腻食物。

> **知识链接**
>
> ### 含乌头类的中成药中毒表现及救治
>
> **1. 常见中成药**　含乌头类的中成药有舒筋活络丸、追风丸、活络丹、大活络丹、三七伤药片、附子理中丸、金匮肾气丸、木瓜丸、正天丸、右归丸等。

2. 中毒表现

（1）神经系统表现为口舌、四肢及全身麻木、头痛、头晕、精神恍惚、语言不清或小便失禁，继而四肢抽搐、牙关紧闭、呼吸衰竭等。

（2）循环系统表现为心悸气短、心律失常、血压下降、面色苍白、口唇发绀、四肢厥冷等。

（3）消化系统表现为流涎、恶心、呕吐、腹痛、腹泻、肠鸣音亢进。

3. 救治

（1）清除毒物，在无惊厥及严重心律失常情况下反复催吐、洗胃。

（2）肌内注射阿托品 0.5~1.0mg。

（3）绿豆、甘草、生姜、蜂蜜等煎汤内服。

（二）平肝熄风止痛类用药

都梁丸

【药物组成】白芷（黄酒浸蒸）、川芎。

【功能主治】祛风散寒，活血通络。用于风寒瘀血阻滞脉络所致的头痛，症见头胀痛或刺痛、痛有定处、反复发作、遇风寒诱发或加重。

【用法用量】口服。一次 1 丸，一日 3 次。

【注意事项】孕妇禁用。阴虚阳亢、肝火上扰所致头痛、头晕慎用；服药期间忌食辛辣、油腻食物。

天麻钩藤颗粒

【药物组成】天麻、钩藤、石决明、栀子、黄芩、牛膝、杜仲（盐制）、益母草、桑寄生、首乌藤、茯苓。

【功能主治】平肝熄风，清热安神。用于肝阳上亢，高血压等所引起的头痛、眩晕、耳鸣、眼花、震颤、失眠。

【用法用量】开水冲服。一次 10g，一日 3 次。

【注意事项】阴虚动风证忌用；服药期间忌食辛辣、油腻食物。

十、不寐用药

不寐亦称失眠，是指以经常不能获得正常睡眠为特征的一种病证。不寐临床表现轻重不一，轻者入寐困难，或寐而易醒，或醒后不能再寐，亦有时寐时醒等，严重者则整夜不能入寐。不寐可单独出现，也可与头痛、眩晕、心悸、健忘等同时出现。思虑劳倦、内伤心脾、阳不交阴、心肾不交、阴虚火旺、肝阳扰动、心胆气虚以及胃中不和等因素，均可影响心神而导致不寐，针对不同病症选择合适的药物进行治疗，可分为实证失眠与虚证失眠。

重镇安神类中成药，用于实火扰心之失眠，临床表现为心神不宁，惊悸不眠，烦躁易怒，舌红、脉数等。

补养安神类中成药，用于阴血不足心神失养之失眠，临床表现为心悸怔忡，健忘失眠，舌红少苔等。

服药期间宜忌烟、酒及辛辣、油腻食物；保持情绪乐观，切忌生气恼怒。慢性疲劳综合征；感染、中毒、颅脑创伤及一些慢性疾病诱发该病者；严重精神分裂症、抑郁症患者；高血压、心脏病、肝病、糖尿病、肾病等慢性病严重者；儿童、老年人、孕妇和哺乳期妇女等不适于自己选择用药。

（一）重镇安神类用药

朱砂安神丸※

【药物组成】朱砂、黄连、地黄、当归、甘草。

【功能主治】清心养血，镇惊安神。用于胸中烦热，心悸不宁，失眠多梦。

【用法用量】口服。水蜜丸一次6g，小蜜丸一次9g，大蜜丸一次1丸；一日1~2次。

【注意事项】心气不足，心神不安者勿用；忌食辛辣及油腻、有刺激性食物及烟酒；因消化不良、胃脘嘈杂而怔忡不安、不眠者忌服；孕妇禁用；不能与碘溴化物同用；不宜多服、久服，儿童尤不宜久用。

（二）补养安神类用药

天王补心丹※

【药物组成】丹参、党参、麦冬、玄参、柏子仁、当归、茯苓、天冬、制远志、桔梗、石菖蒲、五味子、地黄、炒酸枣仁、甘草、朱砂。

【功能主治】滋阴养血，补心安神。用于心阴不足，心悸健忘，失眠多梦，大便干燥。

【用法用量】口服。本品宜餐后服，大蜜丸一次1丸，小蜜丸一次9g，水蜜丸一次6g，一日2次；浓缩丸一次8丸，一日3次。

【注意事项】肝肾功能不全者禁用；本品含有朱砂，不宜长期服用；不宜服用咖啡、浓茶等兴奋性饮品；严重心律失常者，需急诊观察治疗。

知识链接

含朱砂、轻粉、红粉的中成药中毒表现及救治

1. 常见中成药　含朱砂、轻粉、红粉的中成药有牛黄清心丸、牛黄抱龙丸、抱龙丸、朱砂安神丸、天王补心丹、苏合香丸、人参再造丸、安宫牛黄丸、牛黄至宝丹、牛黄千金散、牛黄镇惊丸、紫雪丹、大活络丹、蛤蚧定喘丸、月白珍珠散等。

2. 中毒表现

(1) 消化系统表现为恶心呕吐、腹痛腹泻、口中有金属味、流涎、口腔黏膜充血、牙龈肿胀溃疡等。

(2) 泌尿系统表现为少尿、蛋白尿，严重者可发生急性肾功能衰竭。

(3) 神经系统及精神方面症状。

3. 解救

(1) 清除毒物，如催吐、洗胃、导泻、输液及服用牛奶、蛋清等。

(2) 纠正水液代谢和电解质紊乱，抗休克、肾透析等对症治疗。

(3) 甘草、绿豆煎汤饮，或以土茯苓煎汤饮，也可用二巯丙醇磺酸钠类硫代硫酸钠等解毒。

安神补脑液

【药物组成】鹿茸、制何首乌、淫羊藿、干姜、甘草、大枣、维生素B1。

【功能主治】强脑安神，生精补髓，益气养血。用于肾精不足、气血两亏所致的头晕、乏力、健忘、失眠；神经衰弱见上述证候者。

【用法用量】口服。本品宜餐后服，一次10ml（1支），一日2次。

【注意事项】不宜服用咖啡、浓茶等兴奋性饮品；保持心情舒畅；外感发热者忌服。

养血安神丸

【药物组成】首乌藤、鸡血藤、熟地黄、地黄、合欢皮、墨旱莲、仙鹤草。

【功能主治】滋阴养血，宁心安神。用于阴虚血少所致的头眩心悸，失眠多梦。

【用法用量】口服。一次 6g，一日 3 次。

【注意事项】痰火扰心之失眠、瘀血闭阻之心悸失眠者不宜使用；脾胃虚寒、大便溏者忌服；脾胃虚弱者宜在饭后服用，以减轻药物对肠胃的刺激；不宜饮用浓茶、咖啡等兴奋性饮品；保持心情舒畅，劳逸适度。

枣仁安神胶囊

【药物组成】炒酸枣仁、丹参、醋五味子。

【功能主治】养血安神。用于心血不足所致的失眠、头晕、健忘、心烦；神经衰弱症见上述证候者。

【用法用量】口服。一次 5 粒，一日 1 次，临睡前服用。

【注意事项】孕妇慎用；胃酸过多者慎用；肝火内扰、心火炽盛、痰瘀壅滞所致不寐、心悸者忌用；因消化不良所导致的睡眠不佳者忌用；不宜服用咖啡、浓茶等兴奋性饮品。

十一、眩晕用药

眩是眼花，晕是头晕，二者常同时并见，故统称为眩晕。眩晕患者轻者闭目即止，重者如坐车船，旋转不定，不能站立，或伴有恶心、呕吐、汗出，甚至晕倒。本病的发生，属于虚者居多，如阴虚则易肝风内动，血少则脑失所养，精亏则髓海不足，均易导致眩晕，其次由于痰浊壅滞，或化火上蒙，亦可形成眩晕。

服药期间保持情绪乐观，切忌生气恼怒；忌生冷、油腻及难消化的食物。中枢性、颈性、药物中毒性眩晕者；前庭系统疾病患者；高血压、心脏病、肝病、糖尿病、肾病等慢性病严重者；儿童、老年人、孕妇及哺乳期妇女等不适于自己选择用药。

脑立清丸

【药物组成】冰片、薄荷脑、磁石、酒曲、酒曲（炒）、牛膝、清半夏、赭石、珍珠母、猪胆汁（或猪胆粉）。

【功能主治】平肝潜阳，醒脑安神。用于肝阳上亢，头晕目眩，耳鸣口苦，心烦难寐；高血压见上述证候者。

【用法用量】口服。一次 10 丸，一日 2 次。

【注意事项】孕妇禁服；体弱虚寒者忌服；肾精亏虚所致的头晕、耳鸣者慎用；服药期间忌食寒凉、油腻食物。

全天麻胶囊

【药物组成】天麻。

【功能主治】平肝，熄风，止痉。用于肝风上扰所致头痛、眩晕、肢体麻木、癫痫抽搐。

【用法用量】口服。一次 2~6 粒，一日 3 次。

【注意事项】外感头痛眩晕者忌服；治疗痫病、中风时宜配合其他药物治疗。

清眩丸

【药物组成】川芎、白芷、薄荷、荆芥穗、石膏。

【功能主治】散风清热。用于风热头晕目眩，偏正头痛，鼻塞牙痛。

【用法用量】口服。一次 1~2 丸，一日 2 次。

【注意事项】孕妇禁用；阴虚阳亢头痛、眩晕者慎用；服药期间忌食辛辣、油腻食物。

眩晕宁片

【药物组成】泽泻、白术、茯苓、陈皮、半夏（制）、女贞子、墨旱莲、牛膝、菊花、甘草。

【功能主治】利湿化痰，补益肝肾。用于痰湿中阻、肝肾不足引起的眩晕，症见头晕目眩、胸脘痞闷、腰膝酸软。

【用法用量】口服。一次4~6片，一日3~4次，应餐后服用。

【注意事项】孕妇及外感表证者忌服；平素大便干燥者慎用；服药期间忌食寒凉、辛辣食物。

十二、胸痹用药

胸痹是指以胸部闷痛，甚则胸痛彻背，短气、喘息不得为主症的一种疾病。轻者仅感胸闷如窒，呼吸欠畅；重者则有胸痛，严重者心痛彻背，背痛彻心。

本病的发生多与寒邪内侵，饮食不当，情志失调，年老体虚等因素有关。

一般说来，痹属本虚标实之证，辨证首先当辨别虚实，分清标本，标实应区别阴寒、痰浊、血瘀的不同；本虚又应区别阴阳气血亏虚的不同。本病的治疗原则应先治其标，后顾其本；先从祛邪入手，然后再予以扶正；必要时可根据虚实标本的主次，兼顾同治。实证宜用活血化瘀、辛温通阳、泄浊豁痰等法，以治标为主；虚证宜以补养扶正为主，或滋阴益肾，或益气养阴，或温阳补气。

行气活血化瘀类中成药，用于气滞血瘀型胸痹，临床表现为胸部刺痛，固定不移，入夜更甚，心悸不宁，舌质紫暗等。

补气活血化瘀类中成药，用于气虚血瘀型胸痹，临床表现为胸闷憋气、胸部刺痛或绞痛，固定不移，气短乏力，心悸，头晕，舌质紫暗等。

滋阴活血化瘀类中成药，用于阴虚血瘀型胸痹，临床表现为胸闷胸痛，心悸盗汗，心烦不寐，腰膝酸软，耳鸣头晕等。

补气养阴活血类中成药，用于气阴两虚型胸痹，临床表现为胸闷隐痛，时作时止，心悸气短，倦怠懒言，面色少华，头晕目眩，舌质偏红等。

用药期间，饮食宜清淡，忌食生冷、辛辣、油腻、难消化的食品，戒烟酒，少喝浓茶或咖啡，以免加重病情。

（一）行气活血化瘀类用药

复方丹参片※

【药物组成】丹参、三七、冰片。

【功能主治】活血化瘀，理气止痛。用于气滞血瘀所致的胸痹，症见胸闷、心前区刺痛，冠心病、心绞痛见上述证候者。

【用法用量】口服。一次3片（薄膜衣小片或糖衣片）或1片（薄膜衣大片），一日3次。

【注意事项】孕妇禁用；寒凝血瘀、胸痹心痛者不宜使用；脾胃虚寒者慎用；忌与含藜芦的药物同用；忌食生冷、辛辣、油腻食物；忌烟酒、浓茶；个别人服药后胃脘不适，宜饭后服用；服药期间，心绞痛持续发作，宜加用硝酸酯类药；如果出现剧烈心绞痛、心肌梗死等，应及时救治。

血府逐瘀胶囊※

【药物组成】炒桃仁、红花、赤芍、川芎、麸炒枳壳、柴胡、桔梗、当归、地黄、牛膝、甘草。

【功能主治】活血祛瘀，行气止痛。用于气滞血瘀所致的胸痹、头痛日久、痛如针刺而有定处、内热烦闷、心悸失眠、急躁易怒。

【用法用量】口服。一次6粒，一日2次，一个月为一个疗程。

【注意事项】孕妇禁用；气虚血瘀者慎用；忌食辛辣、生冷、油腻食物；在治疗期间若心痛持续发作，宜加用硝酸酯类药；如果出现剧烈心绞痛、心肌梗死等，应及时救治。

冠心苏合丸

【药物组成】苏合香、冰片、乳香（制）、檀香、土木香。

【功能主治】理气，宽胸，止痛。用于寒凝气滞、心脉不通所致的胸痹，症见胸闷、心前区疼痛；冠心病心绞痛见上述证候者。

【用法用量】嚼碎服。一次1丸，一日1~3次，或遵医嘱。

【注意事项】忌长期服用；阴虚血瘀所致胸痹者慎用；胃炎、胃溃疡、食管炎及肾病患者慎用；孕妇禁用；本品含乳香，胃弱者慎用；忌食生冷、辛辣、油腻食物；忌烟酒、浓茶；服药期间，心绞痛持续发作，宜加用硝酸酯类药；如果出现剧烈心绞痛、心肌梗死等，应及时救治。

速效救心丸

【药物组成】川芎、冰片。

【功能主治】行气活血，祛瘀止痛。增加冠脉血流量，缓解心绞痛，用于气滞血瘀型冠心病，心绞痛。

【用法用量】含服。本品宜饭后服用，一次4~6粒，一日3次；急性发作时，一次10~15粒。

【注意事项】孕妇忌服；气阴两虚、心肾阴虚之胸痹心痛者慎用；伴中重度心力衰竭的心肌缺血者慎用；有过敏史者慎用服药期间，心绞痛持续发作，宜加用硝酸酯类药；如果出现剧烈心绞痛、心肌梗死等，应及时救治。

知识链接

用药指导

复方丹参片与速效救心丸不能联合用药。复方丹参片与速效救心丸同属气滞血瘀型用药，其处方与功能主治基本相似。但因为两药中均含有冰片，冰片药性寒凉，服用剂量过大易伤人脾胃，导致胃寒胃痛，故冰片不能过量使用。所以在临床应用中不能同时服用复方丹参片和速效救心丸。

地奥心血康胶囊

【药物组成】薯蓣科植物黄山药、穿龙薯蓣的根茎提取物。

【功能主治】活血化瘀，行气止痛，扩张冠脉血管，改善心肌缺血，用于预防和治疗冠心病、心绞痛及瘀血内阻之胸痹、眩晕、气短、心悸、胸闷或痛。

【用法用量】口服。一次1~2粒，一日3次。

【注意事项】有出血倾向者禁用；孕妇及经期妇女慎用；对本品过敏者慎用；服药期间，心绞痛持续发作，宜加用硝酸酯类药；如果出现剧烈心绞痛、心肌梗死等，应及时救治。

（二）补气活血化瘀类用药

通心络胶囊

【药物组成】人参、水蛭、全蝎、赤芍、蝉蜕、土鳖虫、蜈蚣、檀香、降香、乳香（制）、酸枣仁（炒）、冰片。

【功能主治】益气活血，通络止痛。用于冠心病心绞痛属心气虚乏、血瘀络阻证。症见胸部憋闷、刺痛、绞痛，固定不移，心悸自汗，气短乏力，舌质紫暗或有瘀斑，脉细涩或结代。亦用于气虚血瘀阻络型中风病，症见半身不遂或偏身麻木，口舌歪斜，言语不利。

【用法用量】口服。一次 2~4 粒，一日 3 次，4 周为一疗程。

【注意事项】出血倾向者、孕妇及妇女经期及阴虚火旺型中风者禁用；服药后胃部不适者宜改为饭后服用；服药期间，心绞痛持续发作，应及时就诊。

（三）滋阴活血化瘀类用药

心元胶囊

【药物组成】制何首乌、丹参、地黄等。

【功能主治】滋肾养心，活血化瘀。用于胸痹心肾阴虚、心血瘀阻症，症见胸闷不适，胸部刺痛或绞痛，或胸痛彻背，固定不移，入夜更甚，心悸盗汗，心烦不寐，腰酸膝软，耳鸣头晕等，冠心病稳定型劳累性心绞痛、高脂血症见上述证候、症状者。

【用法用量】口服。一次 3~4 粒，一日 3 次。

【注意事项】不宜与感冒药同服。

（四）补气养阴活血类用药

心通口服液

【药物组成】黄芪、党参、麦冬、何首乌、淫羊藿、葛根、当归、丹参、皂角刺、海藻、昆布、牡蛎、枳实。

【功能主治】益气养阴，化痰通络。用于胸痹气虚、痰瘀交阻证，心痛、心悸、胸闷气短、心烦乏力、脉沉细、弦滑、结代；冠心病、心绞痛见上述症状者。

【用法用量】口服。一次 1~2 支，一日 2~3 次。

【注意事项】孕妇禁用；服后有泛酸者，可于饭后服用。

十三、淋证用药

淋证指小便频数短涩，滴沥刺痛，欲出未尽，小腹拘急，或痛引腰腹的病证。常分为气淋、血淋、热淋、膏淋、石淋、劳淋六种。

石淋以小便排出砂石为主；膏淋可见小便浑浊如米泔或油腻如脂膏；血淋溺血而痛；气淋少腹胀满较为明显，便艰涩疼痛，尿有余沥；热淋小便灼热刺痛；劳淋小便淋沥不已，遇劳而发。

治疗期间，饮食宜清淡，忌食辛辣、生冷、油腻和煎炸食物。

复方金钱草颗粒※

【药物组成】广金钱草、车前草、石韦、玉米须。

【功能主治】清热利湿，通淋排石。用于湿热下注所致的热淋、石淋，症见尿频、尿急、尿痛、腰痛等；泌尿系结石、尿路感染见上述证候者。

【用法用量】开水冲服。一次 1~2 袋，一日 3 次。

【注意事项】肝郁气滞、脾肾阳虚之淋证者慎用；双肾结石或结石直径≥1.5cm 或结石嵌顿时间长的病例不宜使用；治疗期间多饮水，适当运动；服药期间不宜进食辛辣、油腻和煎炸类食物。

癃闭舒胶囊

【药物组成】补骨脂、益母草、金钱草、海金沙、琥珀、山慈菇。

【功能主治】益肾活血，清热通淋。用于肾气不足、湿热瘀阻所致的癃闭，症见腰膝酸软、尿频、尿急、尿痛、尿线细；伴小腹拘急疼痛；前列腺增生症见上述证候者。

【用法用量】口服。一次 3 粒，一日 2 次。

【不良反应】孕妇、有活动性出血疾病及肝功能损害者禁用；肺热壅盛、肝郁气滞、脾虚气陷所致的癃闭皆慎用；服药期间忌食生冷、辛辣、油腻食物及忌酒；伴慢性肝病者慎用。

石淋通片

【药物组成】广金钱草。

【功能主治】清热利尿，通淋排石。用于湿热下注所致的热淋、石淋，症见尿频、尿急、尿痛或尿有砂石，尿路结石、肾盂肾炎见上述证候者。

【用法用量】口服。一次 5 片，一日 3 次。

【注意事项】肝郁气滞，脾肾两虚，膀胱气化不利所致的淋证慎用；双肾结石或结石直径≥1.5cm 或结石嵌顿时间长的病例慎用；或根据需要配合其他治疗方法；多饮水，配合适量运动；服药期间不宜进食辛辣、油腻和煎炸类食物。

十四、虚证用药

虚证是指由于多种原因所致的以脏腑亏损、气血阴阳不足为主要病机的多种慢性衰弱证候的总称。虚证有气虚、血虚、阴虚、阳虚等不同，故补虚用药应分为补气、补血、气血双补、补阴、补阳等类。

补气中成药用于气虚证，临床表现为神疲乏力，少气懒言，或声音低微，呼吸气短，头晕目眩，自汗，易感冒，活动时诸症加剧，舌淡苔白，脉虚无力等。

补血中成药用于血虚证，临床表现为面白无华或萎黄，唇色淡白，爪甲苍白，头晕眼花，心悸失眠，手足发麻，妇女经血量少色淡，延期甚或闭经，舌淡苔白，脉细无力等。

气血双补中成药用于气血两虚证，临床表现为面色无化，头晕目眩，心悸失眠，食少倦怠，气短懒言，舌淡脉虚等。

补阴中成药用于阴虚证，临床表现为口咽干燥，大便干结，小便短赤，颧红，潮热盗汗，五心烦热，舌红少苔少津，脉细数等。

补阳中成药用于阳虚证，临床表现为畏寒肢冷或腹痛喜按喜温，大便溏薄，小便清长，面色淡白，口不渴，或渴喜热饮，舌淡苔白，脉微或沉迟无力等。

本类药物善滋补，有恋邪之弊，凡病邪未尽、正气尚盛者不宜选用，以免留邪。

服药期间，饮食宜清淡，忌酒及辛辣、生冷、油腻食物。虚证患者合并外感、内科疾病或伴消耗性疾病；高血压、心脏病、肝病、糖尿病、肾病等慢性病病情严重患者；儿童、老年人、孕妇和哺乳期妇女等不适于自己选择用药。

（一）补气类用药

补中益气丸※

【药物组成】炙黄芪、党参、炙甘草、炒白术、当归、升麻、柴胡、陈皮。

【功能主治】补中益气，升阳举陷。用于脾胃虚弱、中气下陷所致的泄泻、脱肛、阴挺，症见体倦乏力、食少腹胀、便溏久泻、肛门下坠或脱肛、子宫脱垂。

【用法用量】口服。宜空腹或饭前服用，亦可在进食同时服，大蜜丸一次 1 丸，小蜜丸一次 9g，水丸一次 6g，一日 2~3 次。

【注意事项】阴虚内热者慎服；不宜和感冒类药同时服用；服本药时不宜同时服用藜芦或其制剂；忌食生冷、油腻、不易消化食物。

知识链接

老年人合理使用滋补剂

　　老年人由于生理功能的衰竭，常感到体力、精力越来越差，总想用些滋补药来增强体质。但在使用滋补药时，要严格按照中医的辨证论治，按需行补。如果补益不当，很容易使病情加重或诱发新的疾病。

参苓白术散※

【药物组成】人参、茯苓、白术（炒）、山药、白扁豆（炒）、莲子、薏苡仁（炒）、砂仁、桔梗、甘草。

【功能主治】补脾胃，益肺气。用于脾胃虚弱，食少便溏，气短咳嗽，肢倦乏力。

【用法用量】口服。本品宜饭前服用或进食同时服，一次 6～9g，一日 2～3 次。

【注意事项】本方稍偏温燥，湿热内蕴所致的泄泻、厌食、水肿及痰火咳嗽者慎用；感冒热证者忌用；孕妇慎用；服药期间忌食荤腥油腻，不易消化食物；忌恼怒、忧郁、劳累过度，保持心情舒畅；服本药时不宜同时服用藜芦、五灵脂、皂荚或其制剂；不宜喝茶和吃萝卜以免影响药效。

香砂六君子丸

【药物组成】木香、砂仁、党参、炒白术、茯苓、炙甘草、陈皮、姜半夏。

【功能主治】益气健脾和胃。用于脾虚气滞，消化不良，嗳气食少，脘腹胀满，大便溏泄。

【用法用量】口服。一次 6～9g，一日 2～3 次。

【注意事项】阴虚内热胃痛，湿热痞满、泄泻者慎服；不宜与感冒类药同时服用；服本药时不宜同时服用藜芦或其制剂，忌食生冷、油腻、不易消化及刺激性食物。

生脉胶囊

【药物组成】红参、麦冬、五味子。

【功能主治】益气复脉，养阴生津。用于气阴两亏，心悸气短，脉微自汗。

【用法用量】口服。一次 3 粒，一日 3 次。

【注意事项】里实证及表证未解者慎用；忌食辛辣、油腻及不易消化食物；不宜与藜芦、五灵脂、皂角及其制剂同用；在治疗期间，心绞痛持续发作者，宜加用硝酸酯类药物；若出现剧烈心绞痛、心肌梗死，见气促、汗出、面色苍白者，应及时救治。

（二）补血类用药

四物合剂

【药物组成】当归、川芎、白芍、熟地黄。

【功能主治】养血调经。用于血虚所致的面色萎黄、头晕眼花、心悸气短及月经不调。

【用法用量】口服。一次 10～15ml，一日 3 次，用时摇匀。

【注意事项】感冒发热病人不宜服用；平素月经正常，突然出现月经过少，或经期错后，或阴道不规则出血者应去医院就诊；头晕、心悸、气短严重者应去医院就诊；忌食辛辣、油腻及不易消化食物；儿童、孕妇、哺乳期妇女应在医师指导下服用。

（三）气血双补类用药

八珍丸※

【药物组成】党参、炒白术、茯苓、甘草、当归、炒白芍、川芎、熟地黄。

【功能主治】补气益血。用于气血两虚，面色萎黄，食欲不振，四肢乏力，月经过多。

【用法用量】口服。宜饭前服用或进食同时服，大蜜丸一次1丸，水蜜丸一次6g，一日2次。

【注意事项】体实有热、感冒者慎用；服本药时不宜同时服用藜芦或其制剂；本品为气血双补之药；性质较黏腻，有碍消化，故咳嗽痰多，脘腹胀痛，纳食不消，腹胀便溏者忌服；忌食辛辣、油腻、生冷食物。

人参归脾丸

【药物组成】人参、炙甘草、炙黄芪、当归、龙眼肉、白术（麸炒）、茯苓、酸枣仁（炒）、木香、远志（去心甘草炙）。

【功能主治】益气补血，健脾养心。用于心脾两虚、气血不足所致的心悸、怔忡、失眠健忘、食少体倦、面色萎黄及脾不统血所致的便血、崩漏、带下。

【用法用量】口服。宜饭前服用或进食同时服，大蜜丸一次1丸，水蜜丸一次6g，小蜜丸一次9g，浓缩丸一次30丸，一日2次。

【注意事项】热邪内伏、阴虚脉数以及痰湿壅盛者慎用；服药期间应进食营养丰富而易消化、吸收的食物；忌食生冷食物；忌烟酒、浓茶；保持精神舒畅，忌过度思虑，避免恼怒、抑郁、惊恐等不良情绪；不宜与藜芦、五灵脂皂角及其制剂同时服用；不宜与感冒类药同时服用；不宜喝茶和吃萝卜，以免影响药效。

十全大补丸

【药物组成】党参、炒白术、茯苓、炙甘草、当归、川芎、酒白芍、熟地黄、炙黄芪、肉桂。

【功能主治】温补气血。用于气血两虚，面色苍白，气短心悸，头晕自汗，体倦乏力，四肢不温，月经量多。

【用法用量】口服。大蜜丸一次1丸，水蜜丸一次6g，一日2～3次，浓缩丸一次8～10丸，一日3次。

【注意事项】体实有热、感冒者慎用；孕妇慎用；服药期间饮食宜选清淡、易消化食物；忌食辛辣、油腻、生冷食物；不宜与藜芦、赤石脂及其制剂同用。

当归补血口服液

【药物组成】当归、黄芪。

【功能主治】补养气血。用于气血两虚证。

【用法用量】口服。一次10ml，一日2次。

【注意事项】感冒时不宜服用；阴虚火旺者慎用；用于治疗失眠时，睡前不宜喝茶和咖啡；服药期间饮食宜选清淡、易消化食物；忌食辛辣、油腻、生冷食物。

（四）补阴类用药

六味地黄丸※

【药物组成】熟地黄、酒萸肉、山药、牡丹皮、茯苓、泽泻。

【功能主治】滋阴补肾。用于肾阴亏损，头晕耳鸣，腰膝酸软，骨蒸潮热，遗精盗汗，消渴。

【用法用量】口服。大蜜丸一次1丸，水蜜丸一次6g，小蜜丸一次9g，一日2次，浓缩丸一次8丸，一日3次。

【注意事项】体实及阳虚者慎服；感冒病人不宜服用；脾虚、气滞、食少纳呆者慎用；服药期间忌食辛辣、油腻食物。

知柏地黄丸

【药物组成】熟地黄、山茱萸（制）、牡丹皮、山药、茯苓、泽泻、知母、黄柏。

【功能主治】滋阴降火。用于阴虚火旺，潮热盗汗，口干咽痛，耳鸣遗精，小便短赤。

【用法用量】口服。大蜜丸一次 1 丸，小蜜丸一次 9g，水蜜丸一次 6g，一日 2 次，浓缩丸一次 8 丸，一日 3 次。

【注意事项】气虚发热及实热者慎用；感冒病人不宜服用；脾虚便溏、气滞中满者慎用；服药期间忌食辛辣、油腻食物。

杞菊地黄丸

【药物组成】熟地黄、山茱萸（制）、牡丹皮、山药、茯苓、泽泻、枸杞子、菊花。

【功能主治】滋肾养肝。用于肝肾阴亏，眩晕耳鸣，羞明畏光，迎风流泪，视物昏花。

【用法用量】口服。大蜜丸一次 1 丸，小蜜丸一次 9g，水蜜丸一次 6g，一日 2 次，浓缩丸一次 8 丸，一日 3 次。

【注意事项】头晕、耳鸣者慎用；感冒发热病人不宜服用；脾虚便溏、大便稀溏者慎用；服药期间忌食酸冷食物。

麦味地黄丸

【药物组成】熟地黄、酒萸肉、山药、茯苓、牡丹皮、泽泻、麦冬、五味子。

【功能主治】滋肾养肺。用于肺肾阴亏，潮热盗汗，咽干咳血，眩晕耳鸣，腰膝酸软，消渴。

【用法用量】口服。水蜜丸一次 6g，小蜜丸一次 9g，大蜜丸一次 1 丸，一日 2 次。

【注意事项】感冒病人不宜服用；服药期间忌食辛辣食物。

左归丸

【药物组成】枸杞子、龟板胶、鹿角胶、牛膝、山药、山茱萸、熟地黄、菟丝子。

【功能主治】滋肾补阴。用于真阴不足，腰酸膝软，盗汗遗精，神疲口燥。

【用法用量】口服。一次 9g，一日 2 次。

【注意事项】肾阳亏虚、命门火衰、阳虚腰痛者慎用；外感寒湿、跌扑外伤、气滞血瘀所致腰痛者慎用；孕妇慎服；服药期间忌食辛辣、油腻食物；感冒病人不宜服用。

大补阴丸

【药物组成】熟地黄、盐知母、盐黄柏、醋龟甲、猪脊髓。

【功能主治】滋阴降火。用于阴虚火旺，潮热盗汗，咳嗽咯血，耳鸣遗精。

【用法用量】口服。水蜜丸一次 6g，一日 2 ~ 3 次，大蜜丸一次 1 丸，一日 2 次。

【注意事项】气虚发热者及火热实证者慎服；感冒者慎用；脾胃虚弱、痰湿内阻、脘腹胀满、食少便溏者慎用；服药期间忌食辛辣、油腻食物。

（五）补阳类用药

桂附地黄丸

【药物组成】熟地黄、酒萸肉、山药、牡丹皮、茯苓、泽泻、肉桂、附子（制）。

【功能主治】温补肾阳。用于肾阳不足，腰膝酸冷，肢体浮肿，小便不利或反多，痰饮喘咳，消渴。

【用法用量】口服。大蜜丸一 1 丸，水蜜丸一次 6g，小蜜丸一次 9g，一日 2 次，浓缩丸一次 8 丸，一日 3 次。

【注意事项】治疗期间，宜节制房事；肺热津伤、胃热炽盛、阴虚内热消渴者慎用；本品药性温热，中病即可，不可过量服用；孕妇慎用；本品含附子有毒，不可过量、久服；服药期间忌食生冷、油腻食物；感冒发热病人不宜服用。

五子衍宗丸

【药物组成】 枸杞子、菟丝子（炒）、覆盆子、五味子（蒸）、盐车前子。

【功能主治】 补肾益精。用于肾虚精亏所致的阳痿不育、遗精早泄、腰痛、尿后余沥。

【用法用量】 口服。大蜜丸一次 1 丸，水蜜丸一次 6g，小蜜丸一次 9g，一日 2 次。

【注意事项】 治疗期间，宜节制房事；感冒发热病人不宜服用；服药期间忌食生冷、辛辣食物。

实训十　内科用药的问病荐药实训

一、实训内容及要求

（一）训练内容

内科用药的问病荐药。

（二）训练要求

熟悉所学内科用非处方中成药的相关知识，能与患者交流，根据患者主诉症状准确推荐非处方中成药，并能回答患者提出的有关药品使用等问题。

（三）训练方法

1. 角色扮演　实训以 2 位同学为一组，一位同学根据下列"患者症状概括"扮演患者到药店来购药。另一位同学扮演药店营业员，根据患者主诉的症状进行辨证、推荐用药并做用药指导。

两位同学进行角色互换，按同样方法重新进行实训。

2. 剧本编写

营业员：您好！请问有什么可以帮助您的吗？

患者：我昨晚淋雨，今早开始感觉全身不舒服，怕冷，鼻塞，流清涕，想买点中药吃。

营业员：您这是风寒感冒，可以服用感冒清热颗粒、荆防颗粒、正柴胡饮颗粒等。

患者：能介绍一下感冒清热颗粒吗？

营业员：感冒清热颗粒功能为疏风散寒，解表清热，可用于风寒感冒，头痛发热，恶寒身痛，鼻流清涕，咳嗽咽干，适合您现在的病情。

患者：那怎么服用此药呢？

营业员：本药开水冲服。一次 1 袋，一日 2 次。

患者：一盒能用几天呢？

营业员：本药每盒 12 袋，可以用 6 天。

患者：服用本药有什么需要注意的吗？

营业员：本药风热感冒者不适用；不能与环孢素 A 同用；不宜与温热性中药同用；高血压、心脏病、肝病、肾病、糖尿病等慢性病严重者都应遵医嘱服用。

患者：我还需要服用其他药吗？

营业员：您可以去医院化验一下，看看是病毒还是细菌引起的感冒，然后适当联合使用相应的抗病毒或抗生素，效果会更好些。

患者：那这药多少钱一盒？

营业员：本药是北京×××科技发展股份有限公司制药厂生产的，每盒 14 元。

患者：那好，请给我开一盒。

营业员开票，患者付款，营业员付药。

营业员：祝您早日康复！

（四）训练素材

1. 感冒用非处方中成药包装盒、说明书、标签及参考书籍。

2. 患者症状概括

（1）患者甲，男，22岁。自述昨天淋雨，今早出现怕冷，鼻塞，流清涕，全身不舒服。

（2）患者乙，女，35岁。自述发热，头痛，口干，咽喉疼痛，咳嗽，流涕稠。

（3）患者丙，女，44岁。自述身体一直很虚，经常爱感冒，伴自汗恶风，面白。

（4）患者丁，男，34岁。自述感冒，头痛咽干，小便少、色黄，大便干，体温38℃，舌质红。

二、实训效果评价

中成药问病荐药实训效果评价表

考核项目	考核要点	技能要求	分值	得分
问病荐药	店员与患者相互沟通辨证论治	询问患者观察病情	10	
		辨证	10	
	可选择的药品介绍	能恰当地介绍药品，有效地处理顾客的异议，帮助顾客选择适合的药品	10	
	推荐使用的药品介绍及用药指导	药品的名称（通用名、商品名）	5	
		药品规格	5	
		药品功能主治	10	
		服用注意事项	5	
		禁忌证	5	
		服用方法用量	5	
		提示有效期	5	
		提示价格（具体价格参照标签）	5	
		温馨提示：药品的合理联用、贮藏方法	5	
	仪表仪态	衣着、鞋帽干净，穿戴整齐，仪态大方得体	5	
	礼貌用语	能够正确运用礼貌用语	5	
	沟通能力	语言表达清晰、简洁，易于理解，能与患者做较好的沟通	5	
	时间	在规定时间内（10分钟）内完成问病荐药，并能达到销售目的	5	
	总分		100	

任务二　外科用药

外科用药可分为虫螫伤类药、冻伤类药、疖肿类药、手足皲裂类药、水火烫伤类药和痔疮类药。

虫螫伤是指被虫类咬伤、螫伤，接触其毒液或虫体的毛粉而引起的皮肤疾病，临床上以皮肤起丘疹、风团、斑点、水疱、瘙痒发热、红肿疼痛为其特征。

冻伤临床以手背、足背、耳郭、面颊等处局部受冻后，出现发凉红肿、瘙痒疼痛甚至皮肤紫暗、溃烂为其特征。

疖是指浅表肌肤的急性化脓性疾病。临床表现为局部色红、灼热、疼痛、肿胀，突出浮浅为其特征。

　　手足皲裂是一种物理因素使手足皮肤弹性消失或减弱而导致皲裂的常见多发皮肤病。临床表现以手掌、足底部皮肤增厚、干燥、粗糙，皲裂、出血、疼痛为其特征。

　　水火烫伤即为烧伤。临床上以伤处红、肿、热、痛，起水泡、结焦痂为主要表现。

　　痔是指直肠末端黏膜下和肛管下的静脉血管丛发生迂曲扩张所形成的一个或多个柔软静脉团块（痔核），可分为内痔、外痔和混合痔。

地榆槐角丸

　　【药物组成】 地榆炭、蜜槐角、炒槐花、黄芩、大黄、地黄、当归、赤芍、红花、防风、荆芥穗、麸炒枳壳。

　　【功能主治】 疏风凉血，泻热润燥。用于脏腑实热、大肠火盛所致肠风便血、痔疮肛瘘、湿热便秘、肛门肿痛。

　　【用法用量】 口服。水蜜丸一次5克，大蜜丸一次1丸，一日2次。

　　【注意事项】 孕妇忌服，经期及哺乳期妇女慎用；脾胃虚寒者慎用；痔疮便血、发炎、肿痛严重和便血呈喷射状者，应去医院就诊；内痔出血过多或原因不明的便血应去医院就诊；服药期间忌食辛辣、油腻及海鲜等食物。

马应龙麝香痔疮膏※

　　【药物组成】 人工麝香、人工牛黄、珍珠、琥珀、硼砂、冰片、煅炉甘石。

　　【功能主治】 清热燥湿，活血消肿，去腐生肌。用于湿热瘀阻所致的各种痔疮、肛裂，症见大便出血，或疼痛、有下坠感；亦用于肛周湿疹。

　　【用法用量】 外用，涂擦患处。

　　【注意事项】 本品为外用药，禁止内服；用毕洗手，切勿接触眼睛、口腔等黏膜处；忌烟酒及辛辣、油腻食物及海鲜等发物；孕妇慎用或遵医嘱；儿童、哺乳期妇女、年老体弱者应在医师指导下使用；内痔出血过多或原因不明的便血应去医院就诊；用药后如出现皮肤过敏反应或月经不调者需及时停药。

连翘败毒丸

　　【药物组成】 连翘、金银花、紫花地丁、蒲公英、大黄、栀子、黄芩、黄连、黄柏、苦参、白鲜皮、木通、防风、白芷、蝉蜕、荆芥穗、羌活、麻黄、薄荷、柴胡、天花粉、玄参、浙贝母、桔梗、当归、赤芍、甘草。

　　【功能主治】 清热解毒，消肿止痛。用于热毒蕴结肌肤所致的疮疡，症见局部红肿热痛、未溃破者。

　　【用法用量】 口服。一次6g，一日2次。

　　【注意事项】 孕妇禁用；疮疡阴证者慎用；肝功能不良者在医生指导下使用；忌食辛辣、油腻食物及海鲜等发物；不宜在服药期间同时服用滋补性中药。

如意金黄散

　　【药物组成】 姜黄、大黄、黄柏、苍术、厚朴、陈皮、甘草、生天南星、白芷、天花粉。

　　【功能主治】 清热解毒，消肿止痛。用于热毒瘀滞肌肤所致疮疡肿痛、丹毒流注，症见肌肤红、肿、热、痛，亦可用于跌打损伤。

　　【用法用量】 外用。红肿，烦热，疼痛，用清茶调敷；漫肿无头，用醋或葱酒调敷；亦可用植物油或蜂蜜调敷。一日数次。

【注意事项】本品为外用药，不可内服；疮疡阴证者忌用；孕妇慎用；儿童、哺乳期妇女、年老体弱者应在医师指导下使用；疮疖较重或局部变软化脓或已破溃者应去医院就诊；本品不宜长期或大面积使用，用药后局部出现皮疹等过敏表现者应停用；用毕洗手，切勿接触眼睛、口腔等黏膜处；忌食辛辣、油腻食物及海鲜等发物。

当归苦参丸

【药物组成】当归、苦参。

【功能主治】活血化瘀，燥湿清热。用于湿热瘀阻所致的粉刺、酒渣鼻，症见颜面、胸背粉刺疙瘩，皮肤红赤发热，或伴脓头、硬结、酒渣鼻、鼻赤。

【用法用量】口服。一次1丸，一日2次。

【注意事项】孕妇或哺乳期妇女慎用；忌烟酒、辛辣、油腻及腥发食物；脾胃虚寒者慎用；切忌用手挤压患处，特别是鼻唇周围；用药期间不宜同时服用温热性药物；如有多量结节、囊肿、脓疱等应去医院就诊。

湿毒清胶囊

【药物组成】地黄、当归、丹参、蝉蜕、黄芩、白鲜皮、土茯苓、甘草、苦参。

【功能主治】养血润肤，祛风止痒。用于血虚风燥所致的风瘙痒，症见皮肤干燥、脱屑、瘙痒，伴有抓痕、血痂、色素沉着；皮肤瘙痒症见上述证候者。

【用法用量】口服。一次3~4粒，一日3次。

【注意事项】孕妇禁用；湿热俱盛或火热炽盛者慎用；过敏体质者慎用；忌食辛辣、海鲜等食物。

实训十一　外科用药的问病荐药实训

一、实训内容及要求

（一）训练内容

外科用药的问病荐药。

（二）训练要求

熟悉所学外科用非处方中成药的相关知识，能与患者交流，根据患者主诉症状准确推荐非处方中成药，并能回答患者提出的有关药品使用等问题。

（三）训练方法

1. 角色扮演　实训以2位同学为一组，一位同学根据下列"患者症状概括"扮演患者到药店来购药。另一位同学扮演药店营业员，根据患者主诉的症状进行辨证、推荐用药并做用药指导。两位同学进行角色互换，按同样方法重新进行实训。

2. 剧本编写

场景，地点：某社区零售药店时间：某年仲夏某日午后，药师已完成对顾客甲的导购，正引导其去收银台结账。这时，一位年轻女性顾客乙进入，怀抱一约五个月大小孩。

对白：

药师：（对顾客乙）请您稍等一下，我马上过来。（对顾客甲）请您在那边付款，祝您健康。

顾客乙：（等待中）

药师：（对顾客乙）您好！请问您哪里不舒服或是想买些什么药？

顾客乙：我最近大便时常带血、疼痛，感觉痔疮又犯了，想买些药。

药师：哦，您出现这种症状有多长时间了？

顾客乙：有两天了，去年初犯过一次，医生给开了一个好像什么槐角丸的药，吃了几天就好了。

药师：出血量多不多？

顾客乙：出血量不多，就是大便的时候疼，擦的时候带一些血。

（正在这时，已付完款并离开药店的顾客甲返回）

顾客甲：不好意思，我忽然想起我刚才买的这个感冒颗粒我家里还有，我想退掉。

药师：（对顾客乙）您好！麻烦您稍等一下。（对顾客甲）您好！对不起，因为药品属于特殊商品，如果没有质量问题，卖出之后我们是不接受退货的。

顾客甲：（皱眉，表示不能理解）

药师：（对顾客甲）您可以换个角度想一下，如果是别的顾客买了药，离开了药店，然后又回来要求退货，我们接受了退货，最后又将这个退货药品卖给了您，是不是也是对您用药安全的不负责任？

顾客甲：呵呵，也是，那好吧。

药师：（对顾客甲）您慢走，祝您健康！（对顾客乙）对不起，让您久等了。根据您刚才的症状描述判断您是患了痔疮，以前医生给您开的口服药应该是地榆槐角丸或者槐角丸。这几个药柜摆放的都是治疗痔疮的内服与外用药，请您到这边看一下。

顾客乙：对，是这个药。感觉效果还可以。

药师：是的，地榆槐角丸治疗痔疮的效果是比较好的，这是您的孩子吧，真可爱，几个月了？

顾客乙：谢谢，刚五个月。

药师：那您还在哺乳期吧？

顾客乙：是的。

药师：出于用药安全，尤其考虑到您还在哺乳期，建议您不要选择内服的药物。可以选择一些外用的药物，比如马应龙麝香痔疮膏，消痔软膏等外用中成药。

顾客乙：马应龙麝香痔疮膏这个我听说过。

药师：这个药主要由麝香、牛黄、炉甘石等组成，可以活血消肿、去腐生肌。临床应用治疗痔疮及缓解痔疮出血的效果比较好。价格也不贵，六块多。

顾客乙：那我就买这个药吧。

药师：好的，这是您要的药。请您严格按照药品使用说明书使用，用完后洗手切勿接触眼睛、口腔等黏膜处。

顾客乙：好的，谢谢。

药师：如果用药一周后，症状没有明显缓解，请您及时去医院就诊。另外，请您注意日常清淡饮食，不要吃油腻、刺激性食物，保持大便通畅。

顾客乙：好，好，这次痔疮又犯，可能就是因为这段时间吃了太多辛辣的。

药师：您现在哺乳期，不论是出于自己身体考虑，还是为宝宝考虑都不应该吃太多辛辣的。

顾客乙：好的，谢谢。

药师：请您在那边付款。

顾客乙：好的，谢谢。

药师：请您慢走，祝您健康！

（四）训练素材

1. 外科用非处方中成药包装盒、说明书、标签及参考书籍。

2. 患者症状概括

（1）患者甲，男，25岁，便秘。近期大便常带血，疼痛。

（2）患者乙，女，36岁。已生育有一3个月大小孩，近期大便常带血，疼痛。

（3）患者丙，女，16岁。夏季面部及身体四肢局部出现突出于皮肤的脓疱伴有瘙痒、灼热感。

（4）患者丁，男，15岁。夏天头面易生疮，同时伴有鼻赤。

二、实训效果评价

见模块三项目十四任务一《中成药问病荐药实训效果评价表》。

任务三　妇科用药

妇科用药可分为月经不调类药、痛经类药、绝经前后诸症类药、带下病类药、下乳类药等。

一、月经不调类药

月经不调是月经周期、经量以及持续时间发生异常改变的一组妇科病的总称。

平素体虚有贫血史者；在治疗过程中出现其他并发症者；有慢性病的患者不适于自己选择用药。

四物合剂

【药物组成】当归、川芎、白芍、熟地黄。

【功能主治】养血调经。用于血虚所致的面色萎黄、头晕眼花、心悸气短及月经不调。

【用法用量】口服。一次10~15ml，一日3次。

【注意事项】平素月经正常，突然出现月经过少，或经期错后，或阴道不规则出血者应去医院就诊；儿童、孕妇、哺乳期妇女应在医师指导下服用；头晕、心悸、气短严重者应去医院就诊。

乌鸡白凤丸※

【药物组成】乌鸡（去毛、爪、肠）、人参、黄芪、鹿角胶、鳖甲（制）、煅牡蛎、桑螵蛸、当归、白芍、香附（醋制）、天冬、甘草、地黄、熟地黄、川芎、银柴胡、丹参、山药、炒芡实、鹿角霜。

【功能主治】补气养血，调经止带。用于气血两虚，身体瘦弱，腰膝酸软，月经不调，崩漏带下。

【用法用量】口服。大蜜丸一次1丸，水蜜丸一次6g，小蜜丸一次9g，一日2次。

【注意事项】月经不调或崩漏属血热实证者慎用；服药后出血不减，或带下量仍多者需去医院诊治；青春期少女及更年期妇女应在医师指导下服用；平素月经正常，突然出现月经过少，或经期错后，或阴道不规则出血者应去医院就诊；服药期间少食辛辣、刺激食物。

当归养血丸

【药物组成】当归、白芍（炒）、地黄、炙黄芪、阿胶、牡丹皮、香附（制）、茯苓、炒杜仲、炒白术。

【功能主治】益气养血调经。用于气血两虚所致的月经不调，症见月经提前、经血量少或量多、经期延长、肢体乏力。

【用法用量】口服。大蜜丸一次 1 丸，水蜜丸一次 9g，一日 3 次。

【注意事项】湿热蕴结致月经不调者慎用；感冒时不宜服用本药；平素月经正常，突然出现月经量少，或月经错后，或阴道不规则出血者，应去医院就诊；服药期间少食辛辣、刺激食物。

益母草膏※

【药物组成】益母草。

【功能主治】活血调经。用于血瘀所致的月经不调、产后恶露不绝，症见月经量少、淋漓不尽、产后出血时间过长；产后子宫复旧不全见上述证候者。

【用法用量】口服。一次 10g，一日 1～2 次。

【注意事项】孕妇禁用；月经量多者慎用；气血不足、肝肾亏虚所致月经不调者不宜单用；不宜过量服用。

七制香附丸

【药物组成】醋香附、当归、熟地黄、地黄、茯苓、川芎、炒白术、白芍、益母草、艾叶炭、黄芩、酒萸肉、天冬、阿胶、炒酸枣仁、砂仁、醋延胡索、食盐、粳米、盐小茴香、人参、鲜牛乳、甘草。

【功能主治】疏肝理气，养血调经。用于气滞血虚所致的痛经、月经量少、闭经，症见胸胁胀痛、经行量少、行经小腹胀痛、经前双乳胀痛，经水数月不行。

【用法用量】口服。一次 6g，一日 2 次。

【注意事项】孕妇禁服；湿热患者慎用；不宜同时服用藜芦、五灵脂、皂荚及其制剂，不宜喝茶和吃萝卜；平素月经周期正常，突然月经错后，应在排除早孕后才可服药；服药期间饮食宜清淡、易消化，忌食生冷食物。

逍遥丸※

【药物组成】柴胡、当归、白芍、炒白术、茯苓、薄荷、炙甘草。

【功能主治】疏肝健脾，养血调经。用于肝郁脾虚所致的郁闷不舒、月经不调，胸胁胀痛、头晕目眩、食欲减退。

【用法用量】口服。水丸一次 6～9g，一日 1～2 次；大蜜丸一次 1 丸，一日 2 次；浓缩丸一次 8 丸，一日 3 次。

【注意事项】凡肝肾阴虚所致的胁肋胀痛、咽干口燥、舌红少津者慎用；服药期间少食辛辣、生冷食物，饮食宜清淡；孕妇服用时请向医师咨询；平素月经正常，突然出现月经量少，或月经错后，或阴道不规则出血者应去医院就诊；按照用法用量服用，长期服用应向医师咨询。

二、痛经类药

凡在经期或经行前后，出现周期性下腹疼痛为主要症状者，称为"痛经"。未明确诊断者；严重患者；伴有其他疾病者；哺乳期妇女；希望生育者及服药无效者不适于自己选择用药。

妇科十味片

【药物组成】醋香附、当归、熟地黄、川芎、醋延胡索、白术、赤芍、白芍、大枣、甘草、碳酸钙。

【功能主治】养血疏肝，调经止痛。用于血虚肝郁所致月经不调、痛经、月经前后诸证，症见经行后错、经水量少、有血块，行经小腹疼痛，血块排出痛减，经前双乳胀痛、烦躁，食欲不振。

【用法用量】口服。一次 4 片，一日 3 次。

【注意事项】孕妇禁用；气血不足导致的月经不调者慎用；服药期间少食辛辣、刺激食物。

元胡止痛片

【药物组成】醋延胡索、白芷。

【功能主治】理气，活血，止痛。用于气滞血瘀所致的胃痛、胁痛、头痛及痛经。

【用法用量】口服。一次 4～6 片，一日 3 次；或遵医嘱。

【注意事项】孕妇慎用；脾胃虚寒及胃阴不足胃痛者慎用；忌愤怒、忧郁，保持心情舒畅；疼痛严重者应及时去医院就诊。

定坤丹※

【药物组成】红参、鹿茸、西红花、三七、白芍、熟地黄、当归、白术、枸杞子、黄芩、香附、茺蔚子、川芎、鹿角霜、阿胶、延胡索。

【功能主治】滋补气血，调经舒郁。用于气血两虚、气滞血瘀所致的月经不调、行经腹痛、崩漏下血、赤白带下、血晕血脱、产后诸虚、骨蒸潮热。

【用法用量】口服。一次半丸至 1 丸，一日 2 次；或遵医嘱。

【注意事项】饮食宜清淡，忌食生冷、油腻及刺激性食物；伤风感冒时停服；孕妇禁用；出现血晕、血脱时，应中西医结合救治；崩漏患者用药后症状不减者请医生诊治。

艾附暖宫丸※

【药物组成】艾叶（炭）、醋香附、制吴茱萸、肉桂、当归、川芎、白芍（酒炒）、地黄、炙黄芪、续断。

【功能主治】理气养血，暖宫调经。用于血虚气滞、下焦虚寒所致的月经不调、痛经，症见行经后错、经量少、有血块、小腹疼痛、行经小腹冷痛喜热、腰膝酸痛。

【用法用量】口服。小蜜丸一次 9 克，大蜜丸一次 1 丸，一日 2～3 次。

【注意事项】孕妇禁用；热证、实证患者慎用；忌食寒凉食物；治疗痛经，宜在经前 3～5 天开始服药，连服 1 周；如有生育要求应在医师指导下服用；服药后痛经不减轻，或重度痛经者，应去医院就诊。

三、绝经前后诸症类药

绝经前后诸症是部分妇女在绝经前后出现的一组症候群。主要表现为月经紊乱，潮热多汗，烦躁易怒，头晕耳鸣等。精神症状严重者；合并内科疾病者及有阴道出血者不适于自己选择用药。

更年期综合征的病因机制

更年期综合征是由雌激素水平下降而引起的一系列症状。更年期妇女，由于卵巢功能减退，垂体功能亢进，分泌过多的促性腺激素，引起自主神经功能紊乱从而出现一系列程度不同的症状，如月经变化、面色潮红、心悸、失眠、乏力、抑郁、多虑、情绪不稳定，易激动，注意力难以集中等，称为"更年期综合征"。大多数妇女由于卵巢功能减退比较缓慢，机体自身调节和代偿足以适应这种变化，或仅有轻微症状。中医认为更年期综合征是肾气不足，天癸衰少，以致阴阳平衡失调造成。因此在治疗时，以补肾气、调整阴阳为主要方法。

更年安片

【药物组成】地黄、泽泻、麦冬、熟地黄、玄参、茯苓、仙茅、磁石、牡丹皮、珍珠母、五味子、首乌藤、制何首乌、浮小麦、钩藤。

【功能主治】滋阴清热，除烦安神。用于肾阴虚所致的绝经前后诸证，症见潮热出汗、眩晕耳鸣、手足心热、烦躁不安；更年期综合征见上述证候者。

【用法用量】口服。一次6片，一日2~3次。

【注意事项】孕妇禁用；脾肾阳虚者慎用；糖尿病患者慎用；服药期间忌食辛辣食物；伴有月经紊乱者，应在医师指导下服用；眩晕症状较重者，应及时去医院就诊；严格按用法用量服用，本品不宜长期服用。

坤宝丸

【药物组成】何首乌（黑豆酒炙）、地黄、枸杞子、女贞子（酒炙）、墨旱莲、龟甲、覆盆子、菟丝子、南沙参、麦冬、石斛、当归、白芍、鸡血藤、赤芍、地骨皮、白薇、知母、黄芩、桑叶、菊花、珍珠母、炒酸枣仁。

【功能主治】滋补肝肾，养血安神。用于肝肾阴虚所致的绝经前后诸证，症见潮热出汗、心烦易怒、少寐健忘、头晕耳鸣、口渴咽干、四肢酸楚；更年期综合征见上述证候者。

【用法用量】口服。一次50粒，一日2次。连续服用2个月或遵医嘱。

【注意事项】孕妇禁用；脾肾阳虚者慎用；服用期间忌食辛辣食物。

四、带下病类药

当带下量明显增多，色、质、气味异常者，称为带下病。

反复发作者及孕妇和哺乳期妇女不适于自己选择用药。

带下病的病因及救治

带下病是妇科疾病的一种常见病和多发病。故有"十女九带"之说，其发生原因一般分为外感和内伤两类。外感者以感受寒、热、湿、虫毒等居多；内伤者多因七情伤损、相火内炽、迫液外泄，或由房事不洁、伤损肾气，不能固摄所致。

带下病的治疗以祛湿为主，虚者注意健脾、固肾、升阳、除湿；实者则以清热、解毒、利湿、杀虫、止痒为主，同时配合外治；用药时应注意清热，不宜过用苦寒，除湿不宜过用温燥，以免损伤阴液或湿滞不去。总之，对带下病的治疗，应明确病因，详析病机。选药准确，平时要防，病后要调，防治结合则带病自安。

千金止带丸

【药物组成】党参、炒白术、当归、白芍、川芎、醋香附、木香、砂仁、小茴香（盐炒）、醋延胡索、盐杜仲、续断、盐补骨脂、鸡冠花、青黛、椿皮（炒）、煅牡蛎。

【功能主治】健脾补肾，调经止带。用于脾肾两虚所致的月经不调、带下病，症见月经先后不定期、量多或淋沥不净、色淡无块，或带下量多、色白清稀、神疲乏力、腰膝酸软。

【用法用量】口服。水丸一次6~9克，一日2~3次；大蜜丸一次1丸，一日2次。

【注意事项】孕妇禁用；肝郁血瘀证、湿热证、热毒证者慎用；伴有赤带者，应去医院就诊；平素月经正常，突然出现月经过少，或经期错后，或阴道不规则出血者应去医院就诊；严格按用法用量服用，本品不宜长期服用。

白带丸

【药物组成】黄柏（酒炒）、椿皮、白芍、当归、醋香附。

【功能主治】清热，除湿，止带。用于湿热下注所致的带下病，症见带下量多、色黄、有味。

【用法用量】口服。一次6克，一日2次。

【注意事项】肝肾阴虚者慎用；少女、孕妇、绝经后患者均应在医师指导下服用；伴有赤带者，应去医院就诊；饮食宜清淡，忌食辛辣食物。

康妇炎胶囊

【药物组成】蒲公英、败酱草、薏苡仁、赤芍、苍术、当归、川芎、香附、延胡索（制）、泽泻、白花蛇舌草。

【功能主治】清热解毒，化瘀行滞，除湿止带。用于湿热蕴结所致的带下病，症见带下量多、腹痛；慢性盆腔炎见上述证候者。

【用法用量】口服。一次3粒，一日2次。

【注意事项】孕妇禁用；血虚失荣、寒湿带下者慎用；忌食辛辣、生冷、油腻食物；带下伴阴痒或有赤带者应去医院就诊；伴有尿频、尿急、尿痛者，应去医院就诊。

实训十二　妇科用药的问病荐药实训

一、实训内容及要求

（一）训练内容
妇科用药的问病荐药。

（二）训练要求
熟悉所学妇科用非处方中成药的相关知识，能与患者交流，根据患者主诉症状准确推荐非处方中成药，并能回答患者提出的有关药品使用等问题。

（三）训练方法

1. 角色扮演 实训以 2 位同学为一组，一位同学根据下列"患者症状概括"扮演患者到药店来购药。另一位同学扮演药店营业员，根据患者主诉的症状进行辨证、推荐用药并做用药指导。

两位同学进行角色互换，按同样方法重新进行实训。

2. 剧本编写 参照任务一感冒用药剧本和任务二外科用药剧本。

（四）训练素材

1. 妇科用非处方中成药包装盒、说明书、标签及参考书籍。

2. 患者症状概括

（1）患者甲，女，32 岁。连续 2 个月出现经期延长，月经量较以往减少。

（2）患者乙，女，35 岁。工作压力大，郁郁寡欢，连续 3 个月出现经期紊乱，同时伴有胸胁胀痛。

（3）患者丙，女，18 岁。素体气血两虚，经期前两日出现下腹疼痛。

（4）患者丁，女，16 岁。行经后错、经量少、有血块、小腹疼痛、经行小腹冷痛喜热、腰膝酸痛。

（5）患者戊，女，32 岁。行经后错，经水量少、有血块，行经小腹疼痛，血块排出痛减，经前双乳胀痛、烦躁，食欲不振。

（6）患者己，女，54 岁。近 6 个月出现月经紊乱，伴有烘热出汗，眩晕耳鸣、手足心热，情绪不稳定，烦躁易怒。

（7）患者庚，女，31 岁。近 3 个月出现带下量多、色白清稀、神疲乏力、腰膝酸软。

（8）患者辛，女，38 岁。近 3 个月出现带下量多、色黄、有味。

二、实训效果评价

见模块三项目十四任务一《中成药问病荐药实训效果评价表》。

任务四　眼科用药

常见眼病可分为沙眼、针眼、眼内翳障、迎风流泪、视力疲劳等多种。常见的眼病临床症状有红肿痒痛、糜烂、羞明流泪、视物昏花、星点翳障等。

明目上清片

【药物组成】桔梗、熟大黄、天花粉、石膏、麦冬、玄参、栀子、蒺藜、蝉蜕、甘草、陈皮、菊花、车前子、当归、黄芩、赤芍、黄连、枳壳、薄荷脑、连翘、荆芥油。

【功能主治】清热散风，明目止痛。用于外感风热所致的暴发火眼、红肿作痛、头晕目眩、眼边刺痒、大便燥结、小便赤黄。

【用法用量】口服。一次 4 片，一日 2 次。

【注意事项】孕妇、年老体弱、白内障患者忌服；脾胃虚寒者慎用；暴发火眼易起变证，常有角膜疾患并发，如出现头痛、眼痛、视力明显下降，并伴有呕吐、恶心，应及时去医院就诊；应用本药时一般应配合治疗暴发火眼的外用眼药，不能仅用本药；服药期间忌食辛辣燥热、油腻黏滞食物。

暴发火眼治疗常识

暴发火眼习称红眼病，西医名叫流行性出血性眼结膜炎，是一种传染性很强的法定丙类管理的传染病。其治疗应坚持以下原则：病初应予冷敷；炎症没有得到控制前，忌用激素类药；进行隔离治疗；治疗及症状完全消失后，仍要继续治疗一周时间。使用明目上清片等中成药治疗暴发火眼时，一定要配合治疗该病的外用眼药，如0.3%诺氟沙星滴眼液、0.1%羟苄唑滴眼液、0.1%阿昔洛韦滴眼液等。

明目地黄丸※

【药物组成】熟地黄、酒萸肉、牡丹皮、山药、茯苓、泽泻、枸杞子、菊花、当归、白芍、蒺藜、煅石决明。

【功能主治】滋肾，养肝，明目。用于肝肾阴虚，目涩畏光，视物模糊，迎风流泪。

【用法用量】口服。水蜜丸一次6克，小蜜丸一次9克，大蜜丸一次1丸，一日2次。

【注意事项】肝经风热、肝胆湿热、肝火上扰者慎用；暴发火眼者忌用；平时有头痛、眼胀、虹视或青光眼等症状的患者应去医院就诊；眼部有炎症或眼底病者应去医院就诊；服药期间忌食辛辣燥热、油腻肥甘食物。

珍视明滴眼液

【药物组成】珍珠层粉、天然冰片、硼砂、硼酸。

【功能主治】清热解痉，去翳明目。用于肝阴不足、肝气偏盛所致的不能久视、轻度眼胀、眼痛、青少年远视力下降；青少年假性近视、视力疲劳、轻度青光眼见上述证候者。

【用法用量】滴于眼睑内。一次1~2滴，一日3~5次；必要时可酌情增加。

【注意事项】本品为外用滴眼液，禁止内服；忌烟、酒、辛辣刺激性食物；眼部有炎症者应去医院就诊；用药后有沙涩磨痛、流泪频频、眼痒、眼睑皮肤潮红、眼胀者应停用，并到医院就诊；滴眼时瓶口勿接触眼睛，使用后应将瓶盖拧紧，以免污染药液。

麝珠明目滴眼液

【药物组成】珍珠（水飞）、麝香、冬虫夏草、石决明（煅）、炉甘石（煅）、黄连、黄柏、大黄、猪胆（膏）、蛇胆、紫苏叶、荆芥、冰片。

【功能主治】清热，消翳，明目。用于肝虚内热所致的视物不清、干涩不舒、不能久视。用于老年性初、中期白内障见上述证候者。

【用法用量】滴眼。取本品1支（0.3g）倒入装有5ml生理盐水的滴眼瓶中，摇匀，即可滴眼，每次3滴，一日2次。

【注意事项】孕妇慎用；滴眼时要充分将药液摇晃均匀，滴后旋紧瓶盖；滴药时，瓶口不能触及眼睑，滴药后休息不少于5分钟。

石斛夜光丸

【药物组成】石斛、人参、山药、茯苓、甘草、肉苁蓉、枸杞子、菟丝子、地黄、熟地黄、五味子、天冬、麦冬、苦杏仁、防风、川芎、麸炒枳壳、黄连、牛膝、菊花、盐蒺藜、青葙子、决明子、水牛角浓缩粉、羚羊角。

【功能主治】滋阴补肾，清肝明目。用于肝肾两亏，阴虚火旺，内障目暗，视物昏花。

【用法用量】口服。水蜜丸一次6g，小蜜丸一次9g，大蜜丸一次1丸，一日2次。

【注意事项】肝经风热、肝火上攻实证者慎用；脾胃虚弱，运化失调及孕妇慎用；本品适用于早期圆翳内障（老年性白内障）。

实训十三　眼科用药的问病荐药实训

一、实训内容及要求

（一）训练内容

眼科用药的问病荐药。

（二）训练要求

熟悉所学眼科用非处方中成药的相关知识，能与患者交流，根据患者主诉症状准确推荐非处方中成药，并能回答患者提出的有关药品使用等问题。

（三）训练方法

1. 角色扮演　实训以2位同学为一组，一位同学根据下列"患者症状概括"扮演患者到药店来购药。另一位同学扮演药店营业员，根据患者主诉的症状进行辨证、推荐用药并做用药指导。两位同学进行角色互换，按同样方法重新进行实训。

2. 剧本编写　参照任务一内科用药感冒用药剧本和任务二外科用药剧本。

（四）训练素材

1. 眼科用非处方中成药包装盒、说明书、标签及参考书籍。

2. 患者症状概括

（1）患者甲，男，34岁。眼白充血、发红，伴有畏光流泪，想买眼科用药。

（2）患者乙，女，45岁。近日出现视物模糊，遇风流泪，伴有腰膝酸软。

（3）患者丙，男，37岁。近期出现使用电脑工作一段时间后，眼睛酸痛、发涩，并伴有轻度眼胀，想买眼科用药。

二、实训效果评价

见模块三项目十四任务一《中成药问病荐药实训效果评价表》。

任务五　五官科用药

五官科用药可分为耳鸣耳聋类药、鼻病类药、喉痹类药、牙痛类药、口疮类药等。

耳鸣是指自觉耳内鸣响的听觉幻觉，耳聋则指听力减退，临床上可单独出现，亦可同时出现；鼻病临床以鼻塞、鼻痒、流涕为主要症状；喉痹病可分为急性和慢性，急性以咽喉痛为主要症状，重者可有声音嘶哑甚至呼吸困难，慢性主要表现为咽干、微痛，常有"吭""咯"的动作；牙痛临床表现为牙龈红肿、遇冷热刺激痛、面颊部肿胀等；口疮是指口腔黏膜发生浅表溃疡，呈圆形或椭圆形，有烧灼样疼痛。

耳聋左慈丸

【药物组成】煅磁石、熟地黄、山茱萸（制）、牡丹皮、山药、茯苓、泽泻、竹叶、柴胡。

【功能主治】滋肾平肝。用于肝肾阴虚，耳鸣耳聋，头晕目眩。

【用法用量】口服。水蜜丸一次6g，大蜜丸一次1丸，一日2次。

【注意事项】突发耳鸣耳聋者禁用；本药只用于肝肾阴虚证之听力逐渐减退，耳鸣如蝉声者；凡属外耳、中耳病变而出现的耳鸣，如外耳道异物等，应去医院就诊；肝火上炎、痰瘀阻滞实证慎用；注意饮食调理，忌食或少食辛辣刺激及油腻食物。

鼻炎康片※

【药物组成】广藿香、苍耳子、鹅不食草、麻黄、野菊花、当归、黄芩、猪胆粉、薄荷油、马来酸氯苯那敏。

【功能主治】清热解毒，宣肺通窍，消肿止痛。用于风邪蕴肺所致的急、慢性鼻炎，过敏性鼻炎。

【用法用量】口服。一次4片，一日3次。

【注意事项】肺脾气虚或气滞血瘀者慎用；本品含苍耳子，不宜过量、长期服用；本品含马来酸氯苯那敏，膀胱颈梗阻、甲状腺功能亢进、青光眼、高血压和前列腺肥大者慎用；服药期间不得驾驶车船、高空作业及操纵机器；建议饭后服用。

复方草珊瑚含片

【药物组成】肿节风浸膏、薄荷脑、薄荷素油。

【功能主治】疏风清热，消肿止痛，清利咽喉。用于外感风热所致的喉痹，症见咽喉肿痛、声哑失音；急性咽喉炎见上述证候者。

【用法用量】含服。一次2片（小片）或一次1片（大片），每隔2小时1次，一日6次。

【注意事项】阴虚火旺者慎用；不宜在服药期间同时服用滋补性中药；声哑失音较重者，应及时去医院就诊；服药期间忌食辛辣油腻食物。

桂林西瓜霜

【药物组成】西瓜霜、煅硼砂、黄柏、黄连、山豆根、射干、浙贝母、青黛、冰片、无患子果（炭）、大黄、黄芩、甘草、薄荷脑。

【功能主治】清热解毒，消肿止痛。用于风热上攻、肺胃热盛所致的乳蛾、喉痹、口糜，症见咽喉肿痛、喉核肿大、口舌生疮、牙龈肿痛或出血；急、慢性咽炎，扁桃体炎，口腔炎，口腔溃疡，牙龈炎见上述证候者及轻度烫伤（表皮未破）者。

【用法用量】外用，喷、吹或敷于患处，一次适量，一日数次；重症者兼服，一次1~2g，一日3次。

【注意事项】孕妇禁用；虚寒证者、儿童、年老体弱及素体脾胃虚弱慎用；本品含有山豆根，不宜过量或长期服用；本品外用时，应首先清洁患处，取适量药物敷于患处；如口腔用药，先漱口清除口腔食物残渣，用药后禁食30~60分钟，口腔内喷或敷药时请不要呼吸，以防药粉进入呼吸道而引起呛咳。

黄氏响声丸※

【药物组成】薄荷、浙贝母、连翘、蝉蜕、胖大海、酒大黄、川芎、儿茶、桔梗、诃子肉、甘草、薄荷脑。

【功能主治】疏风清热，化痰散结，利咽开音。用于风热外束、痰热内盛所致的急、慢性喉炎，症见声音嘶哑、咽喉肿痛、咽干灼热、咽中有痰，或寒热头痛，或便秘尿赤；急、慢性喉炎及声带小结、声带息肉初起见上述证候者。

【用法用量】口服。炭衣丸一次6丸（每丸重0.133g）或一次8丸（每丸重0.1g），糖衣丸一次20丸，一日3次；饭后服用；儿童减半。

【注意事项】阴虚火旺、老人、儿童及素体脾胃虚弱者慎用；儿童用药应遵医嘱；凡声嘶、咽痛，兼见恶寒发热、鼻流清涕等外感风寒者慎用；声哑、咽喉痛同时伴有其他症状，如心悸、胸闷、咳嗽气喘、痰中带血等，应及时去医院就诊；用于声带小结、息肉之初起，凡声带小结、息肉较重者应当在医生指导下使用；服药期间忌食辛辣、油腻、鱼腥食物，戒烟酒。

口腔溃疡散

【药物组成】青黛、白矾、冰片。

【功能主治】清热，消肿，止痛。用于火热内蕴所致的口舌生疮，黏膜破溃、红肿灼痛；复发性口腔炎、急性口腔炎见上述证候者。

【用法用量】用消毒棉球蘸药擦患处，一日2~3次。

【注意事项】本品不可内服；阴虚火旺、儿童、老人及素体脾胃虚弱者慎用；服药期间忌食辛辣、油腻食物。

实训十四　五官科用药的问病荐药实训

一、实训内容及要求

（一）训练内容

五官科用药的问病荐药。

（二）训练要求

熟悉所学五官科用非处方中成药的相关知识，能与患者交流，根据患者主诉症状准确推荐非处方中成药，并能回答患者提出的有关药品使用等问题。

（三）训练方法

1. 角色扮演　实训以2位同学为一组，一位同学根据下列"患者症状概括"扮演患者到药店来购药。另一位同学扮演药店营业员，根据患者主诉的症状进行辨证、推荐用药。

2. 剧本编写　参照任务一内科感冒用药剧本和任务二外科用药剧本。

（四）训练素材

1. 五官科用非处方中成药包装盒、说明书、标签及参考书籍。

2. 患者症状概括

（1）患者甲，男，66岁。近段时间出现耳鸣，听力下降，伴有腰膝酸软。

（2）患者乙，男，36岁。经常鼻塞、流脓涕，伴有轻度头痛头晕，可用何药缓解？

（3）患者丙，女，46岁。节目主持人。近期出现早晨起来干呕，伴有嗓子发痒、咳嗽症状，可用何药缓解？

（4）患者丁，女，43岁。夏季外感风热，咽喉肿痛、声音嘶哑，可用何药缓解喉部？

二、实训效果评价

见模块三项目十四任务一《中成药问病荐药实训效果评价表》。

任务六　骨伤科用药

骨伤科用中成药用于跌打损伤、关节及肩臂腰腿疼痛、风湿性关节炎、骨质疏松、骨质增生等。可分为活血化瘀、活血通络、补肾壮骨、祛风除湿等类。

活血化瘀类中成药有活血化瘀、消肿止痛的作用，主要用于跌打损伤。症见局部瘀血肿胀、青紫疼痛、屈伸不利等。

活血通络类中成药有活血祛瘀、疏经通络的作用，主要用于瘀血阻络证。症见瘀血肿痛，痛处固定不移，四肢麻木等。

补肾壮骨类中成药有补益肝肾、强筋壮骨的作用，主要用于肝肾不足所致的筋骨痿软症。症见骨弱无力、腰脊疼痛、足膝酸软、屈伸不利等。

祛风除湿类中成药有祛风除湿、通经止痛的作用，主要用于风湿阻络证。症见肢体麻木、关节疼痛、腰膝冷痛等。

云南白药※

【功能主治】化瘀止血，活血止痛，解毒消肿。用于跌打损伤，瘀血肿痛，吐血，咯血，便血，痔血，崩漏下血，疮疡肿毒及软组织挫伤，闭合性骨折，支气管扩张及肺结核咯血，溃疡病出血，以及皮肤感染性疾病。

【用法用量】刀、枪、跌打诸伤，无论轻重，出血者用温开水送服；瘀血肿痛与未流血者用酒送服；妇科各症，用酒送服；但月经过多、红崩，用温水送服。毒疮初起，口服 0.25g。另取药粉，用酒调匀，敷患处，如已化脓只需内服。其他内出血各症均可内服。口服，一次 0.25 ~ 0.5g，一日 4 次（2 ~ 5 岁按 1/4 剂量服用；6 ~ 12 岁按 1/2 剂量服用）。

凡遇较重的跌打损伤可先服保险子一粒，轻伤及其他病症不必服。

【注意事项】孕妇禁用；经期、哺乳期妇女慎用；服药 1 日内，忌食蚕豆、鱼类及酸冷食物。

红花油

【药物组成】丁香罗勒油、水杨酸甲酯、姜樟油、肉桂油、桂皮醛、柠檬醛、冰片。

【功能主治】属祛风外用药，用于风湿骨痛，跌打扭伤，外感头痛，皮肤瘙痒等。

【用法用量】外用。涂擦患处，一日 4 ~ 6 次。

【注意事项】①皮肤、黏膜破损处禁用。②皮肤过敏者停用。③禁止内服。④小儿、老年患者应在医师指导下使用。⑤药品性状发生改变时禁止使用。⑥儿童必须在成人的监护下使用。⑦将此药品放在儿童不能接触的地方。

跌打丸

【药物组成】三七、当归、白芍、赤芍、桃仁、红花、血竭、北刘寄奴、烫骨碎补、续断、苏木、牡丹皮、乳香（制）、没药（制）、姜黄、醋三棱、防风、甜瓜子、枳实（炒）、桔梗、甘草、木通、煅自然铜、土鳖虫。

【功能主治】活血散瘀，消肿止痛。用于跌打损伤，筋断骨折，瘀血肿痛，闪腰岔气。

【用法用量】口服。一次 1 丸，一日 2 次。

【注意事项】孕妇禁用；骨折、脱臼者手法复位后，再用药物治疗；饭后服用可减轻胃肠反应，脾胃虚弱者慎用。

狗皮膏

【药物组成】生川乌、生草乌、羌活、独活、青风藤、香加皮、防风、铁丝威灵仙、苍术、蛇床子、麻黄、高良姜、小茴香、官桂、当归、赤芍、木瓜、苏木、大黄、油松节、续断、川芎、白芷、乳香、没药、冰片、樟脑、丁香、肉桂。

【功能主治】祛风散寒，活血止痛。用于风寒湿邪、气血瘀滞所致的痹病，症见四肢麻木、腰腿疼痛、筋脉拘挛，或跌打损伤、闪腰岔气、局部肿痛；或寒湿瘀滞所致的脘腹冷痛、行经腹痛、寒湿带下。

【用法用量】外用，贴患处。用生姜擦净患处皮肤，将膏药加温软化，贴于患处或穴位。

【注意事项】孕妇禁用；皮肤破溃或感染处禁用；风湿热痹、皮肤过敏者慎用。

关节止痛膏

【药物组成】辣椒流浸膏、颠茄流浸膏、薄荷素油、水杨酸甲酯、樟脑、盐酸苯海拉明。

【功能主治】活血散瘀，温经镇痛。用于寒湿瘀阻经络所致风湿关节痛及关节扭伤。

【用法用量】外用，贴患处。一次 1～2 片，持续 12 小时，一日 1 次。

【注意事项】孕妇禁用；忌贴于创伤处；有皮肤病者慎用；皮肤过敏者停用；用药后皮肤过敏如出现瘙痒、皮疹等现象时，应停止使用，症状严重者应去医院就诊；风湿热痹，关节红肿热痛者慎用；本品含盐酸苯海拉明，哺乳期妇女、青光眼、前列腺肥大患者应在医师指导下使用。

麝香壮骨膏

【药物组成】药材浸膏（八角茴香、山奈、生川乌、生草乌、麻黄、白芷、苍术、当归、干姜粉碎成粗粉，用 90% 乙醇制成相对密度约为 1.3 的浸膏）、麝香、薄荷脑、水杨酸甲酯、豹骨、硫酸软骨素、冰片、盐酸苯海拉明、樟脑。

【功能主治】祛风除湿，消肿止痛。用于风湿阻络、外伤瘀血所致的风湿痛、关节痛、腰痛、神经痛、肌肉酸痛及扭伤挫伤。

【用法用量】外用，贴患处。将患处皮肤表面洗净，擦干，撕去覆盖在膏布上的隔离层，将膏面贴于患处的皮肤上。天冷时，可辅以按摩与热敷。

【注意事项】孕妇禁用；风湿热痹关节红肿热痛者慎用；皮肤破损、过敏者不宜使用；本品含盐酸苯海拉明、硫酸软骨素，哺乳期妇女慎用；本品不宜长期大面积使用，使用中如有皮肤发痒、变红或其他不适等过敏现象时，应立即取下，症状严重者应去医院就诊；忌食生冷、油腻食物。

实训十五　骨伤科用药的问病荐药实训

一、实训内容及要求

（一）训练内容

骨科用药的问病荐药。

（二）训练要求

熟悉所学骨科用非处方中成药的相关知识，能与患者交流，根据患者主诉症状准确推荐非处方中成药，并能回答患者提出的有关药品使用等问题。

（三）训练方法

1. 角色扮演　实训以2位同学为一组，一位同学根据下列"患者症状概括"扮演患者到药店来购药。另一位同学扮演药店营业员，根据患者主诉的症状进行辨证、推荐用药并做用药指导。两位同学进行角色互换，按同样方法重新进行实训。

2. 剧本编写　参照任务一内科感冒用药剧本和任务二外科用药剧本。

（四）训练素材

1. 骨科用非处方中成药包装盒、说明书、标签及参考书籍。

2. 患者症状概括

（1）患者甲，女，17岁。滑旱冰时不慎跌倒，足踝部瘀青，伴有肿痛。

（2）患者乙，女，55岁。右腿膝关节疼痛，雨天加剧。

二、实训效果评价

见模块三项目十四任务一《中成药问病荐药实训效果评价表》。

任务七　儿科用药

儿科用药主要有小儿感冒类药、小儿咳嗽类药、积滞类药、小儿泄泻类药、遗尿类药、肠道寄生虫类药等。

一、小儿感冒类药

感冒是小儿时期最常见的外感疾病。由于小儿的生理特点与成人不同，感冒后病情以热证、实证多，寒证、虚证少，夹痰、夹食、夹惊等兼夹证为常见。

小儿感冒颗粒※

【药物组成】广藿香、菊花、连翘、大青叶、板蓝根、地黄、地骨皮、白薇、薄荷、石膏。

【功能主治】疏风解表，清热解毒。用于小儿风热感冒，症见发热重、头胀痛、咳嗽痰黏、咽喉肿痛；流感见上述证候者。

【用法用量】开水冲服。1岁以内一次6g，1~3岁一次6~12g，4~7岁一次12~18g，8~12岁一次24g，一日2次。

【注意事项】风寒感冒者不适用；脾胃虚弱、大便稀薄者慎用；服药期间若高热不退、咳喘加剧者，应及时去医院就诊；忌食生冷、辛辣及油腻食物。

小儿热速清口服液

【药物组成】柴胡、黄芩、板蓝根、葛根、金银花、水牛角、连翘、大黄。

【功能主治】清热解毒，泻火利咽。用于小儿外感风热所致的感冒，症见高热、头痛、咽喉肿痛、鼻塞流涕、咳嗽、大便干结。

【用法用量】口服。1 岁以内一次 2.5~5ml，1~3 岁一次 5~10ml，3~7 岁一次 10~15ml，7~12 岁一次 15~20ml，一日 3~4 次。

【注意事项】婴儿应在医师指导下服用；风寒感冒或脾虚、大便稀薄者慎用；服药期间忌食生冷、油腻、辛辣食物；如病情较重或服药 24 小时后疗效不明显者可酌情增加剂量。若高热持续不退者应去医院就诊。

二、小儿咳嗽类药

咳嗽是小儿肺部疾病中的常见证候。小儿咳嗽以实证、热证多见，寒证、虚证少见。

小儿止咳糖浆

【药物组成】甘草流浸膏、桔梗流浸膏、氯化铵、橙皮酊。

【功能主治】祛痰，镇咳。用于小儿感冒引起的咳嗽。

【用法用量】口服。2~5 岁一次 5ml，5 岁以上一次 5~10ml，2 岁以下酌减，一日 3~4 次。

【注意事项】本品含氯化铵，肝肾功能异常者慎用；对咳嗽重症、气促喘息者应配合其他药物；服药期间忌食辛辣、油腻食物；糖尿病患儿应在医师指导下服用；2 岁以下用量应咨询医师或药师。

健儿清解液

【药物组成】金银花、菊花、连翘、山楂、苦杏仁、陈皮。

【功能主治】清热解表，祛痰止咳，消滞和中。用于小儿外感风热夹食滞所致的感冒发热、口腔糜烂、咳嗽咽痛、食欲不振、脘腹胀满。

【用法用量】口服，一次 10~15ml，婴儿一次 4ml，五岁以内 8ml，六岁以上酌加，一日 3 次。

【注意事项】脾胃虚弱、大便稀溏者慎用；服药期间忌食生冷、辛辣及油腻食物；6 岁以上儿童可在医师指导下加量服用；按照用法用量服用，服药期间症状加重，或兼见其他症状，应及时去医院就诊。

三、小儿积滞类药

积滞是指小儿内伤乳食、停聚不化、气滞不行所形成的一种胃肠疾病。临床以不思乳食、食而不化、腹部胀满、大便不调等症状为其特征。

小儿消食片

【药物组成】炒鸡内金、山楂、六神曲（炒）、炒麦芽、槟榔、陈皮。

【功能主治】消食化滞，健脾和胃。用于食滞肠胃所致积滞，症见食少、便秘、脘腹胀满、面黄肌瘦。

【用法用量】口服或咀嚼。1~3 岁一次 2~4 片，3~7 岁一次 4~6 片，成人一次 6~8 片，一日 3 次；薄膜衣片：1~3 岁一次 2~3 片，3~7 岁一次 3~5 片，成人一次 5~6 片，一日 3 次。

【注意事项】婴儿应在医师指导下服用；脾胃虚弱、内无积滞者不宜用；服药期间不宜过食生冷、肥甘油腻食物；按照用法用量服用，服药 1 周症状不改善或服药期间症状加重者应及时就医。

健胃消食片※

【药物组成】太子参、陈皮、山药、炒麦芽、山楂。

【功能主治】健胃消食。用于脾胃虚弱所致的食积，症见不思饮食、嗳腐酸臭、脘腹胀满；消化不良见上述证候者。

【用法用量】口服，可以咀嚼。重 0.5g 的片，儿童 2 ~ 4 岁一次 2 片，5 ~ 8 岁一次 3 片，9 ~ 14 岁一次 4 片，成人一次 4 ~ 6 片，一日 3 次；重 0.8g 的片，成人一次 3 片，一日 3 次，小儿酌减。

【注意事项】建立良好饮食习惯，防止暴饮暴食及偏食；小儿疳疾兼有虫积者，当配合驱虫药治疗。

四、小儿泄泻类药

小儿由于外感时邪，或内伤乳食，或进食不洁及不易消化的食物而使脾胃健运失调、消化不良，引起大便次数增多、性质改变，或如水样的薄稀便，中医称之为泄泻或腹泻。一般分为风寒泻、暑热泻、伤食泻、脾虚泻、脾肾阳虚泻等。

知识链接

小儿泄泻的病因及治则

中医认为小儿泄泻的发生在于脾胃功能失调，其病变部位主要在脾胃。泄泻日久可影响肾、肝、肺等。临床中要审因论治，按照有湿热则清，有食积则消导，有寒则温，有虚则补，滑须固涩的法则进行治疗。对单纯湿热泻早期忌用固涩之品，健脾药也放在后期用之，以免造成邪留不去，迁延不愈。

启脾丸※

【药物组成】人参、炒白术、茯苓、甘草、陈皮、山药、莲子（炒）、炒山楂、六神曲（炒）、炒麦芽、泽泻。

【功能主治】健脾和胃。用于脾胃虚弱，消化不良，腹胀便溏。

【用法用量】口服。一次 1 丸，一日 2 ~ 3 次；3 岁以内小儿酌减。

【注意事项】婴幼儿应在医师指导下服用；感冒、湿热泄泻不宜服用；不宜与藜芦、五灵脂、皂角及其制剂同服；忌茶和白萝卜；忌食生冷、油腻、不易消化食物；建立良好饮食习惯，防止偏食。

龙牡壮骨颗粒※

【药物组成】党参、黄芪、山麦冬、醋龟甲、炒白术、山药、醋南五味子、龙骨、煅牡蛎、茯苓、大枣、甘草、乳酸钙、炒鸡内金、维生素 D_2、葡萄糖酸钙。

【功能主治】强筋壮骨，和胃健脾。用于治疗和预防小儿佝偻病、软骨病；对小儿多汗、夜惊、食欲不振、消化不良、发育迟缓也有治疗作用。

【用法用量】开水冲服。2 岁以下一次 5g 或 3g（无蔗糖），2 ~ 7 岁一次 7.5g 或 4.5g（无蔗糖），7 岁以上一次 10g 或 6g，一日 3 次。

【注意事项】实热证者慎用；服药期间忌食辛辣、油腻食物；患儿发热期间暂停服本品，佝偻病合并手足搐搦者应配合其他治疗；服药期间应多晒太阳，多食含钙及易消化的食品；本品冲服时有微量不溶物，须搅匀服下；婴儿及糖尿病患儿应在医师指导下服用；本品含维生素 D_2、乳酸钙、葡萄糖酸钙，需推荐剂量服用，不可超量服用。

知识链接

慢性咳嗽患儿及有惊厥史、出现并发症或重症的患儿，感冒时不适于自己选择用药。慢性咳嗽患儿及气管异物、急性喉炎、肺炎患儿出现咳嗽，不适于自己选择用药。

实训十六　儿科用药的问病荐药实训

一、实训内容及要求

（一）训练内容

儿科用药的问病荐药。

（二）训练要求

熟悉所学儿科用非处方中成药的相关知识，能与患者交流，根据患者主诉症状准确推荐非处方中成药，并能回答患者提出的有关药品使用等问题。

（三）训练方法

1. 角色扮演　实训以 2 位同学为一组，一位同学根据下列"患者症状概括"扮演患者到药店来购药。另一位同学扮演药店营业员，根据患者主诉的症状进行辨证、推荐用药并做用药指导。两位同学进行角色互换，按同样方法重新进行实训。

2. 剧本编写　参照任务一感冒用药剧本和任务二外科用药剧本。

（四）训练素材

1. 儿科用非处方中成药包装盒、说明书、标签及参考书籍。

2. 患者症状概括

（1）患儿甲，3 岁。打喷嚏，流黄涕，可以用何药？

（2）患儿乙，4 岁。近日大便呈水样，次数增多，可以用何药？

（3）患儿丙，5 岁。咳嗽痰黄，可以用何药？

（4）患儿丁，2 岁。咳嗽咽痛，食欲不振，可以用何药？

（5）患儿戊，4 岁。面色萎黄，近 1 个月来食欲不振，食少甚至拒食，可以用何药？

二、实训效果评价

见模块三项目十四任务一《中成药问病荐药实训效果评价表》。

●●●● 目标检测

答案解析

一、单项选择题

1. 善治燥痰的中成药是（　　）

　　A. 蛤蚧定喘丸　　　　B. 养阴清肺膏　　　　C. 清肺抑火丸　　　　D. 二陈丸

2. 咯痰不爽、痰稠难出或干咳少痰、咽干而痛者为（　　）

　　A. 燥痰　　　　　　　B. 湿痰　　　　　　　C. 寒痰　　　　　　　D. 热痰

3. 具有滋阴清肺，止咳平喘功效的药物是（　　）

　　A. 清肺抑火丸　　　　B. 克咳胶囊　　　　　C. 养阴清肺膏　　　　D. 蛤蚧定喘丸

4. 以下可用来治疗风寒咳嗽的是（　　）

    A. 小青龙合剂　　　　　B. 清肺化痰丸　　　　　C. 清肺抑火丸　　　　　D. 急支糖浆

5. 具有麻黄的中成药为　（　　）

    A. 急支糖浆　　　　　　B. 养阴清肺膏　　　　　C. 橘红片　　　　　　　D. 复方鲜竹沥液

二、多项选择题

1. 六合定中丸的功效为　（　　）

    A. 清凉散热　　　　　　　　B. 醒脑提神　　　　　　　　C. 止痒止痛

    D. 和胃消食　　　　　　　　E. 祛暑除湿

2. 下列含麦芽的中成药有　（　　）

    A. 健脾丸　　　　　　　　　B. 槟榔四消丸　　　　　　　C. 六味安消散

    D. 归脾丸　　　　　　　　　E. 保和丸

3. 左金丸药物组成为　（　　）

    A. 黄柏　　　　　　　　　　B. 黄连　　　　　　　　　　C. 附子

    D. 吴茱萸　　　　　　　　　E. 砂仁

4. 以下具有润肠通便的中成药是　（　　）

    A. 苁蓉通便口服液　　　　　B. 麻仁丸　　　　　　　　　C. 当归龙荟丸

    D. 清宁片　　　　　　　　　E. 一清胶囊

5. 正天丸功能主治是　（　　）

    A. 疏风止痛　　　　　　　　B. 疏风活血　　　　　　　　C. 活血通络

    D. 祛风散寒　　　　　　　　E. 通络止痛

书网融合……

重点小结1　　　　　重点小结2　　　　　微课　　　　　习题

中药贮存与养护是指在中药贮存过程中，对药品质量进行科学养护、合理贮存，确保药品在贮存期间质量完好的一门应用技术，是中药质量管理的重要组成部分。《药品经营质量管理规范》（GSP）规定：药品企业"有与经营规模相适应的仓库"，故中药贮存养护是药品经营企业和医疗机构药房的主要工作之一。由于中药品种多，性质复杂，贮存保管技术要求高，中药养护人员必须了解各种中药的性质及外界环境对中药质量的影响，不断研究贮存条件和养护方法，并依据国家有关法律法规来贮存养护中药，以确保中药质量。

项目十五　中药库房日常管理

PPT

学习目标

知识目标： 能掌握中药仓库的温湿度、分区、色标管理要求；熟悉中药饮片和中成药入库验收、在库药品检查的主要内容；了解库内设施设备要求。

能力目标： 能够完成中药入库验收工作，具备中药库房日常管理工作的能力。

素质目标： 具备高度的责任意识和严谨细致的工作作风。

情境导入

情境描述： 某中药材仓库新到一批去年产的山药，验收人员检查药材表面未发现有虫蛀痕迹，认为可以入库。而保管员准备入库时，发现在药材包装底部的碎屑内疑似有仓虫排泄物，认为本批药材入库后很快就会生虫，需要经过辐照处理后才能入库。

思考： 1. 你赞同谁的意见？

2. 如果这批药材直接入库会产生什么样的后果？

3. 作为中药仓库工作人员，应该具备哪些职业素养？

中药贮存与养护的目的在于保证在库中药质量和数量，预防中药材变质和对已发生变化进行救治，维护中药的品质，从而保证医疗用药的安全、有效，力求做到储存足、进出快、保管好、损耗小、保安全、费用省，日常工作做到以预防为主，以救治为辅，防治相结合。

一、中药仓库类型、分区及设施

（一）中药仓库的类型

根据《药品生产质量管理规范》（GMP）和《药品经营质量管理规范》（GSP），企业要有适宜药品分类保管、符合药品储存要求的冷库、阴凉库和常温库。经营中药材、中药饮片应有专用库房。

1. 冷库　温度为 2～10℃，相对湿度为 35%～75%，一般用于贮存细（稀）贵饮片和按规定需冷藏的中成药。

2. 阴凉库　温度不超过 20℃，相对湿度为 35%~75%，用于贮存中药性质不稳定，易发霉、虫蛀、风化、挥发、泛油的饮片和按规定需阴凉贮藏的中成药。

3. 常温库　温度在 0~30℃，相对湿度为 35%~75%，用于贮存性质相对稳定，对稳定没有特殊要求的饮片及散剂、片剂、胶囊剂、丸剂、滴剂等中成药。

（二）库（区）划分

按照药品的质量管理状态要求，应将仓库划分为：待验库（区）、合格品库（区）、发货库（区）、不合格品库（区）、退货库（区）及中药饮片零货称取库（区）。药品与非药品、外用药与其他药品分开存放，中药材和中药饮片分库存放；特殊管理的药品应当按照国家有关规定储存。

不同库区要按质量状态实行色标管理：合格药品库（区）、待发药品库（区）、零货称取库（区）为绿色；不合格药品库（区）为红色；待验药品库（区）、退货药品库（区）为黄色。三色标牌以底色为准，文字可以白色或黑色表示，防止出现色标混乱。

（三）库内设施设备及要求

1. 药品堆垛要与墙、顶、温度调控设备及管道、地面、货垛等保持一定距离，要求垛间距不小于 5 厘米，与库房内设施间距不小于 30 厘米，与地面间距不小于 10 厘米。库房应配备药品与地面之间有效隔离的设备。

2. 配备在库养护的设备设施：避光、通风、防潮、防虫、防鼠等设备；有效调控温湿度及室内外空气交换的设备；自动监测、记录库房温湿度的设备；符合储存作业要求的照明设备；用于零货拣选、拼箱发货操作及复核的作业区域和设备；包装物料的存放场所；验收、发货、退货的专用场所；不合格药品专用存放场所；经营特殊管理的药品有符合国家规定的储存设施。

二、入库验收

入库验收是保证入库中药数量准确、质量完好，防止不合格、伪劣药品入库的第一关。验收时，不仅要核对入库药品的数量，还要仔细检查药品的质量，对单货不符、包装破损或污染、标志不清等情况，应拒收并报告质量管理部门。

> **知识链接**
>
> **《药品经营质量管理规范》对企业验收及养护岗位人员的资格要求**
>
> 《药品经营质量管理规范》第二十二条规定，企业应当配备符合以下资格要求的验收及养护岗位人员：
>
> 1. 从事验收、养护工作的，应当具有药学或者医学、生物、化学等相关专业中专以上学历或者具有药学初级以上专业技术职称。
>
> 2. 从事中药材、中药饮片验收工作的，应当具有中药学专业中专以上学历或者具有中药学中级以上专业技术职称；从事中药材、中药饮片养护工作的，应当具有中药学专业中专以上学历或者具有中药学初级以上专业技术职称；直接收购地产中药材的，验收人员应当具有中药学中级以上专业技术职称。

（一）中药饮片的验收

依据《中国药典》（2020 年版）一部、《药品经营质量管理规范》等标准进行。

1. 数量验收　核对入库通知单上的中药饮片名称和数量是否与入库货物一致。

2. 包装等检查　中药饮片应有包装，同时附有质量合格证，实施批准文号管理的中药饮片还应注明药品批准文号。验收时主要检验包装、标签说明书的完整性、有无虫蛀、霉变等其他污染情况。

3. 内在质量的验收　不同类型的药材饮片按照不同的质量验收标准验收。

（1）切制饮片质量验收　切制饮片的含水量不应超过10%~12%；要求片形整齐，无整体片、连刀片、斧头片。不规则片不得超过15%，灰屑不超过3%。

（2）炮制饮片的验收　①炒制品要求色泽均匀；生片、糊片不得超过2%。②烫制品要求色泽均匀、质地酥脆，无僵片、糊片。③煅制品要求煅透、酥脆、易碎、研粉应颗粒均匀。④蒸制品要求蒸透、无硬心。有毒中药蒸制后口尝无麻舌感。⑤爆花药材如王不留行开花率应在80%以上。

4. 毒、麻、贵细药材必须实行双人验收制度，逐件逐包进行验收，如原包装异常或短小，验收员应写成报告及时查明原因。

5. 购进进口中药饮片应有加盖供货单位质量管理部门原印章的《进口药材批件》及《进口药材检验报告书》复印件。

6. 填写中药饮片入库验收记录以备查。验收记录应当包括品名、规格、批号、产地、生产日期、生产厂商、供货单位、到货数量、验收合格数量等内容，实施批准文号管理的中药饮片还应当记录批准文号。验收不合格的应当在验收记录上注明不合格事项及处置措施。

（二）中成药的验收

1. 核对入库通知单上的药物名称和数量是否与入库货物一致。

2. 检查外包装是否有破损、松散、油渍、潮湿、虫蛀等，内包装是否有破损、渗漏等问题。

3. 检查中成药内外包装、标签、说明书及标识等内容是否规范。每件包装中，应有产品合格证。

4. 特殊管理药品、外用药品的标签或说明书上有规定的标识和警示说明。

5. 处方药和非处方药按分类管理要求，标签、说明书上有相应的警示语或忠告语；非处方药的包装有国家规定的专有标识。

6. 进口药品应有加盖供货单位质量管理部门原印章的《进口药品注册证》及《进口药品检验报告书》复印件。

7. 中成药应按照《中国药典》现行版一部附录制剂通则项下进行外观质量检查，必要时做药品内在质量的检查。

8. 做好验收记录，包括药品的通用名称、剂型、规格、批准文号、批号、生产日期、有效期、生产厂商、供货单位、到货数量、到货日期、验收合格数量、验收结果等内容。验收人员应当在验收记录上签署姓名和验收日期。验收不合格的应当在验收记录上注明不合格事项及处置措施。

验收记录应保存至超过药品有效期一年，但不得少于三年。药品零售连锁门店在接受本企业配送中心配送时，验收程序可简化。验收人员按送货凭证对照实物，核对品名、规格、批号、数量、生产企业，并在送货凭证上签字。送货凭证应按零售企业购进记录的要求保存。验收时如有质量问题，应及时退回配送中心，并向总部质量管理机构报告。

三、在库药品管理

（一）分类管理

中药的分类贮存是把入库的中药商品按照不同的性质进行分类贮存。以便采取针对性养护措施，达到保证中药质量的目的。

医疗机构应当按照有关规定，根据药品属性和类别分库、分区、分垛储存药品，并实行色标管理。储存中应做到：药品与非药品分开存放；中药饮片、中成药、化学药、生物制品分类存放；过期、变质、被污染等的药品应当放置在不合格库（区）；麻醉药品、精神药品、医疗用毒性药品、放射性药品、药品类易制毒化学品以及易燃、易爆、强腐蚀等危险性药品应当按照相关规定存放，并采取必要的安全措施。

1. 中药饮片的分类存放　中药饮片一般按照药用部位分类存放，即按根及根茎类、果实种子类、全草类、花叶类、皮类、藤木类、动物类、矿物类及其他类分类保管。各类中药饮片的特点及养护措施见表 15 - 1。

表 15 - 1　各类中药饮片的特点及养护措施

药材分类	特点	养护措施
果实种子类	成分复杂，性能各异，浆果、核果富含糖分，易粘结、泛油、霉变、虫蛀；含挥发油的果皮易散失香气，变色；含油脂的柏子仁易泛油、生虫，颜色变深并有油哈气味	贮存保管应选干燥通风的库房，以防潮为主，避免高温火烤、暴晒，货垛不宜过高，对于枸杞子、瓜蒌、大枣、桂圆肉等质地较软润，不耐重压的中药，宜使用硬质材料包装盛放
花类	含有花色素并具有较强的亲水性，有吸潮霉变及变色的缺点。含挥发油的花类贮久易散气走味；质地疏松的花易"散瓣"等娇气特性	贮存保管应选用干燥凉爽的库房，重点做好防潮工作，货垛不宜太高，避免重压。常用阴干或晾晒法干燥，避免火烤、暴晒及硫黄熏蒸
全草类	薄荷、（广）藿香等含有挥发油及叶绿素，久贮会使香气散失及褪色	不宜暴晒或长久通风。堆垛注意垫底防潮，避免重压，注意"倒垛"防潮，以减少质变和损耗
根及根茎类	含水分大，且富含淀粉、糖分等，易返潮霉变、虫蛀、变色、糖化黏结等	选择阴凉干燥的库房，注意通风散潮，高温梅雨季节来临之前应进行熏仓防霉杀虫
树脂干膏类	受热易融化、变软、黏结等，常粘附包装或生虫、变色等	贮存于防潮容器密封或干燥、阴凉、避光的库房。定期检查、防止包装破损、受热膨胀外溢
动物类	富含脂肪、蛋白质等营养成分，极易滋生霉菌或出现泛油酸败、异臭、脱足断体等现象	贮存于带空调的小型密闭库房的专用容器，并具有防潮、通风和熏仓防虫的条件
贵细药	如人参、西红花、冬虫夏草等，价格贵，易虫蛀霉变	专用库房和容器，实行双人双锁保管，注重防变质、防盗
易燃类药物	如硫磺、樟脑、干漆、海金沙等，遇火极易燃烧	须按照消防管理要求，贮存在阴凉安全专库
毒麻药	具有毒性或成瘾性	按照国家有关规定进行管理，须做到专仓、专柜、专账、双人双锁管制

2. 中成药的分类存放　中成药一般按照剂型的性质特点，结合养护要求进行分类保管（具体品种的贮藏方法还应以药品说明书提示为准）。

（1）丸剂、片剂、散剂、颗粒剂、栓剂等一般固体制剂，宜贮存于密封库房，防吸潮霉变。另颗粒剂还要特别注意防止受潮，栓剂还要特别注意防止受热、受潮而变形、发霉变质。

（2）煎膏剂、糖浆剂、合剂（口服液）、酒剂等液态制剂应在阴凉处贮藏，且因包装体积大、分量重，宜贮存于低层库房以便于进出仓库。

（3）注射剂需遮光贮藏，货件堆垛不宜太高，避免重压。

（4）酊剂需避光并阴凉处贮藏。

（5）喷雾剂应置凉暗处贮藏，并避免暴晒、受热、撞击。

（6）阿胶等胶剂、硬膏剂、贴膏剂等宜凉爽小室密封，因受湿热黏软，过分干燥又易碎裂。

（二）在库检查

在库检查主要是对在库中药的数量、质量等进行检查，了解其变化情况，以便采取相应的防护措施。

1. 检查的时间和方法

（1）三三四检查　对进货达 3 个月以上的库存药品，于每个季度的第 1 个月检查 30%，第 2 个月检查 30%，第 3 个月检查 40%，使库存药品每个季度能全面检查一次。

（2）定期检查　一般规定上、下半年对库存药品逐堆逐垛各进行一次全面检查。特别是对性质不稳定的药品要加强检查，对效期药品、麻醉、毒性药品等特殊管理的药品要重点检查。

（3）突击检查　一般是在汛期、雨季、梅雨季节、高温期、严寒期或者发现有质量变化苗头的时候，临时组织力量进行全部或局部的检查。

2. 检查内容和要求

（1）做好库房温湿度的监测和管理。每日上、下午各一次定时对库房温湿度进行记录。如超出规定范围，应及时采取调控措施，并予以记录。

（2）观察药材上有无霉斑、虫蛀、鼠咬、破碎、潮湿以及发散霉味或异臭等变异现象。

（3）对贵细药、毒性药、麻醉药按月盘点，定期进行在库检查。

（4）近效期药品、易霉变、易潮解的药品应加强检查，有质量问题的及时抽样送检。

（5）对久储和接近失效的药品，要填报效期报表，及时催调。

（6）在库养护中发现质量问题，应悬挂黄牌并暂停发货，及时通知质量管理机构。

（7）遵循"先进先出""近期先出"和按批号发货的原则。

实训十七　中药饮片入库验收实训

一、实训内容及要求

按照入库验收要求，两人为一组，依据销售单验收新进5种中药饮片，根据验收结果填写入库验收记录表。

中药饮片入库验收记录表

日期	药品名称	规格	单位	数量	供货单位	产地	产品批号	生产日期	生产企业	验收结论	验收员	备注

二、实训效果评价

满分100分，其中每种药20分，填错一项扣2分。

●●●● 目标检测

答案解析

一、单项选择题

1. 常温库的温度范围是（　　）

　　A. 0～30℃　　　　　　　B. 10～20℃　　　　　　C. 不超过20℃　　　　　D. 0～10℃

2. 待发货区的色标颜色是（　　）

　　A. 黄色　　　　　　　　B. 绿色　　　　　　　　C. 红色　　　　　　　　D. 白色

3. 药品堆垛与地面的距离应不小于（　　）

　　A. 10cm　　　　　　B. 20cm　　　　　　C. 30cm　　　　　　D. 50cm

4. 以下应设专库储存的是（　　）

　　A. 中成药　　　　　B. 化学药品　　　　　C. 中药饮片　　　　D. 外用药品

5. 关于中药的贮存，下列说法错误的是（　　）

　　A. 中成药一般按照剂型的性质特点分类存放

　　B. 中药饮片一般按照药用部位分类存放

　　C. 药品入库验收记录应保存至超过药品有效期两年，但不得少于 3 年

　　D. 颗粒剂储存时要特别注意防止受潮

二、多项选择题

1. 在库检查中应重点检查的是（　　）

　　A. 根类中药　　　　　　B. 片剂　　　　　　C. 近效期药

　　D. 贵细中药　　　　　　E. 毒性中药

2. 中药饮片应有包装，包装上必须注明的内容包括（　　）

　　A. 品名　　　　　　B. 产地　　　　　　C. 规格

　　D. 生产企业　　　　E. 产品批号

3. 以下应专库或专柜贮存的有（　　）

　　A. 麻醉中药　　　　　B. 易燃中药　　　　　C. 全草类药

　　D. 贵细中药　　　　　E. 毒性中药

书网融合……

重点小结

项目十六　中药饮片的保管与养护

PPT

▶ **学习目标**

　　知识目标：能掌握中药饮片常用养护技术；熟悉中药饮片常见变异现象、中药饮片的贮存方法和注意事项；了解影响中药饮片质量变异的因素。

　　能力目标：能够识别中药饮片常见变异现象；能够根据中药饮片性质选择适宜的保管养护方法。

　　素质目标：具备质量为本的责任意识、安全意识。

▶ **情境导入**

　　情境描述：2019年3月，浙江省药品监督管理局组织的飞行检查发现宁波某药品连锁配送中心饮片库中储存的泽泻和枳壳饮片出现虫蛀，但并未禁止出库。检查购进验收记录，发现购进时验收合格；遂责令停止销售该饮片，进行整改，并按照销售劣药的违法行为进行处罚。

　　思考：1. 说明劣药的判定标准。

　　　　　　2. 该批饮片在购进验收时合格，检查时却出现虫蛀，说明哪个工作环节出现了问题？

　　　　　　3. 除虫蛀外，中药饮片还可能会出现哪些质量变异现象？

　　中药饮片的保管与养护是中药质量管理的重要组成部分，是保证中药饮片质量不可缺少的环节。中药饮片质量的优劣，是直接关系人民健康与生命安危的大事。因此，做好中药饮片的储藏养护工作，为患者提供符合要求的饮片，是中药调剂的一项重要任务。

　　中药在运输、贮藏过程中，由于管理不当，在外界条件和自身性质的相互作用下，会逐渐发生物理或化学变化，出现发霉、虫蛀、变色、变味、泛油等现象，直接影响中药的质量和疗效，这种现象称为中药品质变异现象。中药在贮藏过程中出现的变异现象，不仅取决于中药自身的性质，而且和外界环境有着极为密切的关系。温度、湿度、空气、光线、时间、霉菌、害虫等因素都直接影响中药质量的变化。通过研究变异现象的种类及发生变异的原因，有助于采取正确的保管养护方法对中药变异积极进行防治。

任务一　中药饮片贮藏中常见的变异现象及影响因素

一、中药饮片贮藏中常见的变异现象

　　1. 霉变　又称发霉，是指药物受潮后，在适宜的温度下造成真菌的滋生和繁殖，在饮片表面布满菌丝的现象。我国地处温带，特别是长江以南地区，夏季炎热、潮湿，饮片最易发霉。如车前草、马齿苋、独活、紫菀等。中药表面附着的真菌在适宜的温度（20~35℃）、湿度（相对湿度75%以上或中药含水量超过15%）和足够的营养条件下，进行生长繁殖，分泌的酶溶蚀饮片组织，不仅可使饮片腐烂变质，而且可使饮片有效成分遭到破坏。一旦人们服用了这些发霉的药品，还可能由于真菌毒素而引起肝、肾、神经系统、造血系统等方面的损害，严重者可导致癌症。故俗语中的"霉药不

治病"是有科学道理的。

2. 虫蛀　是指饮片被昆虫啮蚀的现象,在中药储存过程中危害最为严重。饮片中含淀粉、糖、脂肪、蛋白质等成分,是有利于害虫生长繁殖的营养,故最易生虫,如白芷、北沙参、娑罗子、前胡、大黄、桑螵蛸等。一般而言,当温度 18 ~ 35℃,空气相对湿度在 70% 以上,富含淀粉、糖类、蛋白质等成分的中药,其含水量达 13% 以上时,最适宜害虫的生长。因此,中药虫害以每年 6、7、8 月最严重。

> **知识链接**
>
> ### 中药虫蛀的危害
>
> 有句俗语说:"蛀药不蛀性,霉药不治病"。但殊不知,虫蛀后的中药也是有较大危害的,不应随意使用。其危害主要有以下几点:
>
> 1. 虫蛀中药使中药的重量减少,有效成分降低或丧失。
> 2. 害虫粪便、分泌异物、残体或尸体等污染中药,给人体造成危害。
> 3. 害虫本身是带菌的媒介,它在中药内的分泌及排泄物残体在中药内的腐败,是微生物生长和繁殖的有利条件,因而能使病毒、致病菌、真菌等存在中药之内,对人体保健和疾病治疗带来危害。
> 4. 中药虫蛀之后,加大损耗,造成经济损失。

3. 泛油　习称"走油",是指因饮片中所含挥发油、油脂、糖类等,在受热或受潮时其表面返软、发黏、颜色变浑、呈现油状物质并发出油败气味的现象。饮片泛油是一种酸败变质现象,影响疗效,甚至可产生不良反应。

含油脂多的饮片,常因受热而使其内部油脂易于溢出表面而造成走油现象,如柏子仁、桃仁、苦杏仁、炒苏子、当归、丁香、炒酸枣仁、炒莱菔子等。含糖量多的饮片,常因受潮造成返软而"走油",如牛膝、麦冬、天冬、熟地黄、黄精等。

4. 变色　是指饮片的色泽起了变化,如由浅变深或由鲜变暗等。由于保管不善,某些药物的颜色由浅变深,如泽泻、白芷、山药、天花粉等由白色变为黄色;有些药物由鲜艳变暗淡,如花类药红花、菊花、金银花、腊梅花等。因此,色泽的变化不仅改变饮片的外观,而且也影响药物的内在质量。

5. 气味散失　是指饮片固有的气味在外界因素的影响下,或贮藏日久气味散失或变淡薄。药物固有的气味,是由其所含的各种成分决定的。这些成分大多是治病的主要物质,如果气味散失或变淡薄,就会使药性受到影响,从而影响药效。药物发霉、泛油、变色,均能使药物气味散失;含挥发油的药物,如肉桂、沉香等,由于受温度和空气等影响,也会逐渐失去油润而干枯,以致气味散失;豆蔻、砂仁粉碎后,气味会逐渐挥发散失等等。

6. 风化　是指某些含结晶水的盐类药物,经与干燥空气接触,日久逐渐失去结晶水,变为非结晶状的无水物质,从而变为粉末状,其质量和药性也随之发生了改变。如胆矾、硼砂、芒硝等。

7. 潮解　是指固体饮片吸收潮湿空气中的水分,其表面慢慢溶化成液体状态的现象。如青盐、咸秋石、芒硝等药物,这些饮片一旦变异后更难贮藏。

8. 粘连　是指有些固体饮片,因受热发黏而连结在一起,使原来形态发生改变的现象,如芦荟、没药、阿胶、乳香、鹿角胶、龟甲胶、儿茶等。

9. 腐烂　是指某些新鲜的饮片,因受温度和空气中微生物的影响,引起闷热,有利于微生物繁殖和活动而导致腐烂败坏的现象,如鲜生姜、鲜地黄、鲜芦根、鲜石斛等。饮片一经腐烂,不能再入药。

二、影响中药饮片质量变异的因素

（一）自身因素对中药质量变异的影响

1. 含水量 任何中药都含有一定量的水分，它是组成中药质量的重要成分之一。失去或过量，中药质量都会发生变化。超出了安全水分，中药容易发生霉变、虫蛀、泛油、变色、腐烂、粘连等变异；含水量过低，则又会发生风化、干裂等变异。因此，控制水分在一定限度和范围内，是中药养护工作的首要问题。一般炮制品的绝对含水量应控制在7%~13%。

2. 所含化学成分 中药是各种化学物质所组成的综合体，成分极为复杂，通常可分为两大类：①非水溶性物质：属于这一类的物质有纤维素、半纤维素、挥发油、树脂、蛋白质、淀粉、部分生物碱、不溶性矿物质等。②水溶性物质：糖、果胶、有机酸、鞣质、部分生物碱、色素、苷类及大部分无机盐类等。

（1）生物碱类 含生物碱的中药若久与空气和日光接触，可能有部分氧化、分解而变质，故宜避光储存。

（2）苷类 具有容易分解的特性，并与分解酶共存。当组织受损，酶则迅速作用，促进苷水解。含苷中药在储存中还必须注意干燥，避免潮气的侵入。

（3）鞣质类 容易氧化和聚合。如露置空气及日光中经氧化，则渐渐变成棕黑色。故防止鞣质氧化变色，一方面要减少与氧接触，另一方面则要破坏或抑制氧化酶的活性。

（4）油脂类 若储存不当，经常与空气中氧及水分接触，并在日光的影响下，或微生物的作用，则一部分发生氧化，另一部分则分解为甘油和脂肪酸，导致产生特异的气味，油脂中的游离酸也随之增多而"酸败"。故含有大量油脂的中药，应置于密闭容器中置于避光、低温、干燥处。

（5）挥发油类 挥发油的物理、化学性质很不稳定，在空气中易挥发和氧化，从而会使成分减少，质量降低。含有挥发油的药物宜保存在密闭容器中，大量的可堆放在凉爽避光的库房中。对其温度必须控制，尤其在夏季。

（6）植物色素类 有些色素很不稳定，易受到日光、空气等影响而遭到破坏，受潮后也易发霉变色，如月季花、玫瑰花等。中药的色泽是鉴别品质优劣的重要标志之一，故在储存中要尽量避免暴晒，以保持原有的色泽。

（7）淀粉 含淀粉较多的饮片容易虫蛀、霉变。

（8）黏液质 含糖类、黏液质的饮片也易于发霉、生虫，如枸杞子等。

（二）环境因素对中药质量变异的影响

影响中药质量变异的环境因素主要有温度、湿度、空气、光线、时间、霉菌、害虫等。另外包装容器、保存时间对中药的质量也有很大影响。

1. 温度 温度对中药的贮藏影响最大。中药对温度有一定的适应范围，常温（15~20℃）下，中药成分基本稳定，利于贮藏。当温度升高时，中药水分蒸发，失去润泽，甚至干裂；氧化、水解反应加快；泛油、气味散失亦加快；动物胶类和部分树脂类，会发生变软、变形、黏结、融化等现象。

温度升高到34℃以上时，含脂肪油较多的中药，如苦杏仁、桃仁、柏子仁等以及某些动物类中药产生油脂分解外溢，形成"走油"，产生不快的哈油味，药物颜色加深。由于水分蒸发，降低了药的重量。温度升高使芳香类中药的挥发油加速挥发（如薄荷、荆芥、肉桂、丁香等），芳香味降低；使含糖质较多的中药（如天冬、玄参、党参等）产生软化；使动物胶类、植物树脂类、干浸膏类、蜜丸类以及饮片蜜炙品发软粘连成块或融化。温度30℃左右时，有利于害虫、真菌的生长繁殖，致使中药霉变、虫蛀。而温度0℃以下时，某些鲜活中药（如鲜姜）所含水分就会结冰，细胞壁以及内含物受到机械损伤，引起局部细胞坏死。

2. 湿度　湿度能直接引起中药潮解、溶化、糖质分解、霉变等各种变化。中药的含水量与空气的湿度有密切关系。一般药物的含水量为10%～15%，如果因贮藏条件不善，逐渐吸收空气中的水蒸气，会使含水量增加。若空气相对湿度在60%～70%时，中药的绝对含水量不会有较大改变。但是，当空气相对湿度超过70%以上时，中药的含水量会随之增加。含糖质较多的中药，如白糖参及蜜制药物，会因吸潮发软、发霉乃至虫蛀；盐制药物（盐附子等）及钠盐类的矿物（如芒硝等）会潮解、溶化。

当空气相对湿度60%以下时，空气中水蒸气含量即显著降低，中药的含水量又会减少，含结晶水较多的矿物药，如胆矾、芒硝则易风化（失去结晶水）；叶类、花类、胶类中药因失水而干裂发脆；蜜丸失润发硬。中药的含水量减少，是其表面的蒸气压高于空气中的蒸气压而导致水分蒸发所造成的。温度升高，蒸发强度即大，相反蒸发即小。当然，水分的蒸发与中药包装、堆放、仓库条件也有重要关系，所以冬天饮片进库时，若库内温度较高，或春天热空气进入仓库，都会造成中药表面冷凝水的产生，亦会影响中药质量。因此中药库房相对湿度以35%～75%为宜。

3. 空气　空气中氧和臭氧对药物的质变起着重要作用，含挥发油、脂肪油、糖类成分的药物可发生氧化、分解、微生物滋生等而出现酸败、泛油、泛糖、发霉、虫蛀、变色、变味等异常现象。氧也可使中药色泽由浅加深。如大黄、白芍、黄精等颜色的改变，与空气中氧的作用有密切关系。含鞣质的某些皮类中药与空气接触后，内皮层表面极易氧化为棕红色或更深色，这种变色是氧化变色。

4. 日光　长时间日光照射会促使中药中化学成分发生氧化、分解、聚合等光化反应，如油脂的酸败、苷类及维生素的分解、色素破坏等，引起中药变质。

5. 霉菌　中药饮片中含蛋白质、糖、脂肪、碳水化合物等利于霉菌生长繁殖的养料，室温在25℃，相对湿度在75%以上时，霉菌易生长繁殖。

6. 害虫　中药来源广泛，受采收、加工、运输、储存、包装等多种因素的影响，加之微生物、害虫特性多样，容易构成对药物不同程度的污染和危害，40%以上的中药饮片易被虫蛀。室温在18～35℃，药材含水量在13%以上，相对湿度在75%以上时，害虫易生长繁殖。

7. 包装容器　金属容易受酸碱及其他化学物质的腐蚀，所以易与金属发生化学反应的中药不宜用金属容器包装。塑料包装应选用无毒塑料包装。

8. 贮存时间　在贮存过程中药物受内外因素的影响，药品质量会发生不同程度的变异。因此，为保证药品质量，减少损失，保证患者用药安全，中药不宜长时间贮存，要做到先产先出、先进先出、近效期药品先出。

任务二　中药饮片的贮藏与养护

一、中药饮片的贮存方法和注意事项

中药饮片来源广泛，成分复杂，品种繁多，性质各异，有的怕热，有的怕光，有的怕冻，有的易吸湿，应根据各种饮片特性妥善养护。现将常用的贮存方法概括如下。

1. 控制饮片的含水量　中药饮片的水分应控制在7%～13%之间（特殊饮片除外）。

2. 控制库房温湿度　中药饮片库房应阴凉、通风、干燥保存，避免日光直射，室温宜控制在25℃以下，相对湿度保持在75%以下。

3. 选择合适的贮存容器　中药饮片一般可贮藏于木箱、纸箱中，需密闭贮藏的最好置于严密封口的陶瓷罐、缸、或桶中，加入石灰、无水氯化钙、硅胶等干燥剂。

4. 选择适宜的贮存方法　由于中药饮片化学成分及炮制方法不同，应依据各种饮片的性能，采取合理的贮存方法。现分述如下。

（1）对含淀粉多的药材，如泽泻、山药、葛根、黄芪等切成饮片后要及时干燥，贮存在通风、干燥、阴凉处，防虫蛀、防潮。

（2）对含挥发油多的药材，如薄荷、当归、木香、川芎等切成饮片后，干燥温度小于30℃，如大于30℃则损失有效成分，贮藏时环境温度不能太高，否则易散失香气或泛油，温度太高易吸湿霉变和虫蛀，应置阴凉干燥处保存。

（3）对含糖分及黏液质较多的饮片，如肉苁蓉、熟地黄、天冬、党参等，炮制后不易干燥，在温度高、湿度大的环境极易变软发黏，易被污染，应防霉、防虫蛀，置通风干燥处贮藏。

（4）种子类药材经炒制后增加了香气，如紫苏子、柏子仁、莱菔子、薏苡仁等，应贮藏于缸、罐中封闭保管，防虫害及鼠咬。

（5）凡酒制饮片，如当归、常山、大黄等；醋制饮片，如芫花、大戟、香附、甘遂等；均贮于密闭容器中，置阴凉处。

（6）凡盐炙的饮片，如泽泻、知母、车前子、巴戟天等，很容易吸收空气中的湿气，易受潮变软。若温度高，其中水分散失则盐析出，贮于密闭容器内，置通风干燥处以防受潮。

（7）经蜜炙的饮片，如款冬花、甘草、枇杷叶等，炮制后糖分大，较难干燥，特别容易受潮变软或粘连成团且易被污染，虫蛀、霉变及鼠咬，应贮于缸、罐内，尽量密闭以免吸潮，置于通风干燥处保存养护。

（8）某些矿物类饮片，如硼砂、芒硝等在干燥空气中，容易失去结晶水而风化，故应贮于密封的缸罐中，置于阴凉处养护。

（9）动物类药材易生虫、泛油，并易酸败产生腥臭气，应密封置阴凉通风处存放。

（10）易软化、升华的药材如冰片、樟脑、阿魏、芦荟等，宜用坛、铁桶、木箱密封后置阴凉干燥处低温贮存。

5. 特殊中药饮片的贮存　

（1）毒性中药的贮存　应严格遵守《药品管理法》和《毒性药品管理办法》的有关规定，做到专人、专库、专柜储存，双人、双锁、双账、双领取、双复核管理。工作中还要注意以下几点：①矿物类毒性药及其加工制品的养护，主要是防止光化、氧化、湿度和温度引起的质变。一般宜密封储存。②动植物类毒性药，数量少的品种，可采用密闭封法贮存；水分含量较高，可先暴晒或烘干后再密封贮藏或加入吸湿剂。③包装上要有明显的"毒"字标识。④保管人员操作时应戴口罩、手套等防护用具。

（2）贵细中药的贮存　因价值昂贵，应与一般饮片分开贮存，专人管理，注意防虫防霉，密封后置于阴凉、通风、干燥处贮存。麝香、牛黄宜瓶装密闭，人参可放入石灰缸内贮存。

（3）易燃中药的贮存　药材中遇火极易燃烧的品种，如硫黄、火硝、樟脑、干漆、海金沙等，必须按照消防管理要求，贮存在安全地点。远离火源，有专人保管。饮片应干燥，空气要流通，堆垛不宜太高。

·知识链接·

毒性中药、贵细中药品种

毒性中药有27种：砒石、砒霜、水银、生马钱子、生川乌、生草乌、生白附子、生附子、生半夏、生南星、生巴豆、斑蝥、红娘子、青娘子、生甘遂、生狼毒、生藤黄、生千金子、生天仙子、闹羊花、雪上一枝蒿、白降丹、蟾酥、洋金花、红粉、轻粉、雄黄。

贵细药材主要有：人参、鹿茸、麝香、牛黄、羚羊角、海马、马宝、狗宝、猴枣、熊胆、燕窝、三七、哈士蟆油、西红花、珍珠、冬虫夏草等。

二、中药饮片常用养护技术

1. 清洁养护法　是对库房、贮存容器保持清洁和定期消毒，是贮存保管养护工作的基础。恶化霉菌、仓虫的生活条件，是防止药材生霉、仓虫入侵最基本、最有效的方法。适用于药材仓库日常工作，以及具有初霉现象药材的处理。

2. 密封法　采用严密的库房及缸、瓶、塑料袋或其他包装器材将中药密封，使中药与外界的温度、湿度、空气、光线、细菌、害虫等隔离，尽量减少这些因素对药物的影响，以防霉变或虫蛀。在密封前中药应控制在安全水分范围内，且无变质现象，否则会促进霉变、虫蛀的发生。密封法应与吸湿法结合应用，更能增强干燥、防虫霉的效果。

3. 通风法　是利用空气的自然流动或排风设备，将库内外的空气交换，达到调节库内空气及温湿度的方法。一般来说，通风宜选择凉爽、干燥的天气进行，炎热的夏季、阴雨天、雾气未消、雨后初晴时不宜通风。通风时可利用风扇、鼓风机等加速通风。

4. 吸湿法　是用吸湿剂或空气去湿机来降低库内相对湿度的方法。尤其适用于梅雨季节。常用的吸湿剂有生石灰、无水氯化钙、硅胶、木炭、炉灰或草木灰等。如人参、枸杞子、鹿茸等，可采用石灰箱、石灰缸或石灰吸潮袋的干燥方法；款冬花、红花等包装内夹放木炭可达到除湿目的。

5. 对抗同贮法　是将两种或两种以上的药物放在一起保存，利用不同品种中药散发出来的特殊气味、吸潮性或特有驱虫防霉化学成分，来防止另一种中药发生虫蛀、霉变或散气变味等现象的贮存方法。如花椒、吴茱萸、细辛或荜澄茄与蛤蚧、鹿茸、鹿筋、海马或白花蛇等同贮，大蒜与土鳖虫、斑蝥、全蝎或蜈蚣等同贮，可防虫蛀；滑石与柏子仁同贮，可防霉变和泛油；牡丹皮与泽泻同贮互不生虫、不变色等。含油脂类、糖类、挥发油类及贵重的中药可采用喷洒少量95%药用乙醇或50%的白酒密封贮存，可达到防蛀、防霉的效果。

6. 气调养护技术　是将中药置于密封环境中，利用控制影响中药变异空气中的氧浓度进行贮藏保管的方法。其原理是通过充氮降氧、充二氧化碳降氧的方法，人为地造成低氧状态或高浓度的二氧化碳状态，抑制中药、害虫及微生物等有机体的生理代谢活动，并阻隔了潮湿空气，从而确保中药品质的稳定。该法具有如下优点：能保持饮片原有的色泽和气味；适用范围广，不同质地的中药均可使用；操作安全，无残毒，无公害；费用低，效果好，易管理。因此气调养护技术是一种科学经济适宜大范围推广使用的养护方法。

7. 低温冷藏法　采用低温（2~10℃）的冷藏库或冷藏箱贮藏中药，可以有效防止中药发生虫蛀、发霉、变色等变异，保证中药质量。注意冷藏前中药的含水量必须在安全标准范围内。此方法需要一定的设备，费用较大，故主要用于贵重中药和极易霉蛀药材的贮存。

8. 高温贮存法　利用高温达到干燥防霉防虫、杀霉灭虫的目的，常用的方法包括暴晒法、烘烤法、热蒸法、远红外高温法等。一般温度高于40℃，害虫就停止发育、繁殖；当温度高于50℃时，害虫将在短时间内死亡，但注意含挥发油的中药烘烤时温度不宜超过60℃，以免影响中药质量。这种加热干燥的方法具有效率高、省劳力、省费用、不受天气限制等优点，适合大多数饮片的养护。

9. 化学药剂防治法 化学药剂防治法是利用化学药剂直接或间接作用于药材害虫，从而破坏害虫正常的生理功能或造成不利于害虫生长繁殖的条件，使害虫停止生长或中毒死亡的一种防治方法。因效果好，速度快，省时省力，曾应用广泛。然而随着科学研究的不断发展，人们发现它存在很多弊端，如残毒、公害、耐药性、影响保管人员身体健康等，这些也成为我们要深入探讨解决的重要问题。目前常用的熏蒸剂有磷化铝、溴甲烷、环氧乙烷等。

▌知识链接

需阴凉库贮存的中药材

根据《中国药典》（2020 年版）要求，需要在阴凉库内储存的中药材主要有：丁香、八角茴香、人参、人参叶、三七、三白草、干姜、炮姜、土木香、大蒜、大蓟炭、山麦冬、山柰、山银花、千年健、千里光、千金子、千金子霜、川木香、川牛膝、川芎、广枣、广藿香、小茴香、天山雪莲、天然冰片（右旋龙脑）、木瓜、牛黄、牛膝、片姜黄、化橘红、月季花、乌药、乌梅、火麻仁、巴豆、巴豆霜、水飞蓟、甘松、艾片（左旋龙脑）、艾叶、石斛、石榴皮、臭灵丹草、生姜、白术、白芷、瓜蒌、瓜蒌子、炒瓜蒌子、瓜蒌皮、冬虫夏草、母丁香、老鹳草、亚麻子、西红花、西洋参、当归、虫白蜡、肉豆蔻、肉桂、血竭、安息香、防风、红大戟、红花、红豆蔻、红参、麦冬、苍术、芦荟、苏合香、豆蔻、两头尖、吴茱萸、牡丹皮、牡荆叶、皂矾（绿矾）、佛手、余甘子、辛夷、羌活、沉香、没药、阿魏、陈皮、附子、青叶胆、枫香脂、郁李仁、青皮、青蒿、玫瑰花、苦杏仁、茼麻子、罗布麻叶、佩兰、金银花、乳香、鱼腥草、油松节、降香、细辛、荆芥、荆芥炭、荆芥穗、荆芥穗炭、荜茇、荜澄茄、草豆蔻、草果、茵陈、胡椒、枳壳、枳实、柏子仁、枸杞子、砂仁、香加皮、香附、香薷、重楼、姜黄、前胡、桂枝、桃仁、核桃仁、臭灵丹草、徐长卿、高良姜、益母草、益智、海马、海龙、菊苣、菊花、梅花、野马追、野菊花、猪胆粉、鹿茸、羚羊角、紫花前胡、紫苏叶、紫菀、蛤蚧、黑种草子、筋骨草、蓍草、蓝布正、蓖麻子、雷丸、蜂胶、蜂蜡、蜂蜜、矮地茶、满山红、蔓荆子、榧子、酸枣仁、薄荷、橘红、藁本、檀香、翻白草、麝香等。其中，天然冰片（右旋龙脑）、艾片（左旋龙脑）、冰片（合成龙脑）应储存在阴凉危险品库。

实训十八　中药饮片养护检查实训

一、实训内容及要求

两人为一组，检查中药调剂模拟药房贮存的中药饮片，每组检查 5 种，并填写养护检查记录表。

中药饮片养护检查记录表

序号	检查日期	品名	规格	数量	生产企业	产品批号	生产日期	存放地点	质量状况	养护方法	养护人员

二、实训效果评价

满分100分，每种中药20分，填错一项扣2分。

答案解析

．．．．**目标检测**

一、单项选择题

1. 下列除哪项外，均属于中药品质变异现象（　　）

    A. 破碎　　　　　　B. 发霉　　　　　　C. 风化　　　　　　D. 潮解

2. 在中药饮片贮藏中，水分一般宜控制在（　　）

    A. 7%以下　　　　B. 2%～8%　　　　C. 7%～13%　　　　D. 10%～15%

3. 冬虫夏草贮存时喷洒少量95%药用乙醇密封养护，属于（　　）

    A. 除湿养护法　　B. 密封养护法　　C. 对抗同贮法　　D. 低温冷藏法

4. 在饮片贮存过程中，为防止害虫入侵最有效、最基本的方法是（　　）

    A. 清洁卫生法　　B. 密闭法　　　　C. 通风法　　　　D. 干燥法

5. 含糖分较多的饮片，易出现（　　）的变异现象

    A. 风化　　　　　　B. 泛油　　　　　　C. 潮解　　　　　　D. 酸败

6. 将中药置于密封环境中，利用空气中的氧浓度控制影响中药变异来进行贮藏保管的方法是（　　）

    A. 气调养护法　　B. 密封养护法　　C. 对抗同贮法　　D. 低温冷藏法

二、多项选择题

1. 引起中药饮片质量变异的环境因素包括（　　）

    A. 水分　　　　　　　　B. 温度　　　　　　　　C. 霉菌

    D. 空气　　　　　　　　E. 湿度

2. 气调养护法可达到以下目的（　　）

    A. 可以杀死原有害虫　　　　　　　B. 新的害虫不能产生

    C. 微生物不能繁殖滋生　　　　　　D. 饮片自身的呼吸受到影响

    E. 防潮

3. 以下需要特殊保管的有（　　）

    A. 矿物类中药　　　　　B. 贵细中药　　　　　C. 毒性中药

    D. 易燃中药　　　　　　E. 麻醉中药

4. 宜阴凉密闭储存的中药饮片包括（　　）

    A. 种子类　　　　　　　B. 动物类　　　　　　C. 矿物类

    D. 易升华饮片　　　　　E. 含黏液质饮片

书网融合……

重点小结　　　　　　微课

项目十七　中成药的保管与养护

PPT

学习目标

知识目标：掌握常用中成药的保管养护方法；熟悉中成药贮藏中常见的变异现象；了解中成药变异的影响因素。

能力目标：能根据中成药的不同剂型特点运用适宜的保管养护措施贮存中成药。

素质目标：具备依法经营的意识和规范意识。

情境导入

情境描述：2023 年 1 月，某市药品监督管理局稽查人员对辖区内某药品批发企业仓库进行实地检查时发现，该企业仓库未按照 GSP 要求采取必要的保温防冻措施。随后检查发现仓库中储存的马应龙麝香痔疮膏软管内有变硬现象，当恢复到接近 18℃室温时，有透明液体渗出。

思考：1. 该药品属于何种剂型？

2. 药品变硬，当恢复到接近 18℃室温时有透明液体渗出说明该药品出现了哪些质量变异现象？

3. 该药品应在什么温度条件下储存？

安全性、有效性和稳定性是对药物制剂的基本要求，而稳定性又是保证安全性和有效性的重要基础。中成药从制备完成到患者使用，需要经过较长周期的流通和贮存过程。此过程中，往往又因温度、湿度、光线、微生物以及害虫等因素的影响，使其发生复杂的物理和生物、化学变化而变质，从而影响药品的安全性和有效性。因此，了解中成药贮藏中的变异现象及影响因素，采取妥善措施进行保管，是保证用药安全有效的重要环节。

一、中成药贮藏中常见的变异现象及影响因素

（一）中成药贮藏中常见的变异现象

中成药的变异往往与剂型有关。最常见的变异现象有虫蛀、霉变、酸败、挥发、沉淀等。

1. 虫蛀　虫蛀与原料药的性质及在生产、运输、贮存中受到污染等因素有关，一旦遇到适宜的气候环境就会发生。易虫蛀的常见剂型有蜜丸、水丸、散剂、茶曲剂等。

2. 霉变　即发霉，指中成药外表或内部生长真菌的现象。易霉变的常见剂型有蜜丸、膏滋、片剂等。

3. 酸败　又称酵解，是药物经日光照射、高温或受潮，产生发酵、酸败而不能药用。易发生酸败的剂型有合剂、酒剂、煎膏剂、糖浆剂、软膏剂等。

4. 挥发　是指在高温下中成药所含挥发油或乙醇的散失。如芳香水剂、酊剂等。

5. 沉淀　是液体制剂的一种常见变质现象。中成药的液体制剂，在温度和 pH 的影响下易发生沉淀，如药酒、口服液、针剂等。

（二）影响中成药的环境因素

1. 温度　一般中成药成分在常温（10～30℃）条件下性质比较稳定，但随着温度的升高，则物

理、化学和生物学的变化均加速。

（1）高温的影响　大部分微生物是嗜温性的，温度升高超过30℃时，有利于它们的繁殖和活动，从而加速药物的霉变；气温升高，使含有芳香性成分的油剂如薄荷油、红花油等有效成分易挥发；含油脂类基质的软膏剂和栓剂因温度升高而软化，或达到熔点，致使油质外溢，在药品包装上呈现油样物质而不便使用。

（2）低温的影响　在低温条件下，有些药品易发生物理变化，以致药效降低，甚至失效。如液体制剂，在温度低于0℃时易发生沉淀或结冰胀破容器使药液外漏。

2. 湿度　一般中成药在相对湿度35%～75%条件下比较稳定。相对湿度过高时，有些中成药，如颗粒剂、片剂会发生潮解、变形、霉变等变化；相对湿度过低时，有些中成药则会发生风化或干裂。

3. 光线　中药成分的化学反应（氧化、水解、聚合等）均可因光线（紫外线）照射而发生，如酚类的氧化、酯类的水解、挥发油的聚合等。如保管不当，被光线直接照射，含油脂的中成药会产生酸败，酒类能产生浑浊，含苷类或维生素的中成药产生分解，导致药效降低或失去药用价值。因此，多数中成药要求避光保管。

4. 空气　空气的组成比较复杂，其中对药品质量影响最大的是氧气。如保管不当，中药成分与空气中的氧气结合而变质，如挥发油受氧作用易引起树脂化，脂肪油易氧化而结成块状并氧化酸败。另外，空气中的水蒸气、灰尘等对中成药质量也有较大影响，如散剂吸收水蒸气而结块或霉变。故中成药一般要求密闭或密封贮藏。

5. 贮藏时间　有些中成药性质不稳定，尽管贮藏条件适宜，但时间过长仍会变质失效。因此《中华人民共和国药典》（2020年版）要求中成药必须标注产品批号、有效期。药物应在有效期内使用。

二、中成药的贮藏与养护

1. 散剂　中药散剂保管养护的关键是防潮。一般散剂用防潮、韧性大的纸或塑料薄膜包装折口或熔封后，再装入外层袋内封口。含挥发性成分的散剂，应用玻璃管或玻璃瓶装，塞紧，沾蜡封口，必要时可加吸湿剂。应在阴凉干燥处密闭保存。另外，尚需防鼠害和虫蛀。

2. 丸剂　蜜丸含蜂蜜，受潮易霉变、黏结、虫蛀而蜜味减失；水丸易干枯失泽，受潮易霉变、虫蛀；糊丸、浓缩丸也类同。因此，丸剂宜密封，置阴凉干燥处贮藏，防潮湿和微生物污染。

3. 片剂　中药片剂因含药材粉末或浸膏量较多，易吸收空气中的水分，使药片松散、破碎，甚至发霉变质。湿度过低时，药片又易干裂。因此，片剂宜密封，在干燥阴凉处保存，严格防潮。

4. 颗粒剂　颗粒剂含有浸膏及大量糖分、淀粉等辅料，极易受潮结块、发霉。通常装入塑料袋，袋口热熔封严，包装于铁听或塑料盒内，置于室内阴凉、干燥处、遮光、防潮、防高温。

5. 胶囊剂　胶囊剂容易吸收水分，轻者可鼓胀，胶囊表面浑浊，严重时可霉变、黏连，甚至软化、破裂。遇热则易软化、黏连。而过于干燥，水分过少，则易脆裂。应贮藏于密闭塑料袋内或玻璃、塑料瓶中，置于阴凉干燥处保管。

6. 糖浆剂　蔗糖为糖浆剂的常用辅料。蔗糖是一种营养物质，其水溶液很容易被霉菌、酵母菌等所污染，使糖浆被分解而酸败、浑浊。盛装容器一般为容积不超过500ml的棕色细颈瓶。于灌装后密封，贮藏于室内阴凉干燥处，应避光、防潮、防热等。

7. 含乙醇的中药制剂　中药酊剂、药酒、流浸膏等制剂皆含乙醇（或白酒），具有良好的防腐作用，故贮藏过程中相对比较稳定。但由于乙醇易挥发，应密闭存放。夏季应避热，冬季应防冻，置于室内阴凉干燥处贮藏保管。

8. 注射剂 中药注射剂目前多是提取其水溶性有效成分制成。一些高分子化合物，如鞣质、树脂、树胶、色素等，在贮藏过程中可因条件的变化，发生氧化、水解、聚合等反应，逐渐出现浑浊或沉淀。宜避光、避热、防冻保管。

9. 膏药 多种膏药中含有挥发性药物，如冰片、樟脑、麝香等。如贮藏时间过久，有效成分易散失；如贮藏环境过热，膏药易渗过纸或布面；如贮藏环境过冷或吸湿，黏性降低，粘贴时易脱落。故宜密闭贮藏，置于干燥阴凉处，隔热、防潮、避风保管。

知识链接

气雾剂和喷雾剂的储存养护

喷雾剂系指原料药物或与适宜辅料填充于特制的装置中，使用时借助手动泵的压力、超声振动或其他方法将内容物呈雾状物释出，直接喷至腔道黏膜或皮肤等的制剂。气雾剂则是指原液、乳液、混悬液、膏状等药物与其相适应的抛射剂或推进剂，共同灌装封于特定气雾阀、气雾罐中，使用时借助抛射剂的压力将内容物压迫出来，多以雾状喷出。

喷雾剂在贮存期间容易出现药液变色、浑浊、雾化不均匀、泄漏、染菌等质量变异现象。因此应密封，置凉暗处储存，避免暴晒、受热、敲打、撞击，防止受潮。气雾剂的压力瓶内装有抛射剂，具有一定的内压，储存期间遇热、受撞击后易发生爆裂，造成损耗。因此，气雾剂应置于凉暗处贮存，并避免暴晒、受热、敲打、撞击，搬运时注意轻拿轻放。

《中国药典》（2020年版）一部对中成药各剂型养护检查内容及贮藏要求做了具体的规定，现将常见剂型整理如下（表17-1）。

表17-1 中成药常见剂型养护检查内容及贮藏要求

剂型	养护检查内容	贮藏要求
丸剂	外观圆整均匀、色泽一致，无发霉或生虫现象。大、小蜜丸应细腻滋润、软硬适中，无皱皮，无异物；蜡丸表面应光滑、无裂纹，丸内不得有蜡点和颗粒。水丸、水蜜丸和浓缩丸要丸粒坚硬，大小均匀，表面光滑无裂缝；浓缩丸还要求表面无色斑；包衣丸要求包衣材料包裹全丸，色泽一致无色斑，表面光洁	除另有规定外，丸剂应密封贮藏。蜡丸应密封并置于阴凉干燥处贮藏
滴丸剂	应大小均匀，色泽一致，表面无冷凝液介质黏附	除另有规定外，滴丸剂应密封贮存
散剂	应干燥、疏松、混合均匀、色泽一致，粉末细度符合要求	一般散剂应密闭贮藏，含挥发性药物或易吸潮药物的散剂应密封贮藏
颗粒剂	干燥，颗粒均匀，色泽一致，无吸潮、软化、结块、潮解等现象，小包装无漏药	除另有规定外，颗粒剂应密封在干燥处贮藏，防止受潮
胶囊剂	应整洁，无黏结、变形、渗漏或破裂现象，并应无异臭。硬胶囊应干燥、松散、混合均匀；软胶囊不漏油	除另有规定外，胶囊剂应密封贮藏
片剂	包衣片大小均匀，色泽一致，无花斑、褪色、脱壳、龟裂、粘连、溶化、露边；生药粉片片面光洁，色泽均匀，无碎片、松片、缺边、毛边、脱粉，有适宜的硬度	除另有规定外，片剂应密封贮藏
糖浆剂	应澄清透明。不得有发霉、酸败、异臭、产生气体、分层或其他变质现象，允许有少量轻摇易散的沉淀	糖浆剂应密封，置阴凉处贮藏
合剂	除另有规定外，应澄清。不得有酸败、异臭、变色、产生气体或其他变质现象，允许有少量轻摇易散的沉淀	应密封，置阴凉处贮藏
煎膏剂	应细腻均匀，无细小纤维，无焦臭、异味，无糖的结晶析出	应密闭，置阴凉处贮藏
酒剂	澄清不浑浊，允许有少量轻摇易散的沉淀	密封，置阴凉处贮藏
酊剂	澄清液体，允许有少量轻摇易散的沉淀	应置遮光容器内密封，在阴凉处贮藏

续表

剂型	养护检查内容	贮藏要求
贴膏剂	膏料应涂布均匀，膏面应光洁、色泽一致，无脱膏、失黏现象。背衬面应平整、洁净、无漏膏现象	应密闭贮存
软膏剂	无酸败、融化、变色、变硬、油水分离等变质现象，管装软膏封口严密，无砂眼，无压迫，尾部批号清晰	除另有规定外，软膏剂应置密闭容器内遮光贮存
膏药	膏体应油润细腻、光亮、老嫩适度、摊涂均匀、无飞边缺口，加温后能黏附于皮肤上且不移动。黑膏药应乌黑、无红斑；白膏药应无白点	除另有规定外，膏药应密闭，置阴凉处贮存
栓剂	完整光滑，无变形、发霉、变质，并应有适宜的硬度	除另有规定外，应在30℃以下密闭保存
眼用制剂	混悬型滴眼剂中的颗粒应细腻，均匀分散，沉淀物经振摇应易分散；溶液型滴眼剂澄明度符合要求；眼膏剂的基质应均匀、细腻、无刺激性，并易涂于眼部	除另有规定外，眼用制剂应遮光密封，置于阴凉处贮存
注射剂	除另有规定外，应按《澄明度检查细则和判断标准》的规定检查，应符合规定	除遮光储藏外，还应按其他规定的条件储藏

知识链接

《中华人民共和国药典》"凡例"贮藏项下对各名词术语的规定

《中华人民共和国药典》（2020年版）一部"凡例"中，对中药贮藏项下的各名词术语，给出了详细的解释。

［贮藏］项下的规定，系对药品贮藏与保管的基本要求，除矿物药应置干燥洁净处不作具体规定外，一般以下列名词术语表示。

遮光　系指用不透光的容器包装，如棕色容器或黑色包装材料包裹的无色透明、半透明容器；

避光　系指避免日光直射；

密闭　系指将容器密闭，以防止尘土及异物进入；

密封　系指将容器密封，以防止风化、吸潮、挥发或异物进入；

熔封或严封　系指将容器熔封或用适宜的材料严封，以防止空气与水分的侵入并防止污染；

阴凉处　系指不超过20℃；

凉暗处　系指避光并不超过20℃；

冷处　系指2~10℃；

常温　系指10~30℃。

除另有规定外，［贮藏］项未规定贮存温度的一般系指常温。

实训十九　中成药养护检查实训

一、实训内容及要求

两人为一组检查中药调剂模拟药房贮存的中成药，填写其中5种中成药的养护检查记录表。

中成药养护检查记录表

编号				建档日期	
药品名称			有效期		
规格		批准文号	注册商标		
生产企业			地址		
储存位置			检查项目		
储存条件			包装情况	内	
质量标准				中	
性状				外	
检查摘要	检查时间	生产批号	质量问题	处理措施	备注

二、实训效果评价

满分 100 分，每种中成药 20 分，填错一项扣 2 分。

目标检测

答案解析

一、单项选择题

1. 以下中成药剂型在贮存中，易发生挥发的是（　）

A. 栓剂　　　　　B. 酊剂　　　　　C. 散剂　　　　　D. 膏剂

2. 以下不属于影响中成药质量变异外界因素的是（　）

A. 温度　　　　　B. 湿度　　　　　C. 风　　　　　D. 光线

3. 液体制剂常见的变异现象是（　）

A. 挥发　　　　　B. 沉淀　　　　　C. 酸败　　　　　D. 虫蛀

4. 空气的组成中，对药品质量影响最大的是（　）

A. 二氧化碳　　　B. 氧气　　　　　C. 水蒸气　　　　D. 氮气

5. 以下中成药储藏要求错误的是（　）

A. 栓剂应在 30℃以下密闭保存　　　B. 眼用制剂应遮光置于阴凉处贮存

C. 糖浆剂应密封，置于阴凉处贮藏　　　D. 注射剂应遮光、冷藏储存

二、多项选择题

1. 药酒在贮存过程中，如保管不当，会出现的变异现象是（　）

A. 沉淀　　　　　B. 变色　　　　　C. 挥发

D. 结块　　　　　E. 霉变

2. 温度会影响中成药发生的变异是（　　）

    A. 软化　　　　　　　　　B. 挥发　　　　　　　　　C. 潮解

    D. 冻结　　　　　　　　　E. 粘连

3. 贮存时应注意防冻的是（　　）

    A. 注射剂　　　　　　　　B. 膏药　　　　　　　　　C. 糖浆剂

    D. 丸剂　　　　　　　　　E. 含乙醇药剂

4. 以下容易发生酸败的剂型有（　　）

    A. 合剂　　　　　　　　　B. 酒剂　　　　　　　　　C. 糖浆剂

    D. 软膏剂　　　　　　　　E. 注射剂

书网融合……

重点小结　　　　　习题

参考文献

［1］国家药典委员会．中华人民共和国药典（2020年版）一部［S］．北京：中国医药科技出版社，2020.

［2］赵宝林，易东阳．中药调剂技术［M］．北京：中国中医药出版社，2018.